U0395731

基金资助：本书由2015年上海市科协"晨光计划"及国家自然科学基金(No:81725008)资助出版

CONTRAST-ENHANCED ULTRASOUND IN LIVER, GALLBLADDER, PANCREAS AND SPLEEN

肝胆胰脾疾病 超声造影

主　编	名誉主编
徐辉雄　张一峰	张青萍　吕明德

上海科学普及出版社

图书在版编目(CIP)数据

肝胆胰脾疾病超声造影/徐辉雄,张一峰主编.—上海:
上海科学普及出版社,2019
ISBN 978 - 7 - 5427 - 7537 - 5

Ⅰ.①肝… Ⅱ.①徐… ②张… Ⅲ.①肝疾病－超声波
诊断 ②胆道疾病－超声波诊断 ③胰腺疾病－超声波诊
断 ④脾疾病－超声波诊断 Ⅳ.①R570.4 ②R551.104

中国版本图书馆 CIP 数据核字(2019)第 120619 号

责任编辑　　刘湘雯

肝胆胰脾疾病超声造影

徐辉雄　张一峰　主编

上海科学普及出版社出版发行

(上海中山北路 832 号　邮政编码 200070)

http://www.pspsh.com

各地新华书店经销　上海丽佳制版印刷有限公司印刷
开本 889×1194　1/16　印张 18.25　字数 365 000
2019 年 10 月第 1 版　　　2019 年 10 月第 1 次印刷

ISBN 978 - 7 - 5427 - 7537 - 5　　定价:198.00 元

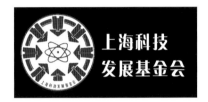

上海科技发展基金会(www.sstdf.org)的宗旨是促进科学技术的繁荣和发展,促进科学技术的普及和推广,促进科技人才的成长和提高,为推动科技进步,提高广大人民群众的科学文化水平作贡献。本书受"上海科技发展基金会"资助出版。

"上海市科协资助青年科技人才出版科技著作晨光计划"出版说明

　　"上海市科协资助青年科技人才出版科技著作晨光计划"（以下简称"晨光计划"）由上海市科协、上海科技发展基金会联合主办，上海科学普及出版社有限责任公司协办。"晨光计划"旨在支持和鼓励上海青年科技人才著书立说，加快科学技术研究和传播，促进青年科技人才成长，切实推动建设具有全球影响力的科技创新中心。"晨光计划"专门资助上海青年科技人才出版自然科学领域的优秀首部原创性学术或科普著作，原则上每年资助 10 人，每人资助一种著作 1 500 册的出版费用（每人资助额不超过 10 万元）。申请人经市科协所属学会、协会、研究会，区县科协，园区科协等基层科协，高等院校、科研院所、企业等有关单位推荐，或经本人所在单位同意后直接向上海市科协提出资助申请，申请资料可在上海市科协网站（www.sast.gov.cn）"通知通告"栏下载。

编者名单

名誉主编	张青萍	华中科技大学同济医学院附属同济医院
	吕明德	中山大学附属第一医院
主　编	徐辉雄	同济大学附属第十人民医院
	张一峰	同济大学附属第十人民医院
副主编	孙丽萍	同济大学附属第十人民医院
	郭乐杭	同济大学附属第十人民医院
	吴　剑	同济大学附属第十人民医院
	赵崇克	同济大学附属第十人民医院
编　委	张　坤	同济大学附属第十人民医院
	伯小皖	同济大学附属第十人民医院
	李小龙	同济大学附属第十人民医院
	刘博姬	同济大学附属第十人民医院
	王　丹	同济大学附属第十人民医院
	岳雯雯	同济大学附属第十人民医院
	王　撬	同济大学附属第十人民医院
	李明旭	同济大学附属第十人民医院
	丁诗思	同济大学附属第十人民医院
	付慧君	同济大学附属第十人民医院

作者介绍 ❯❯

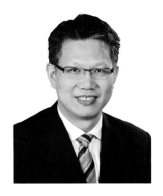

徐辉雄 同济大学教授、主任医师、博士生导师。同济大学附属第十人民医院超声医学科学科带头人、同济大学医学院超声医学研究所所长、上海市甲状腺疾病研究中心副主任。担任中华医学会超声医学分会青年委员会副主任委员、中国医师协会介入医师分会超声介入专业委员会副主任委员、上海医学会超声医学分会副主任委员等职。任 *British Journal of Radiology* Associate Editor；《肿瘤影像学》副主编。

同济大学育才奖励金一等资助金获得者，同济大学医学院十佳导师。培养博士后、博士生、硕士生60余名。标志性成果发表在 *Nature Communications*、*Advanced Science*、*ACS Nano*、*Radiology*、*Eur Radiol* 等刊物上。他的科学发现被写进多本国外专著，美国、英国、欧洲多个国际权威诊疗指南多次引用他的工作。他与他带领的团队受世界超声生物医学联合会（WFUMB）主席邀请执笔《国际肝脏超声造影指南》、《甲状腺弹性超声指南》和《前列腺弹性超声指南》，推动了中国超声学科与国际接轨。主持和参与编写国内10余部行业指南。

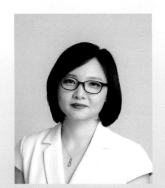

张一峰 同济大学硕士研究生导师，副主任医师，上海市科委专家库成员。研究领域：超声造影、超声弹性成像，浅表器官超声诊断与治疗。发表SCI论文多篇，主编著作1部，参编中文著作4部，英文著作1部。获得国家自然科学基金及上海市级课题3项，院内课题多项。担任上海市医学会超声医学分会青年委员会委员、中国抗癌协会第四届肿瘤影像专业委员会委员、中国抗癌协会肿瘤影像专业委员会超声学组委员、中国抗癌协会肿瘤精准治疗专业委员会委员、国际血管联盟中国分部青年委员会委员等职。任《肿瘤影像学》青年通信编委，*Advanced in Ultrasound Diagnosis and Therapy*（AUDT）青年通讯编委。

前　言

　　自 1968 年美国 Raymond Gramiak 教授发现超声造影的现象迄今,有关超声造影的研究已经整整 50 年有余。在这 50 年当中,超声造影剂和超声造影成像技术不断地更新,今天超声造影检查已成为超声影像学中一个重要的组成部分。为了提高对病变组织的精确检测及定性诊断能力,几乎所有医学影像成像方法(如 CT、MR、PET 以及超声)都需要借助造影剂来增强病灶显示能力。与其他增强影像技术相比,超声造影具有实时、动态、无辐射、基本无过敏反应、操作简便、无肝肾毒性、可床边术中实施等优点。与普通超声相比,超声造影不仅显著提高了超声诊断的敏感性和特异性,而且还极大地扩大了超声的应用范围,将超声从单纯的结构成像拓展到功能成像甚至分子成像水平。所以,超声造影在医学超声发展史上具有里程碑式的意义。

　　值此超声造影诞生 50 周年之际,我们将多年来数万例肝胆胰脾超声造影的临床工作经验和感悟进行了总结,以文字与图片相结合的形式展示给大家。本书强调实用性与新颖性并重、影像表现与临床意义相结合。主要内容包括超声造影剂及超声造影成像技术简介,超声造影临床操作技术,肝、胆、胰、脾等疾病的超声造影诊断。值得一提的是,在超声造影临床操作技术中,笔者详细地介绍了超声造影的实际操作流程,并配以图片说明;在每一种疾病的超声造影诊断中,我们除了常规诊断要点外,还加入了病例和诊断思路分析、临床评价、新技术的应用等内容,力求使本书实用性强、同时能反映相关领域的最新进展。本书作者曾受世界超声生物医学联合会(WFUMB)主席邀请执笔编写了《国际肝脏超声造影指南》,主持编写及参编国内超声造影权威指南 8 部。提出的多种疾病超声造影诊断标准被多个国际指南采纳,为中国超声与国际超声的接轨做出了一定的贡献。笔者多年来在超声造影方面的经验与总结均凝结于此书之中。无论您是一位超声造影初学者,还是一位经验丰富的影像或临床医生,相信都能在阅读本书的过程中有所裨益。

本书主要作者为同济大学医学院超声医学研究所和同济大学附属第十人民医院超声医学科的中青年医师，并得到了不少外院专家的指导。一些特殊少见病例的图像资料也得到了协作医院的无偿馈赠。经过 3 年多的资料收集、整理、编写，大家在紧张日常工作之余，投入了大量时间和精力，在此感谢各位编者的辛苦付出！由于医学发展的时效性以及我们的经验水平不足，其中难免会有一些疏漏、不妥甚至错误之处，恳请各位同道不吝赐教，我们定当及时修正。

徐辉雄　　张一峰

2019 年 9 月

目 录

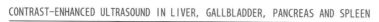

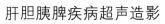

◇ 第一章　超声造影剂

超声造影(Contrast-enhanced ultrasound，CEUS)或对比增强超声，通常是指通过外周静脉注入微泡超声造影剂(Ultrasound contrast agent，UCA)，后者随血液流动，经过体循环和肺循环后分布到全身。超声造影剂可起到类似血流示踪剂的作用，利用超声造影剂特异性显像技术，可以观察造影剂在正常和病变组织的分布，增强并显示感兴趣区血流灌注情况，进而提高病变显示能力。超声造影技术的物理基础是利用血液中气体微泡在声场中的非线性效应和所产生的强烈背向散射来获得对比增强图像，增加图像的对比分辨力，提高超声检出病变的敏感性和特异性。在分子影像学迅速发展的带动下，微泡超声造影剂不仅可作为诊断性显像剂，还可作为基因递送或药物载体，实现基因或药物的靶向输运和释放，进一步拓宽了超声造影的应用范围。可以说，超声造影是医学超声发展历程中的里程碑和重大技术革新。

超声造影与其他对比增强影像学检查(如增强 CT 及增强 MRI)相比，具有以下优势：超声造影是实时的对比增强模式，能动态显示造影剂在病灶及组织中分布过程及路径。超声造影有更高的时间分辨率，可以进一步研究造影剂在组织内的增强动力学。目前广泛应用的超声造影剂 SonoVue 与 CT 或 MRI 造影剂的药代动力学不同，SonoVue 只停留在血池中，不会进入细胞外间隙，是真正的血池显像剂。新型超声造影剂如 Sonozoid 等在某些脏器(如肝脏和脾脏)内可被 Kupffer 细胞吞噬，在血管相的基础上有较长血管后相，可以提供更多诊断信息。目前临床上广泛使用的微泡类超声造影剂无肝、肾毒性，无辐射，也不会影响甲状腺功能。发生危及生命的过敏反应的概率约为 0.001%，远低于增强 CT 检查。因此，超声造影剂具有安全性高、耐受性好的特点，如有必要可以短时间内重复给药。

由于超声成像自身的局限性，超声造影也存在以下不足之处：与普通超声一样，超声造影也会受到病灶深度、病灶位置、肠气干扰等影响。如果普通超声显示不满意，超声造影也难以有良好的效果。受到分辨率的影响，超声造影能检测的病灶最小直径在 $3\sim5$ mm。超声造影增强时间较短，通常只能重点观察某一病灶，无法同时对多发病灶进行观察，如果要对不同脏器、不同病灶进行诊断，多需要重复注射造影剂。超声造影剂具有频率依赖性，高频超声造影可能造影剂用量更大，且分辨力有待进一步提高。

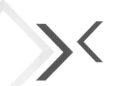
第一节 超声造影剂分类

一、超声造影剂的发展背景

人体组织结构对超声波而言是一个复杂的介质。各种器官与组织(包括正常和病理组织)有其特定的声阻抗和衰减特性,因而构成声阻抗上的差别和衰减上的差异。传统超声成像主要是根据超声波在生物组织中的传播规律、组织特性、组织几何尺寸的差异导致超声波的透射、反射、衰减,然后从接收信号的幅度、频率、相位、时间等参量变化来识别组织的差异,进而辨别组织的病变特征。但是对于声阻抗和衰减差别不大的组织,依靠普通的超声诊断方法以及普通的超声设备很难准确地反映出病变位置及病理相关信息。因此,开发能进一步提高病变区域信噪比的超声技术成为临床重大需求。

超声造影剂是一种外源性物质,通常经外周静脉注射到血管中,它与超声波声场的相互作用可以实现生物体内信号放大,显著提高信噪比,从而实现精确定位和精准诊断的功能。

二、超声造影剂分类

人体血细胞的灰阶回声信号强度比周围软组织低 1 000~10 000 倍,常规灰阶超声通常难以直接显示血管内的血流而仅表现为无回声。彩色多普勒超声可以显示较大血管内的血流,但显示微小血管、低速血流及微循环灌注较困难。通过注射与血液具有显著声阻抗差异的超声造影剂,能明显增强血液的回声信号。超声造影剂内存在的微气泡是产生增强效应的主要来源。1968 年 Gramiak 和 Shah 在心腔内注射吲哚菁绿染料(indocyaine green dye),在 M 型超声心动图上观察到心室内出现云雾状的回声信号,开启了超声造影的新纪元。直至 20 世纪 70 年代人们意识到这种回声增强的效应是由于注射的液体内部含有微气泡所致,证明了自由气泡可以增强超声信号。自此,超声造影及超声造影剂逐渐进入人们的视野,陆续出现了自由气泡、包裹的气泡、胶体悬浮液、微乳液、液相化合物溶液、微泡以及多功能无机/有机基纳米颗粒等应用于超声造影研究。

广义上超声造影包括经腔道造影和经血管造影(表 1-1-1),但一般意义上的超声造影仍为经血管超声造影。目前临床上应用最广泛的就是微泡类造影剂。早期的微泡造影剂如 H_2O_2、CO_2 等自由气体,直径较大,无法通过肺循环,甚至可由于气泡阻塞肺循环出现明显的不良反应,如剧烈头痛、头晕、咳嗽以及危及生命等,因此临床应用受到限制。1984 年 Feinstein 等首次采用声振方法制备人血白蛋白微泡造影剂,所制备的微泡造影剂尺寸与红细胞大小相似,能通过肺循环,由此开创了左心超声造影的新局面,奠定了目前临床超声造影成像广泛应用的基础。

目前一般概念上的超声造影多指经外周静脉注射的左心造影,即注射的超声造影剂能通过肺循环进入左心系统,最后到达全身各脏器,实现增强显像的目的。

商用的微泡造影剂目前主要分为两类:第一类为空气造影剂(Albunex Levovist 等),由于成像时间短、成像效果不佳,已基本退出市场。第二类为惰性气体造影剂(SonoVue、Optison、Definity、Imagent 等),由于引入了低溶解性、低弥散性的高分子量气体,稳定性明显提高,可多次通过肺循环,是目前主流的超声造影剂。

表 1-1-1　广义上超声造影

经腔道造影	口服造影观察胃腔、肠腔等(所用造影剂如脱气水、甘露醇等) 经直肠造影(H_2O_2) 子宫腔造影(H_2O_2、生理盐水、Levovist、SonoVue 等) 输卵管造影(H_2O_2、Levovist、SonoVue 等) 直接心腔注射造影(H_2O_2、CO_2 等) 经皮胆管造影/胆囊造影 经膀胱造影 经皮肾盂造影 各种经体腔、瘘管造影等
经血管造影	经动脉造影(H_2O_2、CO_2 等) 经皮穿刺门静脉造影 经外周静脉造影(包括右心造影和左心造影)
经淋巴管造影	经皮淋巴管造影观察前哨淋巴结

(一) Albunex(Molecular Biosystems, USA)

美国分子生物系统公司(Molecular Biosystems)产品,于 1992 年经美国食品药品管理局(FDA)批准用于增强心腔内膜勾画显像。该造影剂为白蛋白包裹的空气微泡,平均直径约 4.5 μm,浓度为 8×10^8/ml。早期主要用于左心显影及负荷试验,但临床应用效果不佳。其原因是:第一显影强度不够;其次持续时间短,仅能历时数个体循环;另外造影剂对心腔压力敏感,容易被破坏。目前已基本退出市场。

(二) Levovist(Shering, German)

德国先灵公司产品,1992 年上市,中文商品名利声显。曾经在约 60 个国家被批准应用于临床,是第一个广泛应用的微泡超声造影剂。主要成分为半乳糖悬浮微粒和 0.1% 棕榈酸,以无菌水配制。在剧烈振摇时,可产生直径 2～8 μm 的空气微泡。表面覆盖棕榈酸,作用是稳定结构、降低空气的弥散度。在血液中可持续 15 min 左右。需要相对高的声输出功率使其显像,但较高功率通常会破坏微泡。随着新一代造影剂如 SonoVue 和 Sonazoid 等大规模的应用,Levovist 于 2000 年后已基本退出市场。

(三) SonoVue(Bracco, Italy)

作为第二代超声造影剂的代表,最早于 2001 年上市。目前应用于欧洲、美国、中国、印度、韩国、新加坡和香港等大多数国家和地区。中文商品名声诺维。主要成分为六氟化硫(SF_6)气体及白色冻干粉末,后者由聚乙二醇 4000、二硬磷脂酰胆碱(DSPC)、二棕榈磷脂酰甘油(DPPG1Na)及棕榈酸组成。每瓶含 59 mg SF_6 气体及 25 mg 冻干粉末。微泡溶解度极低,在低机械指数超声作用下稳定性和声学反应良好,可连续实时观察数分钟而不破坏。造影剂使用前需向瓶内注入 5 ml 无菌生理盐水,用力震荡直至冻干粉末完全分散成乳白色混悬液体。配制好的造影剂微泡平均直径 2～3 μm,90% 以上微泡直径 < 8 μm,SF_6 含量 2～10 μl/ml,微气泡浓度 $(1～5) \times 10^8$/ml。血液中 SF_6 浓度 < 0.005 μl SF_6/ml 血液,稀释最少 2 000 倍。渗透压为 290 mOsm/kg,与人体血浆等渗。黏滞度低于血液。pH 值 4.5～7.5。

造影剂排出途径：造影剂内的 SF_6 成分约 10 分钟内通过肺呼出；内部的磷脂成分参与体内自然代谢；聚乙烯二醇则通过肾脏清除。SonoVue 在体内半衰期为 12 min（范围 2～33 min），在注射后 15 min，几乎所有的 SF_6 气体都已排出。给药方式：单次用量一般为 0.5～2.4 ml，继之以 5 ml 生理盐水冲洗。与 CT 或 MRI 造影剂相比较，因注射剂量较少，一般无需加压注射泵。但有时可根据需求使用微量注射泵以控制输注速度，特别是在采用连续注射方式时。

（四）Optison(GE Healthcare, Norway)

在美国、大多数欧洲国家拿到用于心脏造影的批文。其结构外壳层为经热处理的人体白蛋白，内部包裹 C_3F_8 微气泡，平均直径 3.6 μm，直径＜10 μm 的微泡不少于 93%，浓度 $(5～8)×10^8/ml$。静脉注入后 C_3F_8 在 10 min 内通过肺排出，白蛋白则由肝内网状内皮系统吞噬。配制好的造影剂需在 2～8℃ 下直立保存，室温下保质期 1 天。单次注射剂量为 0.5～3 ml，团注，可重复注射，但总量不超过 8.7 ml。

（五）Definity(Bristol Myers Squibb, USA)

是由磷脂外壳和全氟丙烷组成的一种超声造影剂。在 2006 年上市，最早应用于加拿大，后被美国、欧洲药监局批准可用于心脏超声造影。在中国目前正在由双鹤药业组织进行 III 期临床试验。其物理和成像特性类似于 SonoVue。双层磷脂包裹 C_3F_8 微气泡，每层薄膜厚 0.005 μm，微气泡平均直径 1.5 μm（范围 1～10 μm），90% 以上的微泡直径范围在 1～2 μm。浓度 $(1～1.5)×10^9/ml$。半衰期约 1.3 min。

（六）Imagent(Alliance Medical, USA)

是另一种氟碳类造影剂，在美国获批用于心脏造影成像。由表面活性剂、氯化钠、磷酸盐缓冲剂等组成，内含 C_6F_8 微气泡及氮气，C_6F_8 含量为 90 $\mu l/ml$，微气泡平均直径 5 μm，浓度 $5×10^8/ml$。

（七）Sonazoid(GE Healthcare, USA)

由全氟丁烷和磷脂外壳组成。直径 1.0～5.0 μm，其理化特性类似于 SonoVue。因其具有更低的气体饱和常数（即 Ostwald 系数），相比于 SonoVue，其稳定性较高。同时由于可被 Kupffer 细胞吞噬，在常规的血管相后具有特殊的血管后相。在 2008 年上市，最早应用于日本。现已由美国 GE 公司收购，在中国已完成 III 期临床试验，已于近期正式用于临床。

（八）超声分子成像造影剂

近年来，出现了两种新的超声分子成像造影剂：BR55 和 Multiselectin。这类造影剂可与内皮细胞上表达的疾病分子标记物的特异性配体结合，实现分子成像，它的敏感性更高，持续时间长。BR55 的成分主要是磷脂、聚乙二醇、异源二聚肽包裹惰性气体六氟化硫。它含有抗血管内皮生长因子受体 KDR(VEGF 受体 2)。癌细胞可产生 VEGF 基因，KDR(VEGF 受体 2)可与 VEGF 癌基因特异性结合，实现超声分子成像，此造影剂在前列腺肿瘤、子宫肿瘤以及乳腺肿瘤中取得了较好的成像效果。Multiselectin 的成分主要是磷脂、聚乙二醇、多样的选择素糖蛋白配体，包裹惰性气体六氟化硫。P/E 选择素是一种白细胞粘附介质，可实现炎症处的超声分子成像，Multiselectin 超声分子成像模拟了这一自然过程，并能验证炎症区域。

第二节　超声造影剂的声学基础

超声造影剂是超声造影成像的核心,理想的超声造影剂应具有以下属性:①非毒性,无不良反应;②能经外周静脉注射;③能通过肺及全身毛细血管床;④不在体内蓄积,无生物学活性;⑤性能稳定,在循环中持续时间足够长;⑥能产生足够的增强效应;⑦不影响全身或某一系统的血流动力学,不影响全身血流状态;⑧通过简单的方法即能控制造影剂的体内存留时间。随着人们对造影剂的认识越来越全面以及对超声-微泡相互作用的认识不断深入,各种新的成像模式不断出现,极大地拓宽了超声造影在诊断和治疗中的应用,因此有必要对超声造影剂的声学基础作一个系统的介绍。

追求信噪比更高的超声图像以及稳定性更强的结构一直是推动超声造影剂发展的动力。为此,微泡类超声造影剂从自由气泡开始历经多代的发展,最终发展到可临床应用的包裹有惰性气体的微泡。随着超声造影剂的发展以及人们对超声造影剂功能理论认知越来越全面,一些依赖于超声造影剂的新的应用领域和技术创新也随之出现,例如,宽频超声造影成像的出现就是因为人们逐渐认识到微泡类超声造影剂除了可以散射/反射基波外,还可以意外地产生一些不同频率的谐波信号,包括次谐波、超谐波和高次谐波。之后,人们根据这些信号,陆续开发出接收全谱信号的宽频超声造影成像模式,如只接收基波的基波成像模式,只接收造影剂二次谐波信号的对比谐波成像模式,只接收造影剂次谐波信号的次谐波成像模式,以及只接受造影剂瞬态空化产生的特征信号的高阶谐波成像模式等。

一、背向散射特性

背向散射特性是超声造影剂最重要、也是最基础的声学特性。背向散射强度(Backscatter intensity)越高,增强效应越明显。当声波经过散射微粒团时,每个微粒都能产生散射。

长波长散射理论:由于超声造影剂尺寸都小于超声波波长,因而球形造影剂散射体的散射强度计算可根据如下公式获得:

$$I/I_0 = 1/9nV[\kappa^4 r^6(\gamma_c + \gamma_d \cos\theta)^2/d^2] \tag{1}$$

其中,I 为背向散射强度(W/m^2),I_0 为入射强度(W/m^2),θ 为散射角,d 为散射体之间的距离,n 为散射体数量,V 为单个球形散射体体积(m^3),κ 为波数,r 为球形散射体半径,γ_c 为压缩系数 $[\gamma_c = (\gamma_s - \gamma_m)/\gamma_m]$,$s$ 为散射体,m 为介质,γ_d 密度系数 $[\gamma_d = (3\rho_s - 3\rho_m)/(2\rho_s + \rho_m)]$。

从公式(1)可以看出,散射体尺寸越大、弹性越好、与介质密度差越大,则散射强度越大。这主要是因为散射强度 I 与粒径 r 的 6 次方、同时与弹性系数的平方以及密度差的平方成正比。由于气体的压缩系数 γ_s 远大于 γ_m,ρ_s 远小于 ρ_m,而液体和固体的压缩系数 γ_s 接近于 γ_m,且密度相差不大,因而气体的散射横截面积比气体和液体的高出 14 个数量级,因此可以说气体是增强超声造影信号的理想材料(表 1-2-1)。

假定探头发射频率为 5 MHz,散射体直径为 5 μm,根据方程式(1)计算出空气、水和镍的 Σs 分别约为 $0.38\ m^2$、$0\ m^2$ 和 $4.6 \times 10^{-11}\ m^2$。因此,尽管散射体可以为气态、液态或固态,但气体(微气泡)的背向散射性能最佳,是理想的散射回声源,最适合作为超声造影剂。

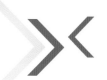

表 1 - 2 - 1　气体、液体和固体的绝热压缩系数和密度

	$K_s(\text{cm}^2/\text{N})$	$\rho_s(\text{g/cm}^3)$
空气	2.3×10^{-4}	1.29×10^{-3}
水	4.6×10^{-11}	1.00
镍	5.0×10^{-13}	8.8

（引自《超声诊断基础与临床检查规范》第一版）

二、造影剂在血液循环中持续时间

为了增强超声造影剂的背向散射信号，提高超声图像增强程度，最早超声造影剂采用与人体组织密度差别较大的自由气体，主要是分子量及密度较低的空气、氧气、CO_2、H_2O_2 等。但是此类气体极不稳定，经静脉注射后，空气气泡快速地溶解于血液中，在超声造影成像前就已在血液中消失。正常情况下，从末梢静脉注射造影剂进入右心需约 2 s，从右心至左房需 4～10 s，而从左房到末梢器官需 8～15 s，总计耗时 12～27 s。因此，造影剂在血液循环中至少需持续 27 s 以上才能初步满足临床需要。而自由气体在血液循环中持续时间极为短暂，很难进行实时成像。这一现象可由亨利定律[Henry's law，公式(2)]给出很好的解释：

$$\Delta P = 2\sigma/r \tag{2}$$

其中，ΔP 为拉普拉斯压力，σ 为液体/气体的表面能，r 为自由气体气泡半径。从公式(2)可以看到气体进入血液之后，气体和血液之间的表面能很高，导致 ΔP 压力的增加，从而使气体不断扩散到血液中，气泡尺寸 r 下降，反而导致 ΔP 的进一步增加，加速了气体向血液溶解的过程。另外体内新陈代谢也可能降低血液中溶解氧的张力，导致氧气泡中氧气加速溶解，当在强烈的超声作用下，气泡受到机械应力的作用而快速破裂，进一步推动了这一溶解过程。

为了克服上述自由气泡循环时间短的缺陷，一些包含有机壳层如蛋白质、脂质体和聚合物包裹的微泡类超声造影剂得到了发展，如 Dalia 等人开发了一种制备乳酸羟基乙酸共聚物（polylactic-co-glycolic acid，PLGA）类微泡造影剂新方法，造影剂稳定性大大提高，循环时间大大延长。气泡收缩动力学方程如下(3)：

$$d_r/d_t = -DL\left[(p^* + 2\sigma/r)/(p_{\text{atm}} + 4\sigma/3r)\right]\left[1/r + 1/(\pi Dt)^{1/2}\right] \tag{3}$$

其中，D 和 p^* 分别为气体在液相中扩散系数和溶解度，L 为 Ostwald 系数，表示气体气相和介质液相中的比例，从公式中可以看出 Ostwald 系数越小，气泡存在时间就越长。表 1 - 2 - 2 是不同气体相关的物理参数，从中可以看出，相比于 N_2、O_2 这类 Ostwald 系数值较大的气体，一种新型的氟碳化合物（PFCs）因其具有超低的 Ostwald 系数，目前得到了广泛的关注。内核完全由全氟丙烷（PFB）组成的气泡其循环时间可达 40 s，而 PFB 摩尔分数降到 20% 时，稳定性降到 10 s。目前微泡类造影剂也大都以氟碳化合物为内核，外部包裹一些聚合物、胶束、脂质体等外壳。由于大部分的氟碳化物在常温下成液态，因而近几年利用低沸点的液态氟碳化合物作为介质，在超声热效应激励下发生液气相变产生微泡，利用这些微泡进行超声成像或治疗已经成为一个研究热点。

表 1 - 2 - 2　不同气体的相关特性

气体	分子量	相变点(℃)	水溶性 (25℃,mol/m³)	L(×10⁶)	饱和蒸汽压 (37℃,kPa)
N_2	30	−196	0.63	14 480(35℃)	
O_2	32	−183	1.32	27 730(35℃)	
C_2F_6	138	−73	1.45	1 272	3 500
SF_6	146	−64	0.27	/	2 530(27℃)
$n - C_3F_8$	188	−37	0.19	530	1 160
$n - C_4F_{10}$	238	−2	0.021	202	380
$n - C_5F_{12}$	288	29	$4×10^{-3}$	117	130
$n - C_6F_{12}$	338	57	$2.7×10^{-4}$	23	48
$CF_3(OCF_2)_3OCF_3$	352	59		17(37℃)	39
$CF_3(OCF_2CF_2)_2OCF_3$	386	64		4(37℃)	33
$CF_3(OCF_2)_4OCF_3$	418	83		3(37℃)	17

另一方面,造影剂在血液循环中的持续时间可由以下公式计算:

$$造影剂持续时间(T) = \frac{r^2\rho}{2DCs} \tag{4}$$

式中:r 为微泡半径,ρ 为微泡密度,D 为气体在血液中的弥散度,Cs 为气体在血液中的饱和浓度。从式(4)中可以看出,在微泡半径一致的情况下,密度越高、弥散度越低、饱和浓度越低,造影剂在血液循环中持续的时间越长。与空气、CO_2、H_2O_2 等比较,氟碳(硫)气体恰恰具有分子量大、密度高、弥散度和饱和度低等特点,因此在血液循环中持续时间更长。加之氟碳(硫)气体主要为惰性气体,稳定性高,不与机体发生理化反应,因此以氟碳(硫)气体为主要成分的微泡成为现阶段超声造影剂的主流。

此外,微泡大小也明显影响到造影剂体内持续时间,半径越大,持续时间越长。正常肺毛细血管内径约 $5\sim8~\mu m$,因此造影剂要通过肺循环一般要求直径小于 $8~\mu m$。如果微泡直径过小,在超声上可能难以显示。因为依据公式(1),背向散射强度与微泡直径的 6 次方成正比。比如直径为 $4~\mu m$ 的微泡要比直径 $2~\mu m$ 的微泡背向散射强度高 63 倍。因此,理想的微泡直径范围为 $4\sim6~\mu m$。但在制备微泡的过程中还应考虑到微泡在声场中因应压力出现的大小变化、相邻微泡之间的聚集、微泡内气体外泄致体积缩小、心腔内压力对微泡的破坏等效应。

超声造影剂在构成上除核心的气体成分外,还需一些辅助的物质增加其在血液中的稳定性和持续时间。自由气体微泡尽管散射特性较强,但在血液中持续时间较短,而且微泡大小不一、欠缺安全性。增强微泡稳定性的措施除了前述的采用氟碳气体外,还可以将气体包裹入外壳内阻止气体的弥散。常用的超声造影剂微泡外面多有外壳包裹,外壳成分多为脂质、白蛋白或高分子聚合物,如 SonoVue 等;也有采用微粒吸附微气泡,如 Levovist;还有的为双相造影剂,如 Echogen(QW3600)常温时(29℃)为乳浊液或混浊液,注入血液(37℃)后立即气化形成微气泡。白蛋白外壳成分因可能产生过敏反应逐渐被弃用,目前新开发的造影剂外壳成分多为脂质或高分子聚合物。

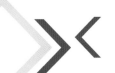

三、微泡造影剂的声衰减

微泡造影剂的引入必然导致声场衰减系数的变化,衰减系数的变化将引起超声回波信号的变化,最终使超声图像发生一定的变化。背向散射与声衰减互相关联,都与微泡造影剂的浓度有关。在低浓度微泡造影剂时,背向散射的强度随浓度增加而增加。而在高浓度微泡造影剂时,声衰减则起到主要的作用。因此在临床实际应用时,造影剂并非浓度越高越好。应根据不同的仪器、不同的超声造影成像软件、不同的应用目的选择不同的造影剂用量。

四、超声造影剂在声场中与超声波的相互作用

超声造影剂进入人体后,在声场中并非静止不动,而是与超声波相互作用,产生各种复杂的效应。超声波以正弦方式传播,随时间的不同会出现相位的变化,当超声波声压为最大正压时,微泡压缩;当声压回归到基线时,微泡恢复到正常大小;而当声压为最大负压时,微泡膨胀。因此,微泡超声造影剂在体内不断重复缩小→回复→膨胀→缩小→回复的过程(图1-2-1)。

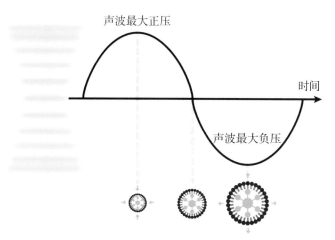

图1-2-1 微泡超声造影剂与超声波的相互作用(感谢葛岚医师绘制此图)

根据超声仪器发射声波声压的不同,微泡造影剂主要表现出三种不同的行为模式。在低声压时,以线性共振(Linear resonance)为主;中等声压时,出现非线性共振(Nonlinear resonance),产生谐波;在高声压时,微泡破裂,非线性反应及谐波更明显,但持续时间短暂。各个厂家开发的超声造影技术的一个中心点其实就是如何来控制和利用超声造影剂和超声波的这种相互作用。

(一)共振

共振行为的产生主要是由于微泡的韧性和惰性所致。韧性是指微泡偏离其平衡半径时,表现出弹簧样的特性。惰性的产生则主要是由于微泡周围液体的阻尼效应。共振效应能使共振的微泡的截面积增大数倍,远大于其实际横截面积,从而增强超声背向散射强度。在低声压时,微泡一般表现为线性共振,此时单个微泡表面的声压常小于50 kPa。对于自由气体来说,其共振频率(Resonant frequency)的近似值可由下式给出:

$$Fr \approx \frac{1}{2\pi R}\sqrt{\frac{3\gamma P}{\rho}}$$

（5）

其中,Fr 为共振频率,R 为微泡的半径,P 为周围介质的压强,γ 为热效比,ρ 为周围介质的密度。从上面的公式可看出,共振频率与微泡的半径成反比。由于弹性外壳的存在,包裹的微泡实际测得的共振频率高于上式中的理论计算值。如果将由于微泡外壳而增加的势能考虑在内,则上述方程可变为

$$Fr \approx \frac{1}{2\pi R}\sqrt{\frac{3\gamma}{\rho}\left(P + \frac{\pi Se}{3\gamma R}\right)} \tag{6}$$

式 6 中 Se 为外壳的弹性参数。

(二) 非线性共振

谐波(Harmonic),也称为谐频、谐振。中等声压时,微泡振动变为非线性。此时,单个微泡表面的压力达到 $50\sim100\ kPa$。不同大小的微泡,其对应的共振频率不同。微泡不仅可散射相同频率的回波(基波),尚可产生 2 倍于发射频率的回波(谐波),甚至 3 倍、4 倍或 1/2 频率的回波,后者也称为次谐波(图 1-2-2)。目前二次谐波(Second harmonic)的应用较多,与之相对应的造影剂特异性成像技术称为二次谐波成像。但近年来高倍数谐波和次谐波的应用也有报道。

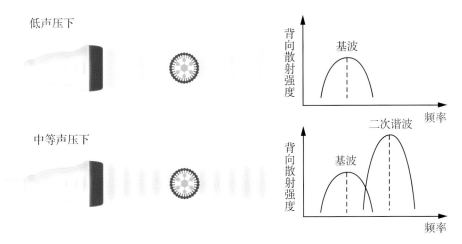

图 1-2-2　声压与共振的关系

低声压时产生线性共振(上图),散射回波频率与发射声波频率相同。中等声压时产生非线性共振(下图),散射回波包括基波(f_0)和谐波($1/2f_0$)。I 为背向散射强度(感谢葛岚医师绘制此图)

谐波频率时,微泡造影剂的背向散射强度远高于人体的组织的。理论上谐波散射时血液的/组织的强度比(信噪比)可达到 1 000 以上,活体中的初步测量结果该值可达 40,因此造影剂的这种非线性特性能将微循环内的灌注血流信号与组织及大血管的信号区分开来。但有外壳包裹的微泡在谐波频率时的散射强度低于在基波频率时的散射强度,主要是因为弹性外壳的粘滞阻尼效应增加了微泡-液体系统的阻尼常数,使得散射的能量降低,此外由于弹性外壳的内摩擦,尚有一部分能量转化为热能损失。

谐波通常具有以下声学特性:

1. **散射回声强度**　基波时散射回声强度最大,二次谐波时次之,之后逐渐减低。

2. **旁瓣效应**　基波会产生明显的旁瓣效应,而二次谐波几乎无旁瓣。即使二次谐波信号强度放大到与基波信号强度相当时,二次谐波的旁瓣仍比基波旁瓣低很多。因此,二次谐波能明显消除旁瓣伪像并使主瓣变细,侧向分辨力较高。

3. **对低速血流检出率高**　采用二次谐波多普勒技术,对相同的流速 V,频移增加了 1 倍。采用高通滤波器,在相同的频移时,基波时低于 $V\min$ 的血流速度无法检测到,而谐波可将阈值降至

V min/2。因此,对低速血流检出率高。

4. 微泡大小与超声频率的关系　从表1-2-3可以看出,可通过肺循环的微泡(2~8 μm)的基波和二次谐波频率正好在超声成像的频率范围内,这一独特的现象使超声造影特异性成像成为可能。另外微气泡半径越大,谐振频率越小,而微泡直径越小,谐振频率越大。因此对于一些浅表器官,要想达到更好的超声造影成像效果需要开发出与目前临床上使用的造影剂不同、直径更小的造影剂。这一现象也可解释浅表器官超声造影成像效果往往欠佳,常需使用更多的造影剂或特殊的成像技术才能达到较好的成像效果。

表1-2-3　不同直径微泡的基波和二次谐波共振频率

微泡直径(μm)	基波共振频率(MHz)	二次谐波共振频率(MHz)
1	9.5	19.0
2	3.8	7.6
3	2.4	4.8
4	1.6	3.2
5	1.3	2.6
8	0.8	1.6

(引自《超声诊断基础与临床检查规范》第一版)

(三) 非线性共振-声激发的声发射(Acoustically stimulated acoustic emission) 或受激声发射(Stimulated acoustic emission, SAE)

高声压时,声场中具弹性外壳的微泡超声造影剂爆裂,产生的一种瞬间非线性反应,也称为瞬时能量散射(Transient power scattering)或能量增强散射(Power enhanced scattering)。此时单个微泡表面的压力常高于1 MPa。微泡造影剂的弹性外壳在高声压下爆裂后,释放出自由气体,能充分发挥自由气体的散射特性。前面我们已经提到,相同气体成分的情况下,自由气体微泡相比于具有外壳包裹的微泡背向散射强度更高、散射截面积更大,能更充分发挥散射特性。但这一效应持续时间极短,为1~5毫秒,与微泡内的自由气体弥散到周围液体介质中的时间基本一致(图1-2-3)。

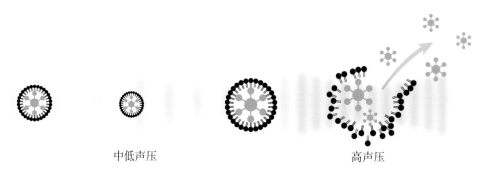

中低声压　　　　　　　　　　高声压

图1-2-3　高声压时,微泡造影剂的外壳爆裂,内部自由气体溢出(感谢葛岚医师绘制此图)

由此可见,微泡造影剂的散射特性与声强有关,可分为以下三种形式:1. 线性散射;2. 非线性散射;3. 瞬时能量散射。因造影剂在声场中的行为模式与气体成分、外壳特性、微泡大小等均有密切关系,并不是所有的微泡造影剂均能表现以上三种行为模式。一般来说,目前应用的微泡造影剂均具有线性散射特性,而非线性散射的强度则视造影剂的性质而定,有些造影剂不能显示可测量的二次谐波,所有的微泡造影剂均具有瞬间能量散射特性。

第三节　超声造影剂的安全性和不良反应

为了实现超声造影的临床应用,一方面要求超声造影剂在血液中保持足够的稳定性,另一方面为保证安全性,需要其尽快从体内清除,从而具有较低的不良反应和毒性。

一、对肺功能障碍患者的影响

随着微泡类超声造影剂的普遍使用,其安全性问题也引起了人们广泛的关注。2007 年 10 月,美国食品和药品管理局(US Food and Drug Administration,FDA)基于几个未被证实与造影剂有关的心肺反应事件,对 Optison 和 Definity 超声造影剂发布了额外的产品标签警告,即有可能导致严重的心肺反应,心脏疾病的患者禁止使用,同时造影剂注射后 30 min 内为强制观测期。然而之后出版的报告不仅证明了这两种造影剂具有良好的安全性,而且其诊断效果也明显增强。如 Kitzman 等人证实 Definity 的安全性类似于安慰剂,Weiss 等人证实 Definity 在患心肺疾病的患者实际临床应用中有很好的耐受性和安全性。Dolan 等人证实了这两种造影剂用于疑似患有冠状动脉疾病的患者灌注心脏造影评估仍是一个安全、有效的诊断工具,心电图监测静脉注射造影剂前、后没有出现严重的不良反应。Exuzides 研究小组发现接受心脏超声造影的危重患者,与未注射造影剂的危重患者相比,其致死率并未增加,而 Main 研究小组发现其危重患者在注射造影剂后其致死率相比未注射的反而降低了 28%。Parker 等人证实了即使用于患严重心血管疾病的患者,无论其是成年还是幼儿,这两种造影剂安全性仍旧很高,造影效果很好。

随后,FDA 于 2008 年修改了黑框警告,更新了产品标记,减少了禁忌证范围,制定了指导方针框架并推荐了药物安全性评价步骤和注意事项,但使用过程中以及之后仍需时刻监控患者状况。除此之外,仍需进行一系列上市后的安全性研究,进一步评估超声造影剂的风险。在 2011 年 10 月份,FDA 领导层在获取上市后的安全性评价数据结果后进一步降低了警告级别,表明了超声造影剂在长时间监控中确实具有较高的安全性和优异的诊断效果。基于此,SonoVue 等造影剂也于近期开始批准在美国临床应用,与欧洲及中国相比延迟了十余年。

二、生物学效应

超声空化诱导的生物学效应是引发超声造影剂安全性问题的最主要因素。有证据表明在无空化核,仅在高强超声场或在碎石级超声场条件下,组织会出现明显的损伤。微泡超声造影剂的引入为超声提供了人造空化核,可极大地增加生物学效应(如溶血、微血管损伤、血脑屏障开放、心律改变、血栓溶解)的发生概率。体外实验和动物实验中,超声造影剂可以引起点状出血、血管损伤以及自由基形成、甚至 DNA 损伤。通常来说超声造影剂诱发的生物学效应程度与其所暴露下声压振幅和造影剂剂量成正向线性关系。此外,低频率超声比高频率超声更容易产生生物学效应。Williams 等人证实在注射造影剂并暴露在高机械指数(Mechanical index,MI)的临床用超声下,小鼠肾小球毛细血管破裂、

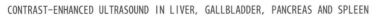
后续的堵塞以及上皮细胞变性都有可能发生,由于人类与老鼠的肾组织极为相似,因此仍需谨慎对待高 MI 下的超声造影剂使用。文献表明 MI=0.4 是活体研究中微血管发生生物学效应的阈值,高于该阈值则生物学效应明显增强。在活体实验中,MI 大于 0.4 时会产生微血管渗漏、出血、心肌细胞死亡、炎症细胞浸润以及心室早期收缩等生物学效应,同时伴随着毛细血管床内造影剂爆破。当 MI=1.9 时,骨骼肌、脂肪、心肌、肾部、肝、肠等也会发生生物学效应。然而实验条件下产生的生物学效应与日常临床观察到的并不一致,大量的临床实验均证实超声造影剂使用过程中未发现明显的生物学效应,超声造影剂不只提高了诊断能力,而且生物安全性较高。虽然目前临床应用中并没有报道以及证明这种生物效应的出现,由于造影剂的引入确实可以增加空化发生的概率,因此在临床使用超声造影剂时需要考虑空化诱发的风险,特别是在较高 MI 下操作时。此外对一些较敏感的器官和组织,如睾丸、胎儿、眼底、脑组织,开展超声造影检查时应慎重,应遵循严格的临床应用指征。

减少空化诱导生物效应的策略包括以下几个方面:①降低 MI 值,低于 0.4 的超声所诱发的空化在目前临床上并未发现,因此除更高诊断需求要求高 MI 情况外,生产商初始设置时 MI 应小于 0.4;②采用高频探头;③减少暴露时间;④减少造影剂剂量;⑤避开触发室性心律失常时间点。

三、安全性

静脉注射 0.3 ml/kg 的 SonoVue 后,其具有 1 min 的半衰期和 6 min 的消除相半衰期,11 min 内超过 80% 的注射气体通过肺部排出。这一结果在男、女之间差别不大,且不受注射剂量影响,男、女对其均有很好的耐受性,注射 24 小时内未见到明显不良反应出现,即使在患有慢性阻塞性肺疾病的患者仍具有很好的生物安全性。此外,SonoVue 在患膀胱输尿管反流儿童膀胱检查的安全性评价方面,大多数并没有出现不良反应。大多数患者在注射 SonoVue 造影剂过程中以及之后监测中没有出现心率、血压、氧呼吸速率的变化,同时没有潮红、恶心、瞬态头痛和食欲变化发生,因此 SonoVue 有很好的生物安全性。

四、预防措施

总体来说,临床批准的超声造影剂是十分安全的、有很好的耐受性。严重的不良反应很少见到,一些小的不良反应如头痛、恶心、食欲改变以及热敏感也很少发生,即使发生也很快自愈,并且这些症状并未被证实与超声造影剂有关,因为注射安慰剂的对照组也会出现这些症状。超声造影剂对心脏和肾脏都无毒副作用,其导致的过敏事件概率也远低于目前的 X 线和 MR 造影剂。因此,在注射前无需肾功能测试。但是由于生物效应、不同患者之间的个体差异以及病情差异的存在,临床医生在实际操作时应注意以下问题:

(一)应在良好的超声造影效果与可能引发的生物学效应之间作出平衡。除非具有明确的指征以及患者可能明显受益,不宜盲目扩大超声造影检查的适应证。

(二)在使用超声造影剂对一些敏感器官、组织或人群,如脑、眼、幼儿、胎儿、睾丸和婴儿进行超声造影检查时,应谨慎使用,应考虑造影剂对微血管损伤带来的临床风险。

(三)进行心脏超声造影成像时,应注意心律失常的发生并注意早期的心室收缩,并用心电图实时监控这一过程。

(四)虽然临床批准的超声造影剂很少产生过敏反应等不良反应,但超声医师仍需仔细按照超声造影剂包装上的使用说明按程序操作。

（五）超声医师在注射超声造影剂到患者体内时应时刻警惕这些很少发生的有害不良反应，并时刻准备着采取合适的处置措施应对这一情况的发生。并应配备相应的急救药品和仪器。

（六）在所有的诊断超声程序中，操作者应当谨慎地控制仪器条件的设置，尽量避免潜在的损伤。

（七）在进行体外冲击波治疗之前的 24 小时内避免使用超声造影剂。

五、不良反应及处置

超声造影剂的不良反应的发生率为 0.002％～1.14％，其中轻度不良反应最高发生率为 1.14％，中重度不良反应最高发生率为 0.85％。轻度不良反应主要表现有注射静脉局部疼痛不适、脸色潮红、头痛、恶心、胸闷、皮疹和过敏等症状。中重度不良反应表现为呼吸困难、喘憋、过敏性休克和心脏骤停等。超声造影不良反应尽管发生率极低，但仍应予以高度重视，严重时甚至会引起休克乃至死亡。预防及处置措施如下：

详细询问患者过敏史，对超声造影中的任何成分有过敏病史者，包括既往有血清白蛋白和其他血液制品过敏病史者，均应慎重对待。此外，对多种药物或食物过敏的患者、过敏体质的患者也应谨慎开展超声造影检查。

严重的心、肺、肝、肾功能不全患者，恶病质患者，严重的精神疾患患者，如非必要一般不建议超声造影检查。

超声造影检查过程中应密切观察患者生命体征及意识情况，发现问题及时处置。

患者在接受超声造影检查完毕后，应在座位上休息 10～20 分钟，如无不适，方可自行离开。休息期间可不必拔出静脉留置针，以方便紧急情况出现时尽快处置。

（一）轻度不良反应治疗方案

立即停止注射造影剂。患者卧床休息，给氧或新鲜空气。测血压、脉搏、心率，并密切观察病情动态发展。立即静脉注射甲泼尼龙 40 mg，以防止病情进一步发展。服用抗组胺药物（扑尔敏、苯海拉明），大量饮水。

（二）中重度不良反应治疗方案

原则：分秒必争，就地抢救。立即停止注射造影剂，病员取平卧位。

检查：测血压、脉搏、心率以及心肺检查。

用药步骤：

1. 盐酸肾上腺素 1 mg 肌内注射，必要时 15 分钟重复。

2. 氧气吸入：3～5 升/分浓度。

3. 开通静脉输液通道。

4. 立即地塞米松 10 mg 静脉注射。

5. 立即 5％葡萄糖 500 ml＋氢化可的松 100～200 mg 静脉滴注。

6. 若上述抢救血压不能维持，加用升压药阿拉明 20 mg＋多巴胺 40 mg 加入上述步骤 5 中。

7. 当发现急性喉水肿通过以上治疗不能缓解者，请急诊科做气管切开术。

8. 当发现急性肺水肿时，除上述治疗外，加用西地兰 0.4 mg＋25％葡萄糖静脉注射，或加用速尿 40 mg 静脉注射。

9. 心肺复苏。

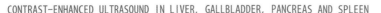
10. 出现严重不良反应需要抢救时,相关技术人员及医师等密切合作,除采用步骤 1～5 的抢救措施外,应同时通知相关科室来抢救。病区病员,应立即与相关病区联系,请病区医师参与抢救;门诊病员,应立即与急诊室联系,请急诊医师来帮助抢救。

(三) 常备急救药品及物品

盐酸肾上腺素盐酸、异丙肾上腺素、重酒石酸去甲肾上腺素、盐酸洛贝林、尼克刹米、盐酸多巴胺、盐酸多巴酚酊、地塞米松、阿拉明、西地兰、甲泼尼龙、利多卡因、速尿、5%～50%葡萄糖、0.9%生理盐水、氧气血压计、听诊器和急救呼吸器囊组件。

以上相关急救措施建议张贴于超声造影检查室,以时时提醒检查者注意此风险。相关科室如急诊科、麻醉科、呼吸科和心内科的值班电话也建议张贴于检查室内,当出现以上情况时便于及时求助。

建议从事超声造影检查的医师每半年针对不良反应的救治组织开展定期演习,以备不时之需。

第四节　超声造影剂研究进展

一、功能应用方面的进展

(一) 超声分子影像

分子影像学是近年来出现的研究热点,它由现代医学影像技术和分子生物学技术结合而成。特点是在活体状态于分子或细胞水平运用影像技术对机体病理生理过程进行成像。其基本原理是利用生物兼容好、特异性高、亲和力强的分子探针与疾病过程中产生的特异性靶分子结合。

超声分子影像近年来也受到持续关注,它的物质基础是靶向超声造影剂,一般是在制备造影剂的过程中将特异性配体连接到造影剂表面,形成靶向超声造影剂。靶向超声造影剂通过静脉注入人体后,部分表面带有特异性配体的造影剂能与表达特异性受体的病变细胞结合,其余部分经过数次循环后排出体外。通常在注射后 10～15 分钟未特异结合的微泡已排出体外,此时再启动造影剂特异性成像模式,就能显示已经与病变细胞特异性结合的微泡,达到靶向成像的目的。但目前基于这种理念构建的靶向微泡仅局限在血管内、无法进入组织间隙,实际到达靶组织的浓度低、成像效果不理想。

纳米级造影剂的出现有可能解决上述问题,这类造影剂以其分子小、穿透血管力强为突出特性。与微泡类造影剂主要依靠微泡内气体背向散射的原理不同,纳米级造影剂游离于血循环中时,仅能表现为回声极弱的信号,只有当大量聚集于靶病灶后,才能产生明显增强的回声信号。因此,其成像原理主要为聚集显像。纳米级造影剂具有较强的穿透力,能穿过血管内皮间隙,使血管外靶组织显像成为可能。因此,纳米级造影剂代表了超声分子显像技术的发展趋势。

(二) 超声造影剂介导基因转染用于基因治疗或用作载药系统

超声联合微泡造影剂用于基因转染及载药系统主要是利用微泡在声场中的空化效应。空化效应是指传播的声波与液性介质中的气体之间发生的非热效应。空化效应的发生需要气体核。空化效应可以分为稳态空化和瞬态空化。稳态空化发生在气泡在低强度的声场中作直径相对稳定的振动时,它可以在微泡局部产生剪切力和微声波流。当声场的强度更高时,振动微泡的压缩超过了液体的表面张力,微泡就会破裂,产生瞬态空化效应,在局部产生高温、更高的剪切力和微声波流以及继发的振荡波、自由基。空化效应可引起细胞膜的改变：包括通透性增加、细胞的融解、破裂。

超声本身即可增强药物的转运和基因的转染，机制有三：第一，超声波可以将振动传给传播过程中的流体，流体的振动可以引起其中药物、基因等大分子物质弥散的增加。第二，超声的热效应可以增强组织代谢和通透性，顺着浓度梯度差进入细胞内的大分子物质增加。但目前公认超声的热效应在超声导致的细胞膜通性增强中发挥的作用很小。第三，超声通过空化效应引起细胞膜通透性的增加，使进入细胞内的大分子物质增加，这是目前认为的最主要机制。

超声微泡在增强上述效应的过程中起了至少两方面的作用：第一，药物或基因的载体。经静脉给予裸的质粒，即使有超声辐照也不能增加其转染率，这是因为血液中的 DNA 酶和单核巨噬系统很快就可以将它们清除。将质粒与微泡壳结合或嵌入微泡内能避免它们被清除。第二，微泡可以充当空化效应中的空化核，从而降低超声的空化阈值。

目前超声靶向破坏微泡效应增强药物、基因递送的研究中，药物或基因与微泡结合的方式大概可以分为三种。第一种方式：药物或基因与微泡一起给予，这种方式主要依靠超声的稳态空化和瞬态空化增加细胞膜、毛细血管的通透性，使血管内的药物或基因可以进入组织、细胞中。有研究表明在药物或基因与微泡经动脉或静脉一起给予时，利用脉冲超声比连续超声的转染率更高。因为如果使用连续超声或脉冲重复频率过高的超声，脉冲间期的时间过短，微泡还在较大血管时就会被破坏，到达感兴区毛细血管的微泡数目就不够。第二种方式：微泡与药物或基因等生物活性物质一起孵育，疏水性的生物活性物质例如质粒 DNA、蛋白质等利用静电力或其他较弱的非共价力可以粘附到微泡的壳上。这种方式中微泡壳上可以结合的疏水性物质含量很少，虽然可以在孵育时加入辅剂增加疏水性物质的结合量，但是每个微泡壳上可以结合的疏水性物质的量仍然很有限。第三种方式：在微泡的制备过程中加入药物、基因等生物活性物质，使生物活性物质嵌入微泡的壳或腔内。体外研究证实，药物、基因等生物活性物质释放的部位距离微泡破裂区很近。这种方式可以实现生物活性物质在超声辐照区特异性的释放。

微泡与药物、基因等生物活性物质相结合还需要考虑微泡的壳与这些生物活性物质的匹配性，才能达到更高的转染效率。有研究表明，用蛋白为壳的微泡 Optison 与以脂质为壳的 SonoVue 相比，对质粒的转染率更高。以脂质为壳的微泡更多地用于与 DNA 结合，增加其转染率。脂质壳的电荷也影响它能结合的大分子物质的量，阳离子的脂质在与 DNA 结合上优于中性的脂质壳。Wang 等作了 Optison、Levovist 和 SonoVue 三种商用造影剂增强治疗级超声对肌肉 pEGFP 转染的研究，他们发现采用肌内注射方式，单独使用 Optison 能显著增加肌肉 GFP 的表达，且与 Optison＋超声辐照组无明显差异；单独使用 SonoVue 也能显著增加肌肉 GFP 的表达，但 SonoVue＋超声辐照组的表达率与单独 SonoVue 组相当，却不高于 Optison 组或 Optison＋超声辐照组。相反使用 Levovist 无论有无超声辐照都不能增加 GFP 的表达。尽管对于局部单独使用造影剂是否能增加 DNA 的表达还存在争议，但大部分学者认为改善微泡的化学稳定性、组成成分（包括气体的种类）能够提高基因转染的效率，减低不良反应。

更特异性的微泡需要在微泡表面链接一个特异性的配体，利用配体-受体结合的原理将微泡及其所携带的药物、基因的大分子物质结合到感兴趣区，再利用超声辐照破坏微泡实现大分子物质的转导。目前使用的微泡表面连接的配体包括抗体、多肽、维生素等。单克隆抗体以 IgG 应用最多，它们受自身半衰期和免疫源性的影响，应用受限。肽类配体免疫原性低、自身化学特性稳定，有更大的应用前景。

二、造影剂设计方面的进展

微泡类超声造影剂虽然获批准用于临床，但是这类造影剂仍有难以克服的缺陷。首先，微泡结

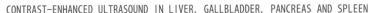

构稳定性比较差,造影持续时间短;其次就是尺寸比较大,大都在 $1\sim7~\mu m$,很难穿过毛细血管壁的内皮细胞间隙进入病变组织间隙进行成像,因而目前的微泡类造影剂仅能实现血池显影,限制了其检测血管外病变的应用。为了克服上述两个缺点,目前造影剂的开发主要从以下三个方向入手:一方面开始向结构设计方向转变,以增强结构稳定性和非线性散射特性,提高造影效果;另一方面向刺激响应成像的智能化设计方向发展。在此基础上,功能化设计也是超声造影剂发展的一个主要方向,除了具有超声造影成像功能之外,结合了其他诊断以及治疗功能的功能化设计近年来逐渐成为超声造影剂新的研究热点,如载药、多模式成像等。

(一) 结构化设计

结构化设计是超声造影剂研制的一个重要发展方向。由于目前的超声造影剂稳定性不足,特别是在超声作用下发生非线性的压缩膨胀,容易导致微泡的快速破裂,因此人们尝试了各种各样的方法来提高其稳定性。最重要的一个方法就是在微泡的外壳包裹或沉积一些无机纳米颗粒,一方面抑制气泡的可压缩性,提高稳定性,另一方也可增强非线性响应特性。Stride 等人从理论上分析了在微泡外壳上沉积一些紧密堆积的金纳米胶粒对微泡的振动产生的影响,发现与没有金纳米颗粒沉积的微泡相比,沉积金纳米颗粒的微泡在 1 MHz、25 kPa 的声负压作用下,在膨胀压缩过程中形变量明显减小,说明了微泡稳定性得到提高,此外也可观察到一些新的非线性的高频信号($2f$、$3f$、$4f$……)出现,同时共振频率也有所增加。

东南大学的顾宁教授等证实镧系纳米颗粒或者 Fe_3O_4 磁性纳米颗粒连接在 PLGA 基或者脂质体基微泡表面或者壳层中可有效地提高微泡的稳定性,并增加非线性响应特性。此外,美国宾夕法尼亚大学的 Lee 等人利用微流控设备成功地制备出包裹 SiO_2 纳米颗粒的微泡,其稳定性也大大提高。

除了依靠纳米颗粒提高稳定性和共振频率以及增加一些非线性响应特性外,壳层的弹性对造影剂的稳定性、共振频率、振幅以及压缩膨胀振幅等参数的影响也较大。Soetanto 等研究了壳层对造影剂共振频率的影响,发现共振频率与颗粒大小、质量等诸多因素有关。Tang 等人将一个描述壳层非线性的方程引入微泡动力学模型中,同时又通过实验验证了壳层振动的非线性特点确实有助于非线性声波信号在微泡中的传输。Stride 等人发现微泡从周围介质中吸附一些可溶性物质到其表面,然后形成薄的涂层,结果发现薄涂层的存在极大地改变了微泡体积振动的振幅、共振特性以及收缩和膨胀中相对振幅的变化,同时可以极大提高空气微泡的稳定性。

尽管有机微泡类超声诊疗剂已经在各个领域得到广泛的应用,但是它们存在一个致命的缺点,即稳定性差,其体内循环时间通常不超过十分钟,无法满足临床所要求的实时、动态、持续增强超声造影的需要。近年来,稳定性高的无机基超声造影剂引起了人们的关注,其中以氧化硅(SiO_2)为代表的无机纳米材料因其具有优良的热稳定性、化学稳定性及良好的生物相容性,在超声造影成像方面有着潜在的优势。在各种形貌与结构的 SiO_2 中,具有巨大空腔结构的空心氧化硅纳米颗粒在纳米生物技术领域显得尤为突出。其特殊的形貌和结构赋予了其优异的性能,如巨大的空腔结构和介孔结构可以给客体药物分子预留出更多的存储空间,进一步高效负载药物,同时表面丰富的化学基团为进一步功能化设计提供了可能性。

2009 年,Pei-lin 等人首次利用尺寸 1 μm 左右的氧化硅空心球作为超声造影剂,开辟了以氧化硅为代表的无机材料在超声诊疗领域应用的新篇章。随后,Martinez 等人制备出装载氟碳化合物气体的 B 掺杂氧化硅空心球,既保证了壳层的稳定性,又能利用氟碳气体进一步提高超声造影效果。

除了有机超声造影剂中的壳层表面吸附纳米颗粒可以提高非线性响应特性和增强稳定性,在氧化硅基超声造影剂表面负载一些纳米颗粒也可提高声阻抗或产生非线性响应信号,增强超声造影效果和增加稳定性。Malvindi等人将磁性氧化铁纳米颗粒附着在介孔氧化硅颗粒上,得到的造影效果明显增强。Wang等人最近开发了一种表面负载金纳米颗粒的介孔氧化硅空心球作为超声造影剂,也达到了类似的效果。

然而,目前的超声造影剂,无论是有机微泡、相变纳米液滴,还是无机氧化硅或金纳米胶囊,其散射截面仅有一个,因而对超声波利用率较低。为了提高超声波利用率,进一步提高造影成像效果,同济大学医学院超声医学研究所的Zhang等人提出了一种单颗粒中的双散射用于增强超声造影成像的理论,依据此理论通过合理的结构调控设计、制备出具有双层散射截面的铃铛型纳米颗粒,并证明该纳米颗粒相比于单一界面的纳米颗粒可对入射超声波产生两次散射(图1-4-1),极大地提高了造影增强效果。

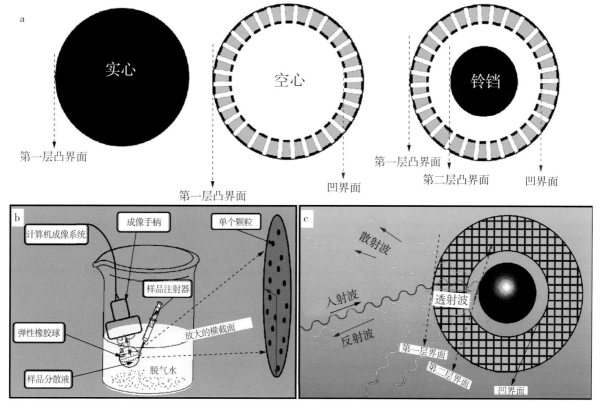

图1-4-1 铃铛型纳米颗粒结构以及双散射原理

(a) 实心、空心和铃铛型氧化硅纳米颗粒结构示意图;(b) 超声成像实验装置示意图;(c) 单个铃铛型颗粒中双散射增强超声成像示意图。

Zhang K, Chen H, Guo X, et al. Double-scattering/reflection in a single nanoparticle for intensified ultrasound imaging. Sci Rep, 2015, 5: 8766.

(二) 智能化设计

相比于结构设计的局限性,智能化设计是目前研究较为广泛的另外一种超声造影剂设计方向。其原理就是在刺激开关作用下,探针通过产生气泡或者增加壳层弹性,增强超声造影显像效果。

响应刺激开关分为内源性响应开关和外源性响应开关,其中外源刺激开关较为常见,其主要应用于超声响应的声致液滴挥发(Acoustic droplet vaporation, ADV)过程,产生气泡增强超声造影成像,同时也可促进药物释放及热效应用于治疗。基于此,一些可发生ADV过程的包裹液态氟烷基的纳米级造影剂正日渐受到关注,如胶束、乳液以及胶体等。这类造影剂以其分子小、穿透能力强等优点,有力地推动了超声分子影像与靶向治疗向血管外疾病的诊断治疗领域拓展。除了普通超声外,高强度聚焦超声、射频、激光也常用于激励氟碳液滴或者薄荷醇发生 ADV 过程,增强超声造影成像效果,同时能进一步诱发空化效应增强物理治疗或释放药物增强化疗。

除了热激励外源开关外,经过独特的探针设计,其他的外源刺激开关也可应用于刺激响应超声造影成像。Yang 等人制备出同时包裹磁性颗粒和精氨酸的微球材料,在外界交变磁场作用下,产生热量,壳层通透性变大,释放精氨酸与 H_2O_2 发生氧化还原反应生成 NO 气体,增强了超声成像效果,实现了磁响应的超声造影成像。

基于疾病标志物的内源性开关响应探针目前也引起了诸多关注,此类探针可实现特异性的诊断和探测,拓宽了超声造影成像的应用领域和潜能。如 Kang 等人制备出一种遇水水解的聚合物颗粒,该聚合物遇水水解后可产生 CO_2 气泡用于超声成像,实现了水响应超声造影成像。此外,同济大学医学院超声医学研究所暨附属第十人民医院与中科院上海硅酸盐研究所的联合研究团队基于胺类分子对 CO_2 可逆吸附的原理,以中空介孔氧化硅为载体构建了一种 CO_2 纳米炸弹,该纳米炸弹可对温度和酸性环境响应,持续地释放 CO_2 气泡,增强超声造影效果,同时 CO_2 气泡可在超声作用下爆破,产生瞬态空化(图 1-4-2)。进一步,他们以 Fe_3O_4 为内核通过酶聚合工艺在其表面生长一层纳米水凝胶,同时壳层中包裹过氧化氢酶和超氧化物歧化酶,构建出另一种内源响应的分子探针,该探针可在肿瘤组织中 H_2O_2 和超氧阴离子的作用下释放 O_2,增强超声成像(图 1-4-3)。

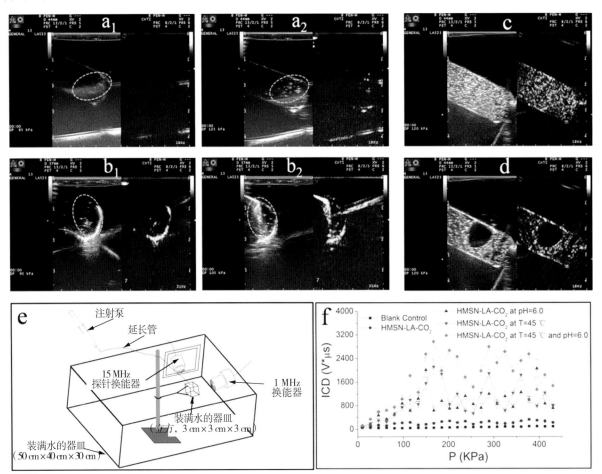

图 1-4-2 CO_2 纳米炸弹内、外源刺激响应超声成像以及空化效应评价

(a_1,a_2)温度升高前、后超声图像;(b_1,b_2)pH 降低前、后超声图像;(c,d)治疗超声辐照前后超声图像;(e)瞬态空化剂量测试装置;(f)不同声负压下的瞬态空化剂量值。

Zhang K, Xu H, Chen H, et al. CO_2 bubbling-based 'nanobomb' system for targetedly suppressing panc-1 pancreatic tumor via low intensity ultrasound-activated inertial cavitation. Theranostics,2015,5(11):1291~1302.

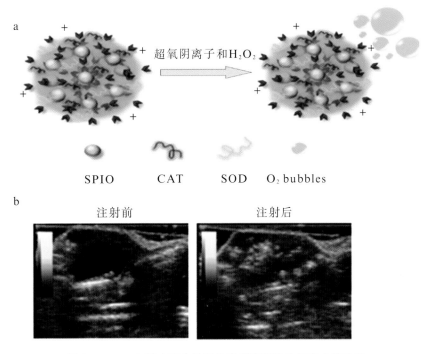

图 1-4-3　内源响应分子探针作用原理以及超声成像表征

(a) 内源响应分子探针作用示意图；(b) 肿瘤中注射分子探针前、后的超声造影图像。

Wang X，Niu D，Li P，et al. Dual-enzyme-loaded multifunctional hybrid nanogel system for pathological responsive ultrasound imaging and T2-weighted magnetic resonance imaging. ACS Nano，2015，9(6)：5646～5656.

除了产生气泡增强超声造影成像外，利用内源刺激开关改变探针壳层的弹性模量也会对微泡成像能力有较大的影响。Akatsuka 等人在研究壳层弹性对微泡造影能力影响方面做出了开创性的贡献，首先他们制备了一种 DNA 包覆的具有刺激响应特性的智能微泡造影剂。当加入寡核苷酸时，交联的 DNA 链开始变得松弛，微泡的体积和弹性都变大，进而提高了造影成像效果；随后他们利用相同的技术手段，制备出了壳层表面含有适配体修饰的微泡，当微泡接触凝血酶时，壳层表面的适配体与凝血酶作用，壳层由致密态通过解交联转变为疏松态，壳层弹性增加，造影效果显著提高。Wang 等人在中空介孔氧化硅表面修饰了具有氧化还原响应的聚合物弹性层，在加入还原剂后该聚合物层从坍缩的致密态变为直立的疏松态，可显著增加壳层弹性，进而提高造影效果。

(三) 功能化设计

由于超声的特殊优势以及超声造影剂良好的可塑性，越来越多的学者在结构化设计和智能化设计的基础上开始致力于基于超声造影剂的多功能化研究。目前超声造影剂的多功能化设计主要围绕以下两个方面展开：多模式成像探针设计以及多功能诊疗一体化的设计。

目前，虽然各种医学影像技术可以提供较为准确的解剖学和生理学信息，但各种影像技术均有各自的优缺点。为了实现疾病的早期诊断以及为个性化治疗提供更精准的方案，将超声成像与其他成像诊断模式结合实现优势互补，从而得到更为真实、准确、全面的诊断结果，是一个重要的发展方向，目前基于多模式成像的造影剂正是面向这一要求，近年来引起了广泛的兴趣。Huynh 等人将脂质体和生物素的螯合物作为外壳，然后成功地包裹氟化的气体，制备了一种既可以实现超声成像又能进行光声成像的微泡。此外，将微泡与一些功能纳米粒子结合，如 CdSe/ZnS 量子点（～5 nm）、金纳米棒、Fe_3O_4 纳米粒子（～15 nm）等，可实现超声/荧光、超声/CT、超声/核磁等双模

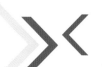
式或多模式成像。

同济大学附属第十人民医院与中科院上海硅酸盐研究所的联合研究团队以中空介孔氧化硅为载体,通过原位还原生长,在空腔内生成较大的 Au 纳米颗粒,同时在介孔壳层中生长出一些小的 Au 纳米颗粒和 MnO 纳米颗粒,利用合理的结构设计和优化,构建出超声/MR/CT 三模式造影剂。其中,依靠铃铛结构的双散射以及金属纳米颗粒增强的非线性散射可增强超声成像,利用均匀分布于介孔壳层中的 Mn 顺磁中心增强 MRI,利用 Au 纳米颗粒组成的核-卫星结构增强 X 射线吸收促进 CT 成像,实现了 $1+1>2$ 的效果,如图 1-4-4 所示。这一独特的结构设计为未来新型超声造影剂的研制开辟了新的思路。

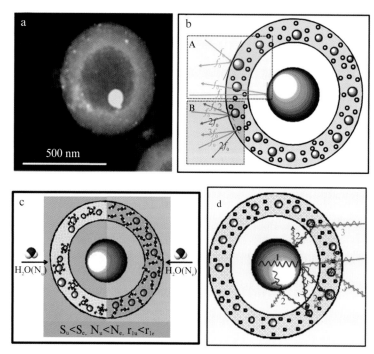

图 1-4-4　超声/MRI/CT 三模式探针表征和作用原理

(a) 三模式造影剂的明场像;(b) 结构优化增强超声成像原理图,其中 A 区为铃铛结构双散射增强超声成像原理,B 区为壳层中 MnO 和 Au 纳米颗粒增强非线性散射贡献超声成像原理;(c) 壳层中均匀分散的 Mn 顺磁中心增强 MRI 原理;(d) 壳层中小 Au 纳米颗粒额和空腔中大 Au 纳米颗粒额构成 core-satellite 结构增强 X 射线吸收,促进 CT 成像原理。

Zhang K, Chen H, Li P, et al. Marriage strategy of structure and composition designs for intensifying ultrasound & MR & CT trimodal contrast imaging. ACS Appl Mater Interfaces,2015,7(33):18590~18599.

在多功能诊疗一体化设计中,最典型的例子就是在智能化设计的刺激响应气体释放方案中,除了释放气泡增强超声造影效果外,还可进一步发生空化效应促进药物释放或者直接增加物理治疗(如 HIFU、激光、射频等)效果。Xia 等人将碳酸氢铵/碳酸氢钠和药物包裹在脂质体或 PLGA 内,利用碳酸氢铵/碳酸氢钠受热分解产生 CO_2 作用,成功制备出一种热敏感的 CO_2 释放系统,可以实现药物热控释以及超声造影成像。他们进一步地利用产生 CO_2 的瞬态空化作用可以物理性地杀死癌细胞。

Wang 等人利用中空介孔氧化硅空心球担载一种温敏性液态氟碳化合物,在 HIFU 高温下发生 ADV 转变既可以增强超声成像,同时也可以发生瞬态空化效应,增强 HIFU 消融 VX2 肿瘤体积,实现了超声导向 HIFU 治疗;进一步在介孔氧化硅表面负载 Au 纳米颗粒除了增强超声成像外,还可以增加 HIFU 的热传导,提高消融治疗效果。Chen 等将 MnO 纳米颗粒均匀的分散在中空介孔孔道内,实现了 MR 导向的增强 HIFU 消融治疗。同济大学附属第十人民医院与中科院上海硅酸盐研究所的联合研究团队也在这一方面做了诸多原创性工作,首先他们将薄荷醇装载于中空介孔氧化硅空心球中,利用 HIFU 刺激薄荷醇发生固-液-气三相转变,实现了超声造影成像的同时,进一步实现了一次给药多次增强 HIFU 消融的效果。他们进一步将薄荷醇和药物装载于PLGA 中,得到射频增效剂。以射频为激励源诱发薄荷醇发生固-液-气三相转变进行超声造影成像,同时进一步发生空化效应增强射频消融体积;此外,内部担载的药物也随之释放出来起到化疗的作用,如图 1-4-5 所示。

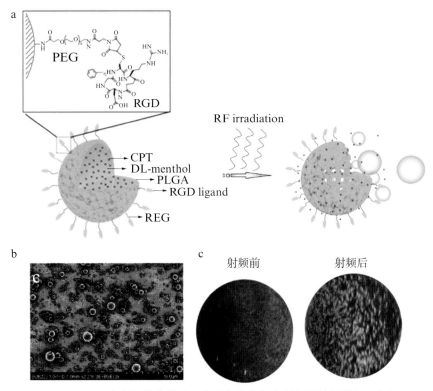

图 1-4-5　内部担载薄荷醇和化疗药物的靶向射频增效剂制备及表征

(a) 内部担载薄荷醇和化疗药物的射频增效剂在射频作用下发生固-液-气三项转变以及释放药物示意图;(b) 得到的射频增效剂 SEM 图片;(c) 射频前、后超声图像变化。

Zhang K,Li P,He Y,et al. Synergistic retention strategy of RGD active targeting and radiofrequency-enhanced permeability for intensified RF & chemotherapy synergistic tumor treatment. Biomaterials,2016,99:34~46.

为获得高效的诊疗效果,无论是多模式探针还是多功能诊疗剂,其在疾病中大量的富集是十分必要的。有研究表明,超声波与超声造影剂的相互作用可以促进基因转染以及细胞对药物的摄取。此外,通过超声介导的空化效应可以实现药物的局部释放,从而减少对正常组织的毒副作用。使用基于超声造影剂的多功能制剂理论上可以提高疾病的检出率和治疗效果,而且可以减少药物的用量及注射次数,从而减少对机体的损伤。

此外,为了使更多的纳米颗粒聚集到肿瘤处实现聚集成像和增加治疗效果,特异性主动靶向配体螯合成为另一个选择。主动靶向造影剂的设计是基于不同的病理变化会导致不同的特异性抗原或受体分子的高表达,而在正常组织中呈低表达甚至不表达,因而将它们作为靶标,设计制备靶向亲合分子,与超声造影剂相连,即可实现靶向显像。这样不仅可以使造影剂特异性地聚集于病变器官或组织,增强诊断准确性,而且减少了造影剂的用量,使得对人体正常组织产生不良反应的概率大大降低。除了一部分纳米液滴通过肿瘤血管间隙进入肿瘤组织外,更多的连接有肿瘤靶向配体的纳米颗粒更容易进入肿瘤组织进行靶向成像和治疗。

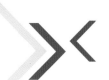
参 考 文 献

1. Gramiak R，Shah P M. Echocardiography of the aortic root. Invest Radiol，1968,3(5)：356～366.

2. Weiss R J，Ahmad M，Villanueva F，et al. CaRES(Contrast Echocardiography Registry for Safety Surveillance)：aprospective multicenter study to evaluate the safety of the ultrasound contrast agent definity in clinical practice. J Am Soc Echocardiogr，2012,25(7)：790～795.

3. Main M L，Hibberd M G，Ryan A，et al. Acute mortality in critically III patients undergoing echocardiography with or without an ultrasound contrast agent. JACC Cardiovasc Imaging，2014,7(1)：40～48.

4. Parker J M，Weller M W，Feinstein L M，et al. Safety of ultrasound contrast agents in patients with known or suspected cardiac shunts. Am J Cardiol，2013,112(7)：1039～1045.

5. Williams A R，Wiggins R C，Wharram B L，et al. Nephron injury induced by diagnostic ultrasound imaging at high mechanical index with gas body contrast agent. Ultrasound Med Biol，2007,33(8)：1336～1344.

6. Stride E，Pancholi K，Edirisinghe M J，et al. Increasing the nonlinear character of microbubble oscillations at low acoustic pressures. J R Soc Interface，2008,5(24)：807～811.

7. Yang F，Li L，Li Y，et al. Superparamagnetic nanoparticle-inclusion microbubbles for ultrasound contrast agents. Phys Med Biol，2008,53(21)：6129～6141.

8. Lee MH，Prasad V，Lee D. Microfluidic fabrication of stable nanoparticle-shelled bubbles. Langmuir，2010,26(25)：2227～2230.

9. Soetanto K，Chan M. Fundamental studies on contrast images from different-sized microbubbles：analytical and experimental studies. Ultrasound Med Biol，2000,26(1)：81～91.

10. Tang M X，Loughran J，Eckersley R J. Effect of bubble shell nonlinearity on ultrasound nonlinear propagation through microbubble populations. J Acoust Soc Am，2011,129(3)：76～82.

11. Stride E. The influence of surface adsorption on microbubble dynamics. Philos Trans A Math Phys Eng Sci，2008,366(1873)：2103～2115.

12. Lin B P，Eckersley R J，Hall E A H. Ultrabubble：alaminated ultrasound contrast agent with narrow size range. Adv Mater，2009,21(38～39)：3949～3952.

13. Liberman A，Martinez H P，Ta C N，et al. Hollow silica and silica-boron nano / microparticles for contrast-enhanced ultrasound to detect small tumors. Biomaterials，2012,33(20)：5124～5129.

14. Malvindi M A，Greco A，Conversano F，et al. Magnetic /silica nanocomposites as dual-mode contrast agents for combined magnetic resonance imaging and ultrasonography. Adv Funct Mater，2011,21(23)：2548～2555.

15. Wang X，Chen H，Zheng Y，et al. Au-nanoparticle coated mesoporous silica nanocapsule-based multifunctional platform for ultrasound mediated imaging，cytoclasis and tumor ablation. Biomaterials，2013,34(8)：2057～2068.

16. Zhang K，Chen H，Guo X，et al. Double-scattering/reflection in a single nanoparticle for intensified ultrasound imaging. Sci Rep，2015,5：8766.

17. Yang F，Chen P，He W，et al. Bubble microreactors triggered by an alternating magnetic field as diagnostic and therapeutic delivery devices. Small，2010,6(12)：1300～1305.

18. Kang E，Min H S，Lee J，et al. Nanobubbles from gas-generating polymeric nanoparticles：

ultrasound imaging of living subjects. Angew Chem Int Ed Eng，2009，49(3)：524～528.

19. Zhang K，Xu H，Chen H，et al. CO_2 bubbling-based 'nanobomb' system for targetedly suppressing panc-1 pancreatic tumor via low intensity ultrasound-activated inertial cavitation. Theranostics，2015，5(11)：1291～1302.

20. Wang X，Niu D，Li P，et al. Dual-enzyme-loaded multifunctional hybrid nanogel system for pathological responsive ultrasound imaging and T2-weighted magnetic resonance imaging. ACS Nano，2015，9(6)：5646～5656.

21. Nakatsuka M A，Hsu M J，Esener S C，et al. DNA-coated microbubbles with biochemically tunable ultrasound contrast activity. Adv Mater，2011，23(42)：4908～4912.

22. Wang X，Chen H，Zhang K，et al. An intelligent nanotheranostic agent for targeting, redox-responsive ultrasound imaging，and imaging-guided high-intensity focused ultrasound synergistic therapy. Small，2014，10(7)：1403～1411.

23. Huynh E，Lovell J F，Helfield B L，et al. Porphyrin shell microbubbles with intrinsic ultrasound and photoacoustic properties. J Am Chem Soc，2012，134(40)：16464～16467.

24. Zhang K，Chen H，Li P，et al. Marriage strategy of structure and composition designs for intensifying ultrasound &. MR &. CT trimodal contrast imaging. ACS Appl Mater Interfaces，2015，7(33)：18590～18599.

25. Chung M F，Chen K J，Liang H F，et al. A liposomal system capable of generating of CO_2 bubbles to induce transient cavitation，lysosomal rupturing，and cell necrosis. Angew Chem Int Ed Engl，2012，51(40)：10089～10093.

26. Chen K J，Liang H F，Chen H L，et al. A thermoresponsive bubble-generating liposomal system for triggering localized extracellular drug delivery. ACS Nano，2013，7(1)：438～446.

27. Wang X，Chen H，Chen Y，et al. Perfluorohexane-encapsulated mesoporous silica nanocapsules as enhancement agents for highly efficient high intensity focused ultrasound(HIFU). Adv Mater，2012，24(6)：785～791.

28. Chen Y，Chen H，Sun Y，et al. Multifunctional mesoporous composite nanocapsules for highly efficient MRI-guided high-intensity focused ultrasound cancer surgery. Angew Chem Int Ed Engl，2011，50(52)：12505～12509.

29. Zhang K，Li P，Chen H，et al. Continuous cavitation designed for enhancing radiofrequency ablation via a special radiofrequency solidoid vaporization process. ACS Nano，2016，10(2)：2549～2558.

30. Rapoport N，Nam K H，Gupta R，et al. Ultrasound-mediated tumor imaging and nanotherapy using drug-loaded，block copolymer-stabilized perfluorocarbon nanoemulsions. J Control Release，2011，153(1)：4～15.

31. Smeenge M，Tranquart F，Mannaerts C K，et al. First-in-Human Ultrasound Molecular Imaging With a VEGFR2 - Specific Ultrasound Molecular Contrast Agent (BR55) in Prostate Cancer：A Safety and Feasibility Pilot Study. Invest Radiol，2017，52(7)：419～427.

32. Willmann J K，Bonomo L，Carla Testa A，et al. Ultrasound Molecular Imaging With BR55 in Patients With Breast and Ovarian Lesions：First-in-Human Results. J Clin Oncol，2017，35(19)：2133～2140.

33. Hyvelin J M，Tardy I，Bettinger T，et al. Ultrasound molecular imaging of transient acute myocardial ischemia with a clinically translatable P- and E-selectin targeted contrast agent：correlation with the expression of selectins. Invest Radiol，2014，49(4)：224～235.

◇ 第二章 超声造影成像技术

正常人体脏器实质内的血管直径非常小,用常规超声技术无法显示。注射超声造影剂后,如能描绘出微泡的运动路径即可勾画出微小血管的形态并反映实质的血供状态。因此,开发各种造影成像技术的最终目的,是检测并突出造影剂微泡的回声,抑制来源于组织的回声,既可以在灰阶超声模式下进行造影成像,又可以进行彩色或能量多普勒造影成像。超声造影剂的声学特性复杂,对应的成像技术也林林总总,各个仪器厂家推出的成像软件叫法也不尽一致。

第一节 机械指数

在各种成像方法中,经常会提到一个关键性的指标——即机械指数(Mechanical index,MI)。在超声波的声场中,MI是反映声压的一个非常常用而且重要的指标,即声束聚焦区组织平均接受的超声压力近似值。美国食物和药品管理局规定,诊断用超声波装置 MI 不能超过 1.9。最新的超声仪器上通常可在显示器上看到具体的 MI 值。临床上 MI 的数值范围一般在 0.1~2.0,普通超声最常见的 MI 范围是 0.8~1.9。

超声造影模式下 MI 常低于这个范围,最近随着超低能量输出超声造影技术的出现,其数值可低至 0.1 以下。

$$MI = \frac{P^-}{\sqrt{F_0}} \tag{1}$$

式中:P^- 为声场最大负压,F_0 为探头发射频率。

实际应用中常习惯用高声压、中等声压或低声压等叫法,对应的 MI 值分别如下。

高声压:MI 值 1.0~1.9。

中等声压:MI 值 0.4~0.9。

低声压:MI 值 0.1~0.3。

超低声压:MI 值小于 0.1。

一般 MI 小于 0.05 时,微泡表现为线性振动;MI 为 0.05~0.4 时,微泡表现为非线性谐频振动;MI 为 0.4~1.9 时,出现微泡的破坏,产生 SAE 现象。最近,有人认为 SAE 现象除与微泡破裂释放强烈的非线性信号有关外,更大程度上是因为失相关效应(Loss of correlation,LOC)。

　　尽管一幅超声图像上常显示一个 MI 值,但实际上在图像的不同位置 MI 也不相同。在不考虑衰减的因素下,在声束聚焦区 MI 值最大。因此 MI 值在很大程度上只是一个近似值,不同的仪器上的 MI 值并不能简单地类比。在 MI 同为 0.8 的情况下,在一台机器上可能观察到微泡被破坏的现象,而在另一台上可能观察不到。

　　MI 值的大小跟成像效果有直接的关系,不同的造影剂适合显像的声压范围不尽相同。如 Levovist 只有在 MI 超过 0.5 以上才可以呈现较好的造影效果。SonoVue 在 MI 为 0.05 时即可产生良好的造影效果,但当 MI 超过 0.4 时即迅速被破坏,临床上一般选择 MI 在 0.2 左右。

　　常用的或正在开发中的造影剂适合成像的声压范围如下:

　　高声压造影剂:Levovist、Sonovist 等。

　　中等声压造影剂:Sonazoid 等。

　　低声压造影剂:SonoVue、Optison、Definity 等。

第二节　超声造影成像技术原理

　　超声造影成像技术大体上可分为两类:即非特异性的超声造影成像技术和造影剂特异的成像技术(Contrast-specific imaging,CSI)(图 2-2-1)。

$$超声造影成像方式\begin{cases}非特异性的超声造影成像\\造影剂特异性的成像(CSI)\begin{cases}高\ MI\ 的\ CSI\\低\ MI\ 的\ CSI\end{cases}\end{cases}$$

图 2-2-1　超声造影成像技术的分类

一、非特异性的超声造影成像技术

　　非特异性的超声造影成像技术同时显示造影剂及背景组织的回声信号,但不易将两者区分开来,因之信噪比较低。多采用常规基波超声成像技术,广泛地应用于临床诊断中。它的成像原理是:超声换能器发射的超声波,在遇到组织或器官后反射回来,由换能器接收,进行成像。这种成像模式接收的反射信号强度与被测组织的声阻抗有极大的关系,由于不同组织的声阻抗存在差异,因而可以直接地探测出病变位置,并直观地显示。然而对于一些声阻抗与周边正常组织差别微小的病变组织,这种成像模式很难清晰勾画出病变的轮廓。

　　非特异性的超声造影成像技术一般用于增强多普勒血流信号,多为基波成像和高机械指数成像。但常规的多普勒成像技术,包括彩色多普勒、频谱多普勒和能量多普勒,即使联合应用超声造影剂,也仅能显示直径为 $200\sim300\ \mu m$ 的血管。对微血管灌注的显示无能为力,因后者毛细血管的血流速度仅约为 $1\ mm/s$,低于组织运动的速度,因此被仪器的低通滤波过滤而无法显示。另一方面,因 MI 多超过 1.0,微泡被迅速破坏,往往不能作长时间的观察,而且容易产生多种伪像,干扰对感兴趣结构的观察。

　　非特异性的超声造影成像技术还可用于左心腔造影,胃腔或肠腔造影,输卵管造影等。在二次谐波成像技术出现之前,这种成像技术曾经广泛应用,目前基本被淘汰。

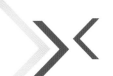

二、造影剂特异性的成像技术

临床应用中无论是灰阶成像还是血流检测,都沿用了线性声学的规律。但是线性是相对的、局部的,而非线性是绝对的、全面的,且在现实的医学超声中存在着诸多非线性现象。因此为了获得更高信噪比的图像,人们在基波成像的基础上利用非线性谐波信号开发了更多的成像模式,而这些成像模式无一例外都是基于超声造影剂一些独特的性质开发出来的。造影剂特异性成像技术就是这样一大类成像技术。

造影剂特异性成像技术的核心是特异性地显示来自微泡的信号,同时抑制组织来源的信号,因此信噪比明显增加,是目前超声造影常用的成像方式。采用这种技术,我们看到的超声图像不再是简单的组织结构的图像,而是既包含组织结构信息同时包括组织功能信息的图像。更形象地理解这一技术本质的方法是将观察到的图像想象成由无数个微泡构成,在这幅图像中我们既可以观察到微泡的分布,同时也可以观察到微泡的动力学变化。

最早开发出的造影剂特异性成像技术称为谐波成像(Harmonic imaging),是非线性声学在超声诊断中的一项卓有成效的应用。最常用的是二次谐波成像,它是基于微泡造影对入射波进行非线性散射所产生二次谐波发展起来的一种新的成像模式。在这种技术中,采用高通滤波器选择性接收微泡来源的非线性二次谐波(2f),基波信号被滤掉只有少部分低强度信号被接收。虽然二次谐波的回声强度比基波低,但由于反映解剖结构的基波信号被屏蔽,仍能凸显来自于微泡造影剂的信号,信噪比更高,图像更加清晰。

(一) 二次谐波显像(Second harmonic imaging)

普通探头的发射和接受频率是相同的,无法有效显示微泡谐波的信号成分。二次谐波成像技术是特异性的造影成像方法,其技术原理是探头的发射频率与普通成像中的相同,而探头的接收频率则为发射频率的两倍,即二次谐波频率。可通过宽频带超声探头发射一种频率,接收该频率的二倍频率实现由二次谐波组成的影像,获得鲜明的造影效果。因组织在基波显像中有很强的声散射信号,造影剂信号相对较弱,故在基波显像中造影剂信号无法从强烈的组织散射信号中提取出来,造影增强效果不理想。应用二次谐波显像可以很好地显示肿瘤的血管分布。虽然理论上二次谐波成像能将微泡的非线性信号与组织的线性信号区分开来,但实际上采用这种方法得到的回波中仍然混杂有来源于组织的少量基波信号,因此图像质量不能令人满意。此外,二次谐波成像因为频带宽下降,也会导致图像分辨率的下降。因此,单纯的二次谐波成像目前临床上也渐渐少用。

(二) 多普勒谐波显像(Doppler harmonic imaging)

谐波信号主要来源于血管内的微泡散射,造影剂微泡经静脉注射进入血液循环后,相当于增加了多普勒信号的来源,使血液中有形成分的声学散射性能和多普勒信号大大增强,显著增强了彩色多普勒、能量多普勒、脉冲多普勒探测血流的敏感性。谐波多普勒成像技术不但可以增强血流信号的显示,使原来显示不出或显示不清的血管显示出来,同时也降低了血管壁波动产生的运动伪像和血管内彩色血流外溢的显像。

(三) 间歇式谐波显像(Intermittent harmonic imaging)

在超声波连续实时扫查的作用下,扫查断面内分布的造影剂微泡不断受到破坏,进而使造影强度减弱,有效造影时间缩短。间歇式显像技术的出现就是为了克服连续发射声波造成微泡破坏,进而造影显像不佳的问题。其主要原理和方法是:在声波发射时,扫查断面内组织微血管内的微泡破坏,信号减弱;声波停止发射,微泡可重新积聚于断面内的组织微血流中,形成局部高浓度微泡。此时再次发射声波,爆破微泡,获得较强的瞬间谐波回声信号。这种成像方式虽然失去了实时显像的优点,但是可提高局部造影剂的显像效果。此外,随着造影剂进入体内时间的延长,间歇式谐波显像的效果也逐渐减弱。这种方法也可用于局部组织血流灌注量的评价。

以上成像方法不同程度存在分辨率和灵敏度低等问题。目前应用相对较少。近年来各个厂家不断开发出新的造影剂特异成像技术,降低发射超声脉冲的能量,同时更加有效地提取相位和振幅等信息,成像质量不断提高。

(四) 脉冲反相谐波成像(Pulse inversion harmonic imaging)

是二次谐波成像基础上的衍生物。这种方法不是采用相对简单的滤波技术,而是在声波发射阶段先后发射两个相位相反的相同脉冲信号。在接收到的信号中,来源于组织的两个脉冲信号与发射信号相同,两者叠加之后为零。相反,来源于微泡的两个脉冲信号为非线性信号,与发射信号不同,叠加之后信号不为零。通过这种方法能更好地将来源于组织的信号清除。另外这种技术是利用发射阶段的非线性特征,而不是接收阶段的滤波技术,所以保留了宽频带的信息,图像的空间分辨力较高,得到的是更纯净的来源于微泡的信号。

(五) 受激声发射成像(Stimulated acoustic emission)

是一种特殊类型的特异性成像方式。它利用的是微泡造影剂的这样一种特性,即微泡造影剂在高声压的声场中时(通常大于 1 MPa),微泡在最大负压的作用下会发生爆裂,微泡内部的自由气体溢出,产生强烈而短暂的非线性信号,而解剖结构基本不会产生明显的非线性信号,因此能将来源于造影剂的信号单独提取出来,实现高信噪比。这种成像技术不依赖于微泡造影剂在血管中的流动,即使当观察区域中血管内的微泡基本不动时,也能产生强烈的造影效果。例如肝脏超声造影时,初期的血管相之后,微泡会停留于肝窦中一段时间,流速极慢甚至静止不动,此阶段采用SAE技术能使肝窦中的微泡爆裂,产生强烈的增强效果,进而观察感兴趣区域的微循环灌注情况。

(六) 功率调制成像(Power modulation imaging)

功率调制成像与脉冲反相谐波成像中利用多个脉冲间的相位关系不同,它利用的是多个脉冲间的振幅关系。它主要是检测两个不同振幅的脉冲发射后,微泡受激发产生的非线性信号的差别。这种方法图像分辨率更高,同时衰减较少,可用于深部血流灌注的显示。

(七) 功率调制的反向脉冲成像(Power modulated pulse inversion imaging)

这种方法同时调制振幅和相位,是功率调制成像与脉冲反相谐波成像的结合。以造影脉冲序列成像(Contrast pulse sequence,CPS)技术为代表,能同时接收造影剂的基波和二次谐波信号,对探头的带宽要求更高。

在造影剂特异性的成像技术中根据所用声压的不同,又可分为高 MI 的间歇成像方式和低 MI 的实时连续成像方式。

1. 高 MI 间歇成像　早期开发的造影剂如 Levovist 等需在较高声压下才能得到好的显像效

果,但高声压却带来一个问题,就是导致扫查断面内的微泡全部破坏,因此必须暂时中断声束发射,等待周围血管中的微泡重新进入此扫查断面内才能重新显像,这种成像方式也成为间歇成像(Intermittent imaging)。声束发射的中断可通过降低帧频或通过按压冻结键实现,间隔的时间可根据需要灵活掌握。

高 MI 间歇成像的缺点是不能实时显示血流的灌注情况,操作相对繁琐。血液循环中的微泡被大量破坏,成像时间较短。另外,在高 MI 下,组织也会产生非线性的回波(图 2-2-2),因此信噪比较低。

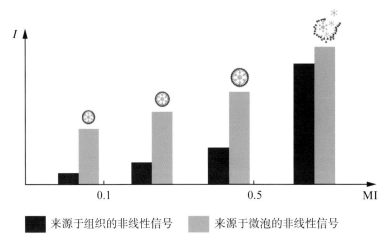

图 2-2-2　不同声压时组织和微泡产生的非线性信号示意

低声压时,组织产生的非线性信号十分微弱,但高声压时,也能产生明显的非线性信号(感谢葛岚医师绘制此图)

高 MI 间歇成像尽管具有上述缺点,但也有其独到的作用。一些造影剂如 Levovist、Sonazoid 等具有特殊的特性,可被肝脾网状内皮细胞系统吞噬,在造影剂注射后 10~30 分钟后用高 MI 成像能观察到具有 Kupper 细胞的正常肝实质仍然具有增强效果,而缺乏 Kupper 细胞的肝细胞肝癌、转移性肝癌等则表现为低或无增强。因此有日本学者将上述肝脾网状内皮细胞系统成像称为 Kupffer 显像,主要用于肝脾病变的检出。

另一方面,利用高 MI 间歇成像人们开发出再灌流成像(Replenish imaging)技术,用于造影剂的定量研究。再灌流成像的计算公式最早由 Wei 等提出:

$$I = A(1 - e^{-\beta t}) \tag{2}$$

式中:I 为超声信号强度,t 为脉冲间隔时间,β 与最大信号强度时微泡流入扫查厚度声场内的速度成正比,而 A 则与扫查厚度内的血流量成正比。通过以上公式,可以计算出 A 值,即得到血流灌注量。

2. 低 MI 的实时连续成像　低 MI 成像是一种基于血池显像的成像技术,具有实时、成像方便、敏感、分辨率高等优点,目前在临床上广泛应用,是最具有实用价值的一种成像技术。在低 MI 条件下,超声波的声束甚少能对血管中的微泡产生破坏,因此观察区域的血流灌注状态能被连续地观察,而无须中断超声波的发射。以上扫查方式类似常规超声检查,使用起来十分简便。此外,在低 MI 条件下,组织结构很少能产生谐波成像,这样来源于组织结构的噪声对造影剂信号的影响基本被清除,因此信噪比极高。目前在临床上,很多低 MI 超声造影技术的图像质量已能与普通二维超声的图像质量相媲美,远胜于当初的二次谐波成像。因此,在腹部疾病超声造影中,低 MI 成像已成为主流。

高 MI 与低 MI 成像并非截然分开，一些厂家开发了一些特殊的成像软件，在成像过程中既用到了高 MI 成像，也用到了低 MI 成像，兼顾了两者的优势。

(八) 其他模式成像

除了上述利用二次谐波信号(2f)进行成像的组织谐波模式和对比谐波模式之外，超声造影剂还可以发生共振，产生次谐波(1/2f)、超谐波(3/2f、5/2f……)及高次谐波(3f、4f……)等非线性信号，这些信号也被应用来进行相关成像模式的开发，如次谐波造影成像/超谐波造影成像。虽然这些非线性谐波信号的能量与二次谐波信号相比较弱，但其信号纯净、无干扰，因而基于这些信号的成像模式，可以根本性地排除组织二次谐波信号的干扰，从而获得更高的图像质量。Forsberg 等人将接收到超声微泡所产生的次谐波信号用于乳腺病变的诊断，在微泡次谐波成像模式下，组织谐波信号被完全过滤掉，得到了具有较高对比度的乳腺肿瘤超声图像。以上利用的信号都是由微泡稳态空化产生的，最近 Kamiyama 等利用微泡瞬态空化产生的回波信号得到了更加清晰的造影图像。

除了上述的基于微泡谐波信号的新成像模式外，一些与提高成像质量相关及与组织定征有关的成像模式也被开发出来，如频谱合成成像、声参量成像等。

第三节　商用超声造影成像及相关技术

一、微血管成像技术

微血管成像技术(Micro flow imaging，MFI)是用高输出功率的超声击碎造影剂微泡后，在低机械指数(MI)超声下跟踪描记微泡造影剂的再灌注运动轨迹，实时地观测微泡对微细血管的灌注；并在跟踪造影剂微泡灌注运动轨迹的基础上，高分辨率地描记微细血管的结构和走向，全面地展示微细血管网的空间结构。

各大超声仪器生产商都有各自的微血管成像技术。以下简要介绍一下具有代表性的技术。百胜公司的微血管成像技术简称为 C - Capt™(Contrast capture)。C - Capt™利用图像捕捉技术，在低声压状态下充分利用造影剂的谐波信号，将多帧图像进行叠加，获取更多有用信息，以显示血管内极低血流，该技术使亚厘米病灶及其内的低速血流得以清晰显示。飞利浦公司的微血管成像(Micro vascular imaging，MVI)使用了特殊设计的成像处理软件，捕获微泡通过微血管的痕迹，这一软件检测图像帧与帧之间的变化，抑制背景组织信号，并捕获通过血管床时的气泡。采用 MVI 技术能极大地强化血管轮廓，显示单个气泡通过微血管床的轨迹，直观而清晰地显示微血管分布，在肿瘤的造影成像中，显示肿瘤滋养血管的起始及其分布，对于指导治疗、评价疗效，具有重要意义。

二、高级造影匹配成像技术

百胜公司的高级造影匹配成像(Extreme contrast tuned imaging，X - CNTI)针对第二代超声造影剂，采用独有的纯净波发射、宽动态范围放大和数字滤波技术，可获得纯正的造影剂二次谐波实时图像。同时利用原始声压(DP)和 MI 精确能量双控制技术，可最大限度地保护微泡，减少微泡破裂，从而保证持续的、清晰的造影剂灌注显示，有效提高对正常和病变组织的细节显示。

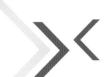
（一）成像原理

X-CNTI采用频域处理方法,发射时仅发射"纯的"基波信号,接收时主要处理二次谐波的信号。通过大动态范围数字放大,保证了对信号的放大能力,提高信噪比,保持了二次谐波图像的显示细节。同时采用自适应A/D和动态滤波技术,提取了纯正造影剂二次谐波信号进行灰阶成像。实现了低MI条件下的彩色成像和能量显示。

该技术把直接声压（Derated pressure,DP）和MI同时显示在屏幕上（图2-3-1）,在调整深度、聚焦点位置时,可以自动调节超声发射强度,而保持DP不变,这样可以方便而准确地固定造影剂微泡实际受到的声压,从而帮助超声医生实时了解目前微泡所处的状态,是非谐振还是谐振状态,是微泡少量破坏还是大量爆破状态。

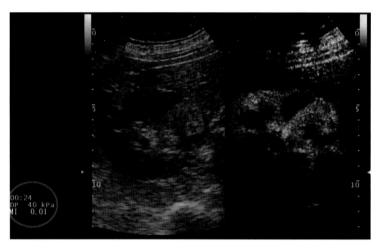

图2-3-1　高级造影匹配成像技术示例

高级造影匹配成像技术使用纯净的基波发射,宽动态范围放大和数字滤波技术,获得纯正的造影剂二次谐波实时图像。同时利用原始声压（DP）和机械指数（MI）精确能量双控制技术,最大限度地保护微泡,从而保证持续、清晰的造影显像,并在屏幕上（红色圈）同时显示DP和MI（此图由百胜公司提供）

（二）技术优势

1. DP直接反应微泡受到的声压,这样可以保持在多次检查中造影剂所受声压的一致性,使定量研究的结果更可靠。

2. 对于一些乏血供的病例,微泡持续时间越长,其血供显示越清楚,该技术可较长时间维持微泡存在,观察到造影剂灌注全过程,对于普通病灶可以有更好的造影延迟相。

3. 在高频超声模式下进行造影,需要极低的机械指数才能保证微泡不被击破,获得较好谐波造影的效果。

（三）代表成像技术

1. 高帧频动脉灌注成像（High frame rate imaging,HFRI）　采用多信号多任务并行处理、快速高帧频成像技术,实现造影模式前20秒平衡成像线密度和帧频,从而保证更好的空间分辨率,同时实时动态捕获肿瘤血管分布。

2. 编码造影成像（Contrast code plus imaging,CCPI）　利用编码成像原理进行发射和接收,扫描仪发出的不是单脉冲信号,而是有序编码的8～22个短而高频的具有不同相位的调制脉冲信号。

比较处理发射脉冲和接收信号时应用匹配滤波器(解码器)以很高的采样频率进行后处理。主要提高深部组织的造影穿透,以及改善造影图像前后场均匀度,如下图2-3-2。

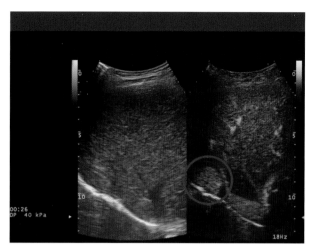

图2-3-2　编码造影成像技术示例

通过编码造影成像技术,改善了造影图像前后场均匀度,可以提高深部组织的造影穿透,清楚显示深部病灶(红色圈)(此图由百胜公司提供)

3. 造影三频段接收技术(Deccorrect contrast tuned imaging,DCTI)　利用瞬时爆破造影剂微泡的最强回波信号,提取造影回波中的基波、次谐波、二次谐波、超谐波信号,进行造影成像。这样可以大大提高造影的对比,可以用于肝脏转移性病变的检查和消融治疗中鉴别存活组织和治疗气化的区域等(图2-3-3)。

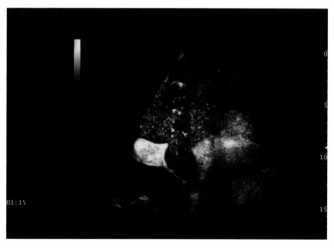

图2-3-3　造影三频段接收技术示例

造影三频段接收技术利用瞬时爆破微泡的最强回波信号,提取造影回波中的基波、次谐波、二次谐波和超谐波信号,产生显著对比的造影成像效果(蓝色圈)(此图由百胜公司提供)

三、超宽带非线性造影成像技术

(一) 成像原理

迈瑞公司的超宽带非线性造影技术(Ultra wideband non-linear plus,UWN)通过检测造影剂产生的非线性基波信号和二次谐波信号并综合处理,可以显著提高造影成像的信噪比、灵敏度、特异性,进而提高造影剂图像的对比分辨率和空间分辨率。UWN 技术的独特之处在于能够完全分离来自组织的基波信号和来自造影剂的非线性信号。依次发射多个不同相位和幅度的脉冲波形,依次接收所有脉冲的回波后通过专利技术进行调制处理,将分别来自组织和造影剂的信号分离开,然后利用一个低通滤波器即可将线性基波信号滤除,保留造影剂的非线性分量信号。

　　超声系统向含有造影剂的组织依次发射上述脉冲并依次接收。组织和造影剂微泡受到上述激励后产生的回波示意图如下图 2-3-4 所示。组织回波信号基本都是线性基波,而造影剂微泡会产生非线性基波和非线性谐波信号(二次谐波为主)。UWN 技术能够有效地分离造影剂产生的非线性信号和组织产生的线性基波信号。针对非线性基波和二次谐波进行独立检测与合成。

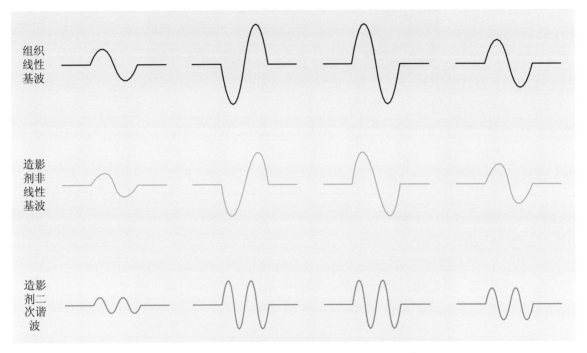

图 2-3-4　超宽带非线性造影成像技术原理示意

　　超声系统依次发射多个不同相位和幅度的脉冲波形,组织和造影剂受到激励后产生回波,组织会产生相同脉冲波形的回波,而造影剂则会产生不同幅度的非线性基波和二次谐波。依次接收所有脉冲的回波后 UWN 技术能进行调制处理,只保留造影剂的非线性谐波(此图由迈瑞公司提供)

(二)技术优势

　　1. 超宽带接收　由高阶非线性产生的非线性基波信号是造影剂微泡产生的最强信号,且其频率与基波频率相同,位于探头带宽的低频段,二次谐波则位于探头带宽的高频段。所以,探头能够接收完整的来自造影剂的非线性基波和二次谐波信号。

　　2. 调制分离造影和组织信号　非线性基波信号仅仅是由造影剂产生的,而不是组织产生的。通过调制接收回波,可以完全分离来自组织的线性基波和来自造影剂的非线性基波。

　　3. 应用广泛　在低机械指数和高机械指数的超声激励下,都可使用 UWN 造影成像技术。另外,因为二次谐波分量超出探头的带宽,所以普通高频探头只能借助非线性基波分量进行造影成像,而 UWN 技术特有的非线性基波提取方法,使其可以应用到包括高频探头在内的所有探头的造影成像。

四、高保真调幅造影技术

GE 公司的高保真调幅造影技术（Amplitude modulation，AM）将发射波按照特定的组合方式进行编码后发射（按波幅，以 0.5/1/0.5 波幅组合），然后将接收到的回波信号（来自于组织及造影剂微泡的基波信号）进行解码、计算，得到纯净的造影剂信号并成像。原理示意图如下图 2-3-5：在回波信号中提取基波信号，并利用特定的波幅组合解码计算，能将来源于组织的回波信号处理近似为 0，而只留下造影剂的回波信号。该技术与以前的脉冲反相谐波造影技术相比有以下优点：很强的穿透性、很高的图像均匀性、高超的对比敏感度、优秀的组织抑制率。

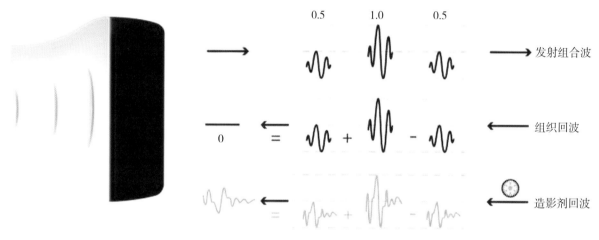

图 2-3-5 高保真调幅造影技术原理示意

发射波按照特定的组合方式（以 0.5/1/0.5 波幅组合）进行发射，然后接收来自于组织及造影剂的回波信号。利用特定的波幅组合解码计算，将来源于组织的回波信号处理近似为 0，而只留下造影剂的回波信号（此图由 GE 公司提供）

五、参量成像技术

GE 公司的参量成像技术（Parametric imaging）是一种基于原始数据造影图像的后处理模式，它依据造影剂平均到达时间而进行彩色编码，叠加显示在造影图像上。基本原理：造影图像上每一个感兴趣区都有其对应的造影剂灌注 TIC（时间强度曲线），机器可自动识别每个感兴趣区达到 TIC 上的强度阈值（Threshold）所需的平均到达时间，再将此时间数值以对应的彩色标尺编码显示出来，构成参量成像图像。参量成像图像相比较于原始造影图分析，能够更直观地显示病灶内部及周边组织的造影剂灌注特征（到达时间）的细微差别。目前研究显示，参量成像能清楚地显示肝脏局灶性结节增生病灶（特别是＜3 cm 的病灶）内部血管构筑情况、强化特征，有利于鉴别诊断；参量成像能敏感地鉴别肾上腺增生和肾上腺腺瘤，而这两种疾病在传统造影图像上很难鉴别；对于肝弥漫性病变，不同肝硬化分期的肝实质，其平均到达时间与肾脏相比差异明显，因而在参量成像表现上，两者的颜色区别明显（图 2-3-6）。

六、造影脉冲序列成像技术

西门子公司仪器采用编码脉冲序列技术（Contrast pulse sequences，CPS）进行造影成像。

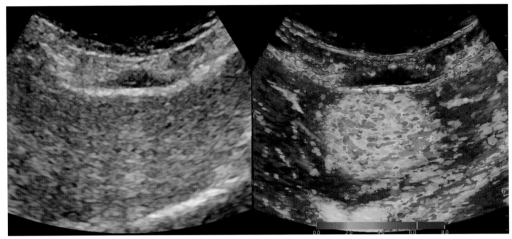

图 2-3-6　肝脏局灶性结节增生参量成像

　　右图为 FNH 病灶参量成像图,可以很清晰地显示出病灶内部造影剂达到时间差异及病灶与周边肝组织造影剂到达时间差异,颜色越偏红,表示造影剂到达时间越早。

　　CPS 在扫描过程中向同一个方向发射多个脉冲,每个反射的脉冲有不同的幅度和相位,每次反射后将接收到的波形存储起来一并处理,提取微泡的非线性基频波。这样可以最大限度地利用和显示造影剂微泡产生的回波成分,提高了敏感度和分辨力(图 2-3-7)。

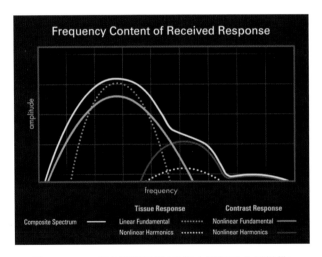

图 2-3-7　CPS 原理示意(此图由西门子公司提供)

七、血管识别成像技术

　　东芝公司的血管识别成像技术(Vascular recognition imaging,VRI)在超低声强下同时显示血管分布和造影剂灌注情况,具有独特的双处理模式,能使造影剂气泡的二次谐波信号和组织的回波信号分离。显示时可按需要加权显示某一模式。同时显示时以灰阶编码显示组织回波信号,而以彩色编码显示谐波信号。以三色模式同时显示并区分造影剂充盈/清除(Wash in/Wash out)的气泡灌注情况,红/蓝颜色方向性显示较大血管内的造影剂,绿颜色高分辨率地显示组织微血管灌注,三色显示可以达到观察造影剂灌注的最佳效果(图 2-3-8)。此技术具有以下三大优势:①具有更高的空间分辨率;②直观观察造影剂灌注过程,清晰鉴别造影剂灌注区域,提升诊断信心;③更清楚地观察肿瘤周围和内部血管的方向,有利于肿瘤新生血管的判断。

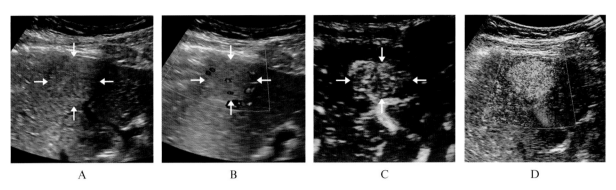

图 2-3-8 血管识别技术示例(病灶为肝 FNH)

A:灰阶超声显示,肝右叶包膜下见一等回声,大小 2.7 cm×2.3 cm,边界欠清,形态规则;B:彩色多普勒超声显示肿块内部见少许血流信号;C:普通超声造影,动脉期 15 秒,肿块呈快速高增强,其下方可见粗大供血血管;D:超声造影血管识别技术,动脉期 20 秒,肿块内部充满绿色彩阶,显示肿瘤组织微血管灌注情况,其下方可见粗大红色彩阶血管。

第四节 超声造影伪像

一、开花伪像

彩色多普勒的信号主要来源于血液中的红细胞,微泡可增加彩色多普勒信号强度,使注入造影剂前不显示的低速血流信号得以显示,但同时可观察到彩色血流信号溢出血管腔(见图 2-4-1)。后者的彩色信号与血管结构无关,其根本原因是微泡在高能量声场中破裂,产生大量随机的多普勒信号所致。一般可通过降低彩色多普勒增益、调高脉冲重复频率来减少此种伪像的形成。

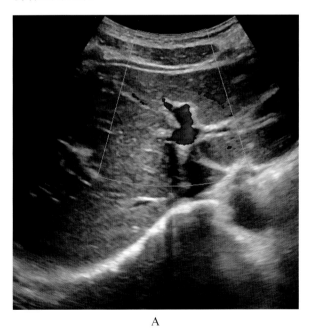 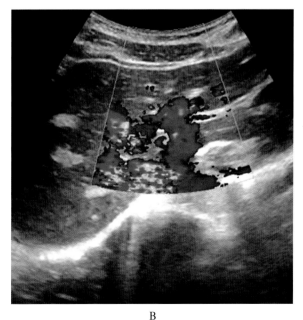

图 2-4-1 开花伪像

A:正常彩色多普勒图像;B:注射造影剂后形成的开花伪像。

二、多普勒频谱峰值升高伪像

经静脉注射造影剂后,可使血流的频谱多普勒频谱幅度显著增强和升高,这是因为造影剂微泡导致散射强度明显增加所致(图2-4-2)。

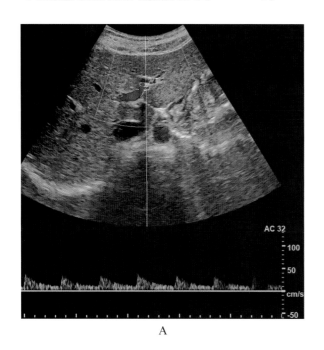
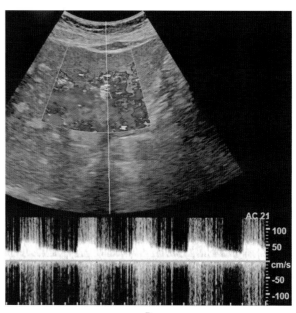

A   B

图 2-4-2　频谱峰值升高伪像

A:正常频谱多普勒图像;B:注射造影剂后形成的频谱峰值升高伪像。

三、声衰减伪像

局部高浓度微泡对声波产生强烈反射,引起其后方声衰减甚至声影伪像,主要表现为近场结构呈强回声反射,后方伴有声衰减甚至声影伪像,通常见于血供丰富结构或心腔的造影显像。

四、微泡破坏不均伪像

在超声造影检查过程中,由于探头固定于某一个扫查断面时间过长,造成该断面上的微泡破坏加速,产生局部缺失或病灶性伪像(图2-4-3)。

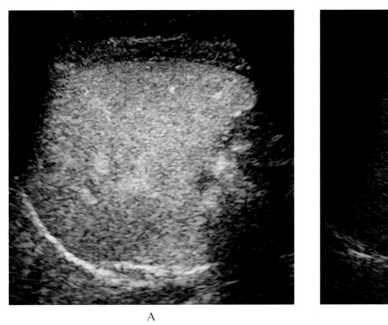
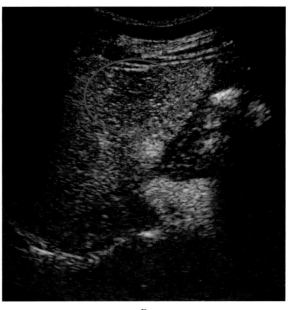

A　　　　　　　　　　　　　　　　　　　　B

图 2 - 4 - 3　微泡破坏不均伪像

A：造影剂分布均匀；B：造影剂破坏不均，形成局部缺失或病灶性伪像

参 考 文 献

1. Lampaskis M，Averkiou M. Investigation of the relationship of nonlinearbackscattered ultrasound intensity with microbubble concentration at lowMI. Ultrasound Med Biol，2010，36（2）：306～312.

2. Anvari A，Forsberg F，Samir AE. Aprimer on the physical principles of tissue harmonic imaging. Radiographics，2015，35（7）：1955～1964.

3. Nihonmatsu H，Numata K，Fukuda H，et al. Low mechanical index contrast mode versus high mechanical index contrast mode：which is a more sensitive method for detecting sonazoid microbubbles in the liver of normal subjects? J Med Ultrason，2016，43（2）：211～217.

4. Ding H，Wang W P，Huang B J，et al. Imaging of focal liver lesions：low-mechanical-index real-time ultrasonography with sonovue. J Ultrasound Med，2005，24（3）：285～297.

5. Porter T R，Oberdorfer J，Rafter P，et al. Microbubble responses to a similar mechanical index with different real-time perfusion imaging techniques. Ultrasound Med Biol，2003，29（8）：1187～1192.

6. Cioni D，Lencioni R，Bartolozzi C. Therapeutic effect of transcatheter arterial chemoembolization on hepatocellular carcinoma：evaluation with contrast-enhanced harmonic power doppler ultrasound. Eur Radiol，2000，10（10）：1570～1575.

7. Halpern E J，Ramey J R，Strup S E，et al. Detection of prostate carcinoma with contrast-enhanced sonography using intermittent harmonic imaging. Cancer，2005，104（11）：2373～2383.

8. Ma Q，Ma Y，Gong X，et al. Improvement of tissue harmonic imaging using the pulse-inversion technique. Ultrasound Med Biol，2005，31（7）：889～894.

9. Tiemann K，Pohl C，Schlosser T，et al. Stimulated acoustic emission：pseudo-Doppler shifts seen during the destruction of nonmoving microbubbles. Ultrasound Med Biol，2000，26（7）：1161～

1167.

10. Yang H，Liu G J，Lu M D，et al. Evaluation of the vascular architecture of focal liver lesions using micro flow imaging. J Ultrasound Med，2013,32(7)：1157～1171.

11. Bleuzen A1，Tranquart F. Incidental liver lesions：diagnostic value of cadence contrast pulse sequencing(CPS) and sonovue. Eur Radiol，2004,14(Suppl 8)：53～62.

12. Tremblay – Darveau C，Williams R，Milot L，et al. Visualizing the tumor microvasculature with a nonlinear plane-wave doppler imaging scheme based on amplitude modulation. IEEE Trans Med Imaging，2016,35(2)：699～709.

13. Tiemann K，Veltmann C，Ghanem A，et al. The impact of emission power on the destruction of echo contrast agents and on the origin of tissue harmonic signals using power pulse-inversion imaging. Ultrasound Med Biol，2001,27(11)：1525～1533.

14. Hölscher T，Schlachetzki F，Bauer A，et al. Echo-enhanced transcranial color-coded US：clinical usefulness of intravenous infusion versus bolus injection of SH U 508A. Radiology，2001,219(3)：823～827.

15. Fetzer D T，Rafailidis V，Peterson C，et al. Artifacts in contrast-enhanced ultrasound：a pictorial essay. Abdom Radiol(NY)，2018,43(4)：977～997.

16. Dietrich C F，Ignee A，Hocke M，Pitfalls and artefacts using contrast enhanced ultrasound. Z Gastroenterol，2011,49(3)：350～356.

◇ 第三章 超声造影临床应用

第一节 超声造影检查方法

一、超声造影前的准备工作

(一) 患者的准备

超声造影前患者准备工作基本与普通超声检查相同。肝、胆囊、胆管、胰腺、脾等上腹部超声造影需空腹8小时以上。如遇肠气较多的情况，可大量饮用脱气水或服用胃窗造影剂，以胃作为透声窗进行观察。

(二) 判断是否适合CEUS检查，签署知情同意书

详细了解患者病史、实验室和其他影像学检查资料以及检查目的，判断是否适合超声造影检查，排除禁忌证(见后)；并获得患者或监护人充分的知情同意。知情同意书见附录1。

(三) 设备要求和检查条件的设定

1. 设备要求 使用具备超声造影功能的超声检查仪器及与其相匹配的探头，同时还必须具备较强的图像动态存储功能。虽然每个厂家配备的造影成像软件名称不尽相同，但技术原理都是在尽可能获得超声场内感兴趣区微泡特异性信号用来成像的同时，尽量减少来自组织的信号，从而获得高信噪比的图像。目前超声造影检查主要采用低机械指数(Mechanical Index，MI)实时成像的方法。

2. 检查条件的设定

(1) MI的调节：目前中国市场商用造影剂多为包裹惰性气体的微泡，只能耐受较低的声压，声压过高则会引起微泡破裂，无法获得微泡来源的信号。此类微泡在低声压作用下也能表现出良好的非线性特性，产生显著的谐波和非线性基波信号。超声造影检查时，MI一般不超过0.2。在实施造影前，根据不同造影软件的成像效果适当调节MI，以获得最佳的微泡-组织信噪比；同时根据目标病灶的位置、深度等适当调节MI以获得最佳的对比增强成像。对于位置较深的病灶，适当增

加 MI 有助于显示病灶的对比增强情况,但同时会增加微泡破坏,进而缩短成像时间。MI 一经选定,造影检查过程中一般不再变化。

(2)增益的调节:进入造影模式后,调节增益使肝组织背景显示为无回声,膈肌、胆囊壁等显示为线状回声,背景隐约显示系统噪声。

(3)深度的调节:造影时应尽量将病灶显示在图像正中,调节深度至能完整清晰地显示病灶及部分相邻组织。较小病灶可采用局部放大功能(Zoom)适当放大图像。

(4)焦点的调节:焦点位置通常置于目标病灶的底部,焦点的数量一般不超过 2 个。

(5)帧频的调节:一般设定在 8～20 帧/秒。

(6)图像显示方式:建议采用双幅显示的方式,屏幕一侧显示超声造影图像,另一侧显示灰阶图像。双幅显示有利于实时对比及确认目标病灶的位置。各造影参数如下图 3-1-1 所示。

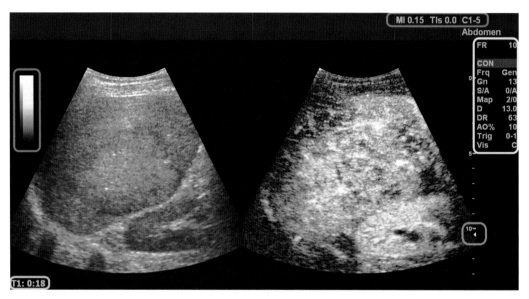

图 3-1-1　造影各参数调节示例

采用双幅显示,图上方红色方框内为造影基本参数:MI(机械指数)0.15,TIs(热指数)0.0,C1～5 为所选探头名称;黄色方框内为造影成像参数,常用的有:FR(帧频)10,Frq(频率)Gen,AO%(声功率)10;蓝色方框是造影图彩阶种类;绿色方框内是计时器;粉红色方框内为焦点位置。

二、造影剂注射前的准备工作

(一) 物品的准备

生理盐水及棉球、消毒液、止血带等常规注射辅助用品;每人一次性 5 ml 和 10 ml(或 20 ml)注射器各一副;套管针即动静脉留置针(1 副/人)(针管内径不小于 1.1 mm,即 20 G),也可使用临床常用的静脉注射针,但建议使用 8 号针。可同时使用三通管(1 个/人)。

(二) 建立患者外周静脉通道

一般选择上肢的粗大静脉如肘前静脉、手背部静脉,见图 3-1-2。如果仅凭肉眼及触摸无法确定血管位置,可在超声引导下建立静脉通道,如图 3-1-3。

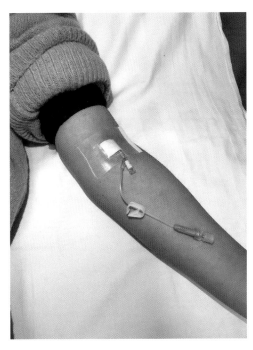

图 3-1-2　建立外周静脉通道

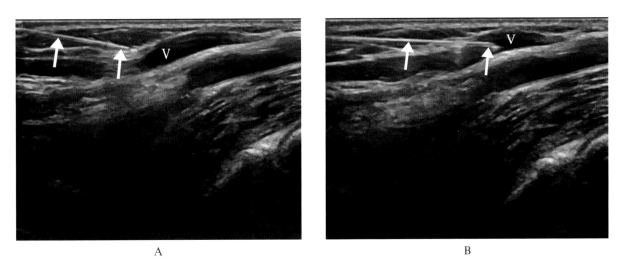

A　　　　　　　　　　　　　　　　　B

图 3-1-3　超声引导下建立静脉通道

A：图中白色箭头指示为针头，此时尚位于静脉外；B：图中白色箭头指示为针头，此时已位于静脉内。（V：浅表静脉）

三、造影剂的配制及使用

以目前最广泛使用的造影剂声诺维（SonoVue，意大利 Bracco 公司）为例。使用前向瓶内注入生理盐水 5 ml，振摇直至冻干粉末完全分散成乳白色混悬液体，放置一边待用，如图 3-1-4。

造影剂配制好以后，可采用以下方式给药：①经外周静脉注射。最常见的是经肘前静脉团注，如图 3-1-5A；其次经腕部浅静脉。给药方式和剂量可依靶器官和检查目的而定，注射后用 5 ml 生理盐水冲管，如图 3-1-5B。也可采用连续注射的方式，必要时用微量注射泵控制速度。②经管

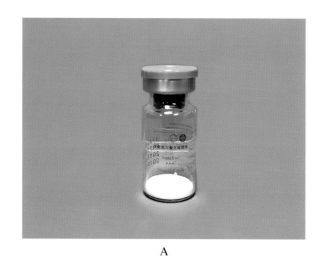
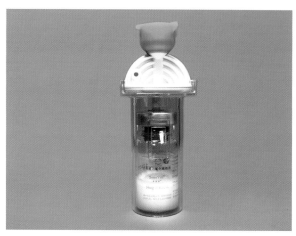

A   B

图 3-1-4　造影剂样品
A：造影剂冻干粉状态；B：造影剂配制完成状态。

道注入。可经胆管及引流管等注入配制好的造影剂。通常 10～30 ml 的生理盐水中加入 0.2 ml 的造影剂，即可获得较好的显示效果。

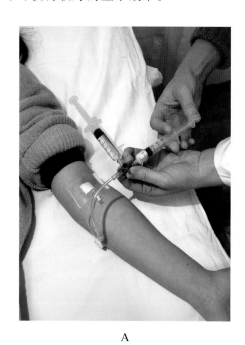
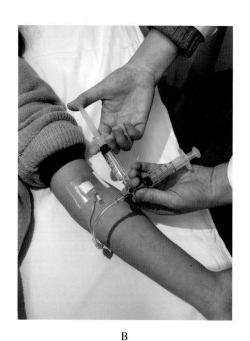

A   B

图 3-1-5　造影剂推注过程
A：团注造影剂；B：团注造影剂后以生理盐水冲管。

　　经静脉注射时有以下注意事项：抽吸造影剂时应倒置小瓶后抽取；如果抽吸过量，不能回推入瓶内，切忌回推空气入瓶内，以免破坏微泡；抽吸前应振摇数秒，避免造影剂分层；患者和仪器应在造影剂配制之前准备好；造影剂配制、抽取之后应尽快注射；使用三通管时，应将装有造影剂的注射器连接于平行于血管的接口上，使造影剂直接进入血管，尽量减少微泡的破坏；配制好的造影剂如要重复使用，时间最好在 2 小时之内，注射前要再次振摇直至造影剂呈均匀乳白色。

四、超声造影检查步骤

（一）常规超声检查

根据实际情况，调节深度、增益、焦点数目、焦点位置等仪器条件，以清晰、全面地显示脏器及周边组织图像，了解病灶数目、大小、位置及血供情况。对于局灶性病变，有多个病灶时，选取相对较大、位置深度适中、较易显示、诊断有疑问的病灶作为目标病灶。确定目标病灶后，适当放大图像，调节焦点位置以更加清晰地显示病灶内部及周边情况。在灰阶模式及彩色多普勒模式下，分别储存病灶横断面、纵断面及动态图像。

（二）超声造影的实施

常规超声检查确定感兴趣区域后，目标病灶尽可能位于图像中间，能够清晰完整地显示，给予充分的耦合剂，图像上尽量不要留有缺损或阴影。固定探头不动，将成像条件切换至低机械指数造影特异成像模式，调节聚焦点置于靶病灶底部水平，机械指数范围一般小于0.2。调节增益，后场隐约显示系统噪声。为实时对比及避免造影过程中较小的目标病灶丢失，一般采用双幅同步模式。经肘前静脉团注造影剂。

不同品牌的仪器性能及图像风格的差异，造影剂注射的推荐剂量也各不相同，在刚开展超声造影这项技术之前可咨询相关厂家的工程技术人员和临床应用医生，之后条件相对固定。

造影剂推注的同时打开计时器，观察病灶和组织内造影剂到达的时间、增强水平、增强形态等及其动态变化过程，持续4~6分钟。造影中启动存储功能，根据检查的目的，按照预定方案存储动态图像。

五、观察内容和术语

（一）超声造影时相

各个脏器由于解剖结构、位置、血供情况等不同，造影时相划分有所不同，具体见各章节。

（二）常用术语

1. 增强（Enhancement）　造影剂增强水平建议统一使用"增强"一词，尽量不使用血管、血供、回声等容易混淆的术语。如高增强，而不用高回声、富血供等词语。

2. 充填缺损（Defect）　当病灶内部有部分区域无造影剂充填时，一般不建议使用"充填缺损"，因易与大血管充填缺损相混淆；而建议改用"无增强区"（Non-enhancing area）来描述。

3. 持续增强（Sustained enhancement）　持续增强定义为观察区域延迟期增强水平高于或等于周围肝实质。

4. 流入（Wash in）　定义为感兴趣区内造影剂开始出现，直至达到最高峰值。

5. 消退或流出（Wash out）　定义为造影剂到达峰值增强后逐渐廓清，之后增强水平低于周围肝实质的过程。

（三）超声造影表现

主要从增强开始时间、血管构筑、增强水平、造影剂分布特征及增强模式等5个方面观察。

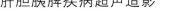
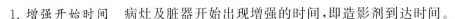
1. 增强开始时间　病灶及脏器开始出现增强的时间,即造影剂到达时间。

2. 血管构筑　造影剂最早到达感兴趣区时,可勾画出病灶内部血管构筑的情况。如规则或扭曲的血管、轮辐状血管等,可用于病变性质的鉴别。

3. 增强水平　回声的强度,可分为无增强、低增强、等增强及高增强 4 个级别。评价病灶的增强水平,肝脏病灶一般以邻近肝组织增强水平作为参照;胆囊病灶也一般以邻近肝实质增强水平作为参照;胰腺病灶以邻近的胰腺组织增强水平作为参照;脾脏病灶则以邻近脾组织增强水平作为参照。

4. 造影剂分布特征　是指造影剂在病灶内的分布情况。肝脏病灶造影剂分布特征可分为:均匀增强、不均匀增强、周边结节状增强、周边厚环状增强、周边不规则环状增强、多房样或蜂窝状增强等。胆囊病灶一般可分为均匀或不均匀增强,少数病例可观察到周边环状增强。胰腺病灶造影剂分布特征一般可分为均匀增强、不均匀增强以及特殊增强征象:①包膜增强;②病灶内肿瘤血管;③病灶内分隔增强。脾脏病灶造影剂分布特征一般可分为均匀或不均匀增强,少数病例可观察到周边环状增强。

5. 增强模式　是指病变在早期表现出某种增强水平和造影剂分布特征后,在造影检查过程中增强水平和造影剂分布特征随时间所发生的变化。

第二节　超声造影适应证及禁忌证

一、经静脉超声造影适应证及禁忌证

(一) 适应证

1. 病灶定性　常规超声检查发现的局灶性病变,难以达到定性诊断。

2. 病灶检出　常规超声疑似存在病变,或者其他影像学检查发现病变,但常规超声未能显示或显示不清,超声造影可提高病灶显示的敏感性并进一步做出定性诊断。

3. 超声造影引导下组织活检　主要针对普通超声显示不清晰的病灶,或者帮助选择肿瘤内活性部分、避开坏死区域从而提高活检阳性率。

4. 引导、监测、疗效评估　在外科手术、局部治疗(动脉栓塞、消融等)或全身治疗(化疗、靶向治疗)等过程中引导、监测、疗效评估。

5. 疗效及预后的预测　用于化疗、靶向药物治疗疗效的预测,或用于肿瘤分化程度的判断、患者预后的评估。

6. 了解血管或胆管等管腔的通畅性　肝移植、怀疑血管或胆管病变时判断是否闭塞。如血管或胆管内存在栓子时可进一步明确栓子性质。

7. 术中超声病灶不清晰,需超声造影进一步明确诊断。

8. 实质性脏器血流灌注状态的评估　如肝缺血、脾梗死、肝脾外伤等需要了解病情程度的。

9. 其他需要超声造影进一步明确血供情况的。

(二) 禁忌证

1. 已知对六氟化硫或造影剂其他组分有过敏史的患者。

2. 近期急性冠脉综合征或临床不稳定性缺血性心脏病患者；一周内安静状态下出现典型心绞痛；一周内心脏症状出现明显恶化；刚接受了冠脉介入手术或其他提示临床不稳定的因素（比如心电图、实验室或临床所见提示的恶化）；急性心衰，心功能衰竭Ⅲ/Ⅳ级及严重心律紊乱的患者。

3. 伴有右向左分流的心脏病患者、重度肺动脉高压患者（肺动脉压＞90 mmHg）、未控制的系统高血压患者和成人呼吸窘迫综合征患者。

4. 严重的全身感染或败血症。

5. 全身高凝状态和（或）有血栓形成。

6. 孕妇和哺乳期患者。

二、经管道超声造影适应证及禁忌证

多用于经皮经肝胆管引流术后，系通过引流管注入超声造影剂。

（一）适应证

1. 了解梗阻性黄疸的梗阻原因、部位、范围及程度。
2. 穿刺置管引流术后引流不畅了解引流管是否脱落或脱落部位。
3. 内镜逆行胰胆管造影失败的胆道疾病。
4. 小儿胆道闭锁经其他检查不能明确诊断者。
5. 经其他检查仍不能明确诊断的胆道扩张。

（二）禁忌证

无明显禁忌证，急性胆道感染患者慎用，可能出现菌血症症状。

参 考 文 献

1. Piscaglia F，Bolondi L，Italian Society for Ultrasound in Medicine and Biology（SIUMB）Study Group on Ultrasound Contrast Agents. The safety of sonovue in abdominal applications：retrospective analysis of 23188 investigations. Ultrasound Med Biol，2006，32(9)：1369～1375.

2. Leoni S，Piscaglia F，Golfieri R，et al. The impact of vascular and nonvascular findings on the noninvasive diagnosis of small hepatocellular carcinoma based on the EASL and AASLD criteria. Am J Gastroenterol，2010，105(3)：599～609.

3. Claudon M，Cosgrove D，Albrecht T，et al. Guidelines and good clinical practice recommendations for contrast enhanced ultrasound（CEUS）-update 2008. Ultraschall in Med，2008，29(1)：28～44.

4. Piscaglia F，Nolsøe C，Dietrich C F，et al. The EFSUMB guidelines and recommendations on the clinical practice of contrast enhanced ultrasound（CEUS）：update 2011 on non-hepatic applications. Ultraschall in Med，2012，33(1)：33～59.

5. Chiorean L，Tana C，Braden B，et al. Advantages and limitations of focal liver lesion assessment with ultrasound contrast agents：comments on the european federation of societies for ultrasound in medicine and biology（EFSUMB）guidelines. Med Princ Pract，2016，25(5)：399～407.

◇ 第四章　肝脏超声造影

第一节　肝脏超声造影检查技术

一、肝脏超声造影适应证

（一）正常肝背景下肝脏局灶性病变定性诊断

1. 常规超声检查发现的局灶性病变，图像不典型或需进一步明确性质的。
2. 其他影像学检查发现的局灶性病变，不能明确性质的。

（二）肝弥漫性病变背景下肝脏局灶性病变定性诊断

肝硬化或慢性肝炎患者，在随访过程中发现的病灶或可疑病灶，需进一步明确性质的。

（三）肝内病灶的检出

常规超声发现疑似病变或其他影像学检查提示病变，但常规超声未能显示或显示不清者，超声造影可增强病灶与周围肝组织的对比度，提高病灶显示率（图4-1-1）。

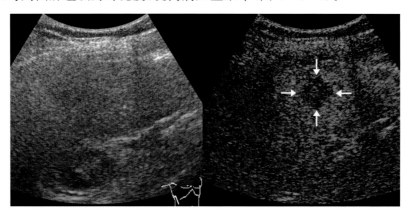

图4-1-1　超声造影提高病灶的显示率
左图灰阶超声模式下肝内实性结节显示不清；右图超声造影模式下该肿块轮廓清晰。

（四）肝恶性肿瘤分期诊断

原发性肝癌或转移性肝癌需进一步明确肝内病灶数目及部位,以决定下一步治疗方案。

（五）引导穿刺

在局部治疗或穿刺活检过程中针对普通超声显示不清的病灶定位、引导穿刺,同时可帮助避开坏死区域,提高活检阳性率。

（六）评估肝癌治疗后的局部疗效、并发症和随访

肝癌局部治疗（动脉栓塞、热消融等）或全身治疗（化疗、靶向治疗）疗效评估或随访。用于识别局部治疗后的并发症如肝脓肿、肝动脉瘤、肝出血等。

（七）肝癌治疗疗效及预后的预测

用于肝癌化疗、靶向药物治疗疗效的预测,或用于肿瘤分化程度的判断、肿瘤患者预后的评估。

（八）术中引导

肝癌手术切除或消融术中常规超声病灶显示不清晰,超声造影用来进一步明确肿瘤位置。

（九）肝外伤

对于已明确的肝外伤,超声造影可以进一步了解损伤程度;有明确外伤史、常规超声未发现明确改变但临床怀疑的,超声造影可帮助进一步明确诊断。

（十）肝脏血流灌注状态的评估

如医源性创伤引起的肝缺血等。

（十一）肝内血管疾病

如门静脉、肝静脉内的栓塞物,需进一步明确良恶性的;肝动脉瘤等需要明确瘤口位置、大小等。

（十二）肝移植后评估受体和供肝的血供情况

随访并发症和其他异常病变。

（十三）其他

其他需要超声造影进一步明确血供情况的。

二、肝脏超声造影检查方法

（一）肝脏超声造影前的准备工作

1. 人员准备及要求　超声造影检查通常需要由医生和护士配合完成。检查医生须具备1年以

上的肝脏常规超声检查经验及至少10例肝脏超声造影检查培训,能够熟练掌握肝脏超声扫查的手法,熟悉肝脏病变的各种影像学表现以及临床和病理学的相关知识。

医生的准备工作包括:①检查前了解患者的相关病史及其他检查、化验结果,判断患者是否符合适应证,是否存在禁忌证。②向受检者详述流程,待受检者完全知情并同意后,签署书面知情同意书,医生同时签字。③检查前对仪器进行适当调节,先行常规超声检查,进行超声造影方案的设计(包括拟实施造影的病灶数量、位置、扫查断面;造影剂的剂量、给药途径、给药次数等)。

护士必须具备执业资格,熟悉造影剂的配制、注射剂量及注射方法。护士在造影前的准备工作包括:①确认造影剂在安全有效期内。②建立静脉通道,常规选择左侧肘静脉,便于医生及护士分区域操作,同时互不干扰。③按说明书配制造影剂。

同时超声造影检查室需配备氧气、急救药品等,医生及护士需经专门培训,掌握患者出现重度或轻度不良反应时的应对措施。

2.检查仪器的准备及要求　一般采取低MI实时成像的方法,探头一般选择经腹凸阵探头,频率2~5 MHz。肝脏表浅病灶、术中超声造影、腹腔镜超声造影可根据需要选择线阵高频探头。同时,仪器还需具备较强的图像资料动态存储功能。如需进行超声-CT/MRI/PET融合成像,则需要仪器具备相应的软件,同时操作人员要经过相关培训。

3.受检者准备　充分知情后签署书面知情同意书。充分暴露检查部位皮肤,配合医生保持检查体位,检查过程中配合呼吸。

(二) 肝脏超声造影的检查方法及步骤

1.普通超声检查　造影检查前,应对肝脏进行全面、细致的普通超声检查,了解肝脏整体情况,确定目标病灶,根据造影目的选择不同的造影方案。如果是对已知局灶性病变进行定性诊断或评估局部治疗效果,普通超声检查内容应包括病灶位置、大小、形状、边界、回声特征、血流分布及血流阻力指数等,造影方案应以连续观察目标病灶造影特征为主,结合延迟期扫查整个肝脏,以发现可能存在的隐匿微小病灶及异常情况。如果是寻找病灶或探查可能的隐匿微小转移灶,造影方案应为造影过程中对肝脏进行搜索式探查为主,发现低增强病灶后可锁定病灶进行连续观察,必要时针对该病灶行二次造影检查,全面了解各时相病灶增强情况。

2.患者呼吸训练　对患者进行屏气或调节呼吸幅度等呼吸训练,以免在造影过程中因为呼吸运动造成目标病灶脱离视野。

3.造影仪器设置　普通超声检查后,锁定目标病灶,固定探头不动,将成像模式切换至灰阶与造影双幅同步显示模式。需调节的参数包括:①机械指数:肝脏实时超声造影检查中MI多小于0.2。②增益:在造影显示模式下,增益应调节至肝组织显示为无回声,仅膈肌、胆囊壁等显示为隐约可见的线状高回声。③深度:定点连续观察病灶时,深度应调节为适当放大病灶、完整显示病灶及适量周边肝组织,如图4-1-2A。搜索病灶时,则应完整显示整个肝脏,如图4-1-2B。④聚焦:焦点一般应调节至目标病灶的底部。

4.启动造影检查　经外周静脉快速团注适当剂量的造影剂(一般为1.0~2.4 ml,之后迅速用5 ml生理盐水冲管)的同时,启动计时功能,连续观察病灶至少2分钟直至增强形态基本稳定,再扫查其余肝脏,整个过程持续4~6分钟。如果对目标病灶显示不满意或发现新的病灶,可在造影剂信号基本消失后进行第二次造影检查,通常间隔时间不少于10分钟。如使用高频超声探头造影,或患者有明显脂肪肝、肝硬化时可适当增加造影剂用量,一次使用剂量可达到4.8 ml。

造影全程存贮动态影像资料,以便造影结束后逐帧回放分析造影特征。

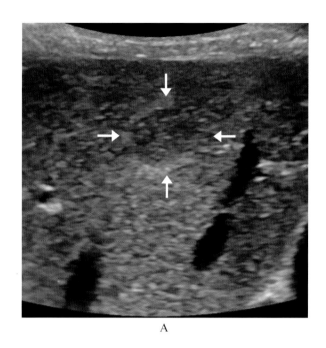
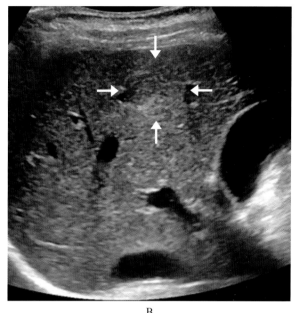

A

B

图 4 - 1 - 2　超声造影时深度调节

A：定点连续观察病灶时，深度应调节为适当放大病灶、完整显示病灶及适量周边肝组织；B：搜索病灶时，应完整显示整个肝脏前后缘。

5. 图像分析及报告描述　造影检查结束后，医生应逐帧回放影像资料，客观地描述病灶的造影主要特征，评价病灶的性质。

（1）具体观察内容：见相关章节。

（2）肝脏超声造影报告书写：见相关章节。

6. 肝脏超声造影的影响因素　在肝脏超声造影过程中，图像质量和造影效果常会受到多种因素的影响，为了得到最佳的造影效果，应注意以下问题：①造影剂：根据仪器、探头、脏器的不同选择合适的造影剂剂量，避免配制好的造影剂放置时间过久、推注前应摇匀、选择合适的针具推注造影剂等。②仪器设置：选择适当的造影模式，适当调节深度、增益、聚焦点、机械指数等。③检查前准备：操作者在实施造影前应熟悉造影流程、全面了解病灶及周围组织情况、根据实际情况及临床要求选择适当的目标病灶及造影方法；由于肝脏及其内部病灶的图像显示受呼吸运动影响较大，因此，造影前操作者还应与被检查者充分沟通，让被检查者能配合检查所需适时地屏气及保持平缓呼吸。④其他一些不可控因素影响造影效果，比如严重的脂肪肝、患者腹壁脂肪过厚、病灶位置过深、病灶靠近膈顶等，这时可采取左侧卧位，使病灶离探头更近，提高显示效果。

三、肝脏超声造影观察内容

（一）肝脏超声造影时相划分

根据造影剂进入肝脏、信号依次出现增强的时间规律，一般可分为以下三个时相（表 4 - 1 - 1）：

1. 动脉期　肝动脉显影开始时间至结束时间。动脉增强（肝动脉显影）一般开始于 10～20 秒，结束于 30～45 秒。此时期肝组织的增强主要来源于肝动脉血流的微泡。动脉期可提供病灶内血管构筑模式及血供信息，此期持续时间短、增强强度及形态变化迅速，需实时动态观察，通常需要动态图像存贮后逐帧回放仔细观察。

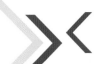

2.门静脉期　门静脉显影开始时间至结束时间。门静脉增强(门静脉显影)一般开始于30～45秒,结束于约120秒。此期肝实质增强主要来源于门静脉血流的微泡。

3.延迟期　造影剂注射后120秒至微泡消失。增强主要来源于残留在门静脉以及肝窦里的微泡。

具体各个时相增强开始及结束时间可因个体差异及肝脏基础疾病而有所不同。由于部分病变造影剂廓清时间可能会延迟,所以肝脏造影观察时间应不少于6分钟。

表 4-1-1　肝脏超声造影观察时相划分(造影剂注射后时间)

时相	开始时间(秒)	结束时间(秒)
动脉期	10～20	30～45
门静脉期	30～45	120
延迟期	＞120	微泡消失(大约4～6分钟)

以上所描述的时相划分主要针对目前临床常用的造影剂 SonoVue,因 SonoVue 是血池显像剂,不会进入组织间隙,所以常说的肝动脉期、门静脉期和延迟期实际上都属血管相。最近已经在中国进入临床的造影剂 Sonazoid 除具有以上血管时相外,研究人员还发现 Sonazoid 可在肝、脾中持续显像数小时,其原理据推测与微泡被 Kupffer 细胞吞噬有关。因此有学者将应用 Sonazoid 时较晚时间(大于6分钟)出现增强显像的时相称为"Kupffer 细胞相",或称为血管后相。近年来更倾向采用后一种名称。血管后相可持续数十分钟至数小时不等。

血管相中的延迟期和血管后相可反映造影剂从组织中廓清的信息,是反映肝窦、Kupffer 细胞、网状内皮系统功能的重要指标。因此,两者常被认为是鉴别病灶良恶性的关键时期。大多数恶性病变在血管相的延迟期和血管后相呈低增强,而良性病变则呈等增强或高增强。另血管后相因为持续时间较长,常用于肝内肿瘤病灶子灶或转移灶的检出,可为肿瘤的分期、诊断和治疗方案提供重要参考。

(二)观察内容

肝脏超声造影主要从病灶或肝组织增强的开始时间、增强水平、血管构筑特征、造影剂分布特征以及增强模式等5个方面进行分析。

1.增强开始时间　指病灶或肝组织开始出现增强的时间,也称为造影剂到达时间。

2.增强水平　病灶的增强水平以邻近的肝组织增强水平作为参照,可分为无增强、低增强、等增强和高增强。如图4-1-3A、B、C、D。如果同一病灶内同时出现不同水平的增强,则依照病灶内最高增强水平来定义整个病灶的增强水平,即便此最高增强区域仅占据病灶一小部分也当如此定义。例如病灶内同时存在高增强及低增强,则定义该病灶为高增强,再结合造影剂分布特征来加以描述。

3.血管构筑特征　造影剂到达病变区域时,最先显示的是病变内部的微血管,此时观察到的血管构筑特征对于病变的诊断具有重要意义。血管构筑可分为以下几种形态:点状、线状、树枝状、网篮状、轮辐状等,其中轮辐状具有特征性,多见于肝局灶性结节增生。也可分为规则和不规则血管形态,不规则多见于恶性肿瘤。采用一些特殊的成像软件如微血管成像等,可更清晰地在造影模式下勾画出血管构筑情况,有利于疾病的诊断和鉴别诊断。

4.造影剂分布特征　分布特征是指造影剂在病变内的分布情况,此时造影剂从微血管进入到微循环。主要分为以下几种类型:①均匀增强:病灶内部增强水平均匀一致(图4-1-4A)。②不均匀

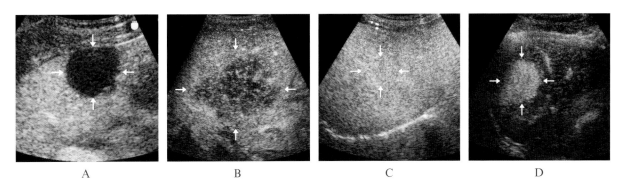

图 4-1-3　肝脏超声造影增强水平
A：无增强；B：低增强；C：等增强；D：高增强。

增强：病灶内增强水平不一致，呈现高低不等的特征（图 4-1-4B）。③周边结节状增强：病灶的边缘内侧见多个大小不等的结节状增强，中央部分都呈低或无增强。为肝血管瘤特征性的造影表现（图 4-1-4C）。④周边厚环状增强（面圈征）：病灶边缘呈厚度基本一致、规整的厚环状增强，中央区多呈无或低增强。为转移性肝癌的特征造影表现（图 4-1-4D）。测量肿瘤大小时应包括环状高增强区域。⑤周边不规则环状增强：病灶边缘呈厚度不一的不规则环状增强，环的形状不规整，中央部分为低增强或无增强（图 4-1-4E）。多见于肝内胆管癌和肝脓肿等。⑥蜂窝状增强：病灶内出现网格状增强带，网格间呈低增强或无增强，整体病灶呈现蜂窝状改变，多见于肝脓肿（图 4-1-4F）。

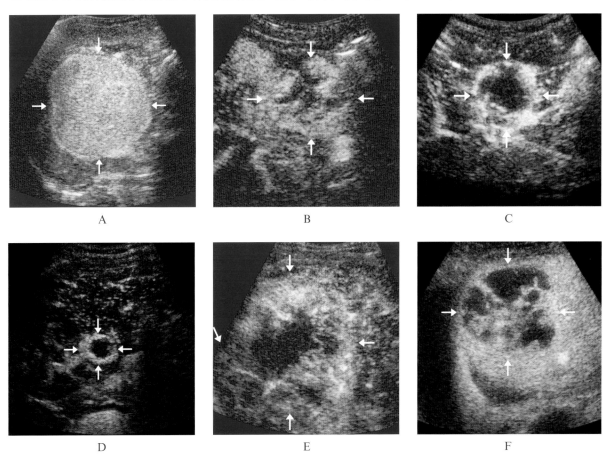

图 4-1-4　肝脏超声造影造影剂分布特征
A：均匀增强；B：不均匀增强；C：周边结节状增强；D：周边厚环状增强（面圈征）；E：周边不规则环状增强；F：蜂窝状增强。

5.增强模式　增强模式主要是指病变的增强水平随着时相的演变所发生的变化,增强模式是对病变定性诊断的重要依据。一般恶性病变增强模式表现为动脉期快速高增强,门静脉期/延迟期明显消退至低增强或无增强,即"快进快出"。一般良性病变的增强模式是动脉期呈高增强或等增强,门静脉期/延迟期维持不变或呈等增强,即"快进等出""等进等出"。囊性病灶或坏死病灶在三个时相内均呈无增强。此外,增强模式也包括造影剂分布特征随时间的变化,如肝局灶性结节增生动脉期随时间变化会表现为自中央到周边的离心性增强,而肝血管瘤随时间变化会出现结节状增强自周边向中央向心性扩大、增强范围逐渐增大的情况。

第二节　正常肝脏超声造影表现

肝脏具有特殊的双重血供。正常情况下门静脉供血量约占肝血供的75%,其余25%由肝动脉供血。超声造影剂经由正常成年人周围静脉团注后,造影剂微泡随血流依次通过外周静脉→腔静脉→右心腔→肺循环→左心腔→主动脉→肝动脉,最终由肝动脉首先进入肝脏,此时为动脉期(从注入造影剂到30秒以内),肝动脉及其分支首先显影,显影的血管分支迅速向肝内延伸,表现为高增强的动脉血管树(图4-2-1A)。随后造影剂微泡在流经脾脏、肠道等器官后随门静脉血流进入肝脏,此时为门静脉期(30~120秒),门静脉主干及其一、二级分支依次显影,表现为"条带"状高回声,大量造影剂微泡随门静脉进入肝脏,使得肝实质呈现均匀高增强(图4-2-1B),肝实质增强水平在门静脉中、晚期达到最高。团注造影剂2分钟后,进入延迟期,此期由于造影剂微泡数量逐渐减少,肝脏表现为增强强度逐渐减弱的均匀低增强。注射造影剂约10分钟后,绝大多数造影剂微泡已被机体清除,肝脏内几乎无造影剂信号(图4-2-1C)。

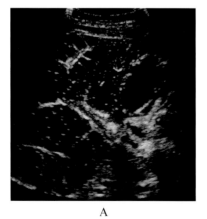 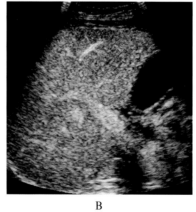 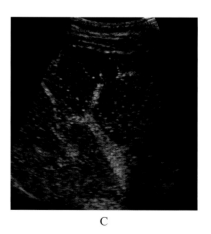

A　　　　　　　　　　B　　　　　　　　　　C

图4-2-1　正常肝脏超声造影表现

A:肝动脉期形成的血管树;B:肝门静脉期,肝脏整体高增强;C:肝延迟期,肝脏内造影剂消退。

第三节　肝脏局灶性病变的超声造影

肝内局灶性病变病变种类繁多,包括众多肿瘤及肿瘤样病变,为更好地对肝内局灶性病变进行梳理,了解病变的细胞来源,方便诊断和鉴别诊断,特将2010年版肝和肝内胆管肿瘤WHO分类介绍如下（表 4 - 3 - 1）：

表 4 - 3 - 1 肝和肝内胆管肿瘤 WHO 分类（2010 年版）

上皮性肿瘤：肝细胞性	分类号	混合性或不明来源恶性病灶	分类号
良性		含钙化的上皮基质瘤	8975/1
肝细胞腺瘤	8170/0	癌肉瘤	8980/3
肝局灶性结节增生		肝细胞-胆管细胞混合癌	8180/3
恶性相关及癌前病变		肝母细胞瘤，上皮-间质混合	0970/3
大细胞变（不典型增生）		恶性横纹肌样瘤	8963/3
小细胞变（不典型增生）			
不典型增生结节		**间质瘤**	
低级别		良性	
高级别		血管平滑肌脂肪瘤	8860/0
恶性		海绵样血管瘤	9121/0
肝细胞性肝癌	8170/3	婴儿型血管瘤	9131/0
肝细胞性肝癌，纤维板层变异体	8171/3	炎性假瘤	
肝母细胞瘤，上皮变异体	8970/3	淋巴管瘤	9170/0
未分化癌	8020/3	淋巴管瘤病	
		间质错构瘤	
上皮性肿瘤：胆管细胞性		孤立纤维瘤	8815/0
良性		恶性	
胆管腺瘤（胆管周围腺体错构瘤及其他）	8160/0	血管肉瘤	9120/3
微囊性腺瘤	8202/0	胚胎肉瘤（未分化肉瘤）	8991/3
胆管腺纤维瘤	9013/0	上皮型血管内皮瘤	9133/3
癌前病变		Kaposi 肉瘤	9140/3
胆管上皮瘤变，级别 3（BiIN - 3）	8148/2	平滑肌肉瘤	8890/3
胆管内乳头状瘤伴低或中级别上皮内瘤变	8503/0	横纹肌肉瘤	8900/3
胆管内乳头状瘤伴高级别上皮内瘤变	8503/2	滑膜肉瘤	9040/3
黏液囊性瘤伴低或中级别上皮内瘤变	8470/0	**生殖细胞肿瘤**	
黏液囊性瘤伴高级别上皮内瘤变	8470/2	畸胎瘤	9080/1
恶性		卵黄囊瘤（内胚窦瘤）	9071/3
肝内胆管细胞癌	8160/3	**淋巴瘤**	
胆管内乳头状瘤伴相关侵袭癌	8503/3	**转移性肿瘤**	

注：上皮内瘤变与异型增生基本等同。

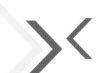

一、肝血管瘤

（一）概述

肝血管瘤（Hemangioma）是肝内最常见的良性肿瘤，发病率约为 0.4％～20.0％，尸检发现率 0.35％～7％。30～50 岁女性多见，男女发病率比例为 1∶6～1∶10。

肝血管瘤以海绵状血管瘤最常见，一般认为是血窦发育异常所致。直径从数毫米到数十厘米不等，可发生于肝脏任意部位。肉眼观察呈紫色或蓝色，质地软，断面呈海绵状，由大小不等的血窦组成，血窦内含大量暗红色静脉血。镜下血窦壁内衬单层内皮细胞，由厚薄不一的纤维分隔开，血管腔内有新鲜或机化血栓。可退行性变，内部出现纤维瘢痕组织及钙化灶。

一般生长缓慢，较小时无任何临床症状，当肿瘤增大到一定程度少数可出现上腹部不适和隐痛。肝血管瘤内血栓反复形成，造成肿瘤肿胀，可引起肝包膜牵拉产生胀痛。最严重的并发症是瘤体破裂，但很少发生。患者多在健康体检或因其他疾病就诊时偶然发现，血清肿瘤标志物、肝功能等实验室检查一般正常，确诊主要依据影像学，穿刺活检已不再被认为是禁忌，但包膜下的血管瘤穿刺需要注意出血风险。

对于体积较小的肝血管瘤而又无任何症状者，一般可不需特殊治疗，如有增大趋势，或者位于肝包膜下，有大出血可能，危及生命，应尽早治疗。目前治疗方式主要包括外科治疗、动脉栓塞治疗、射频消融等。

（二）普通超声

1. 灰阶超声

（1）肝脏形态、大小多正常。但位于包膜下的小血管瘤和直径大于 5 cm 的血管瘤常使肝脏变形。肝实质回声多无异常，合并脂肪肝及肝硬化时则出现相应的改变。

（2）单个或多个病灶。大小不等，直径 1 cm～3 cm 者多见，最大的可达 60 cm。

（3）病灶形态多呈形态圆形或椭圆形。直径大于 5 cm 的血管瘤形态上可能变得不规则，甚至呈分叶状。

（4）肿瘤边界多清晰，病变周围多见薄的高回声环绕，肿瘤藉高回声环与周围肝组织区分，呈"浮雕样"。该征象特异性极高，是鉴别诊断的重要依据。较大血管瘤边界开始变得不清，周围高回声环不完整或厚薄不一致。

（5）部分可见到周围的小血管直接进入病灶内部，呈现"边缘裂隙征"。瘤内血窦较大时，内部甚至可见缓慢流动的云雾状回声。瘤体后方回声轻度增强。

（6）位置表浅或较大的血管瘤在探头加压时瘤体形态改变，放松后则恢复原状。

（7）随访观察短期内无明显增大迹象。

（8）根据病变大小、扫查方向、病灶深度及肝脏背景的不同，可表现为不同回声；甚至同一血管瘤不同时间扫查或瘤内的血流充盈状态不同时，可表现回声不同，动态观察对明确诊断有一定的意义。肝血管瘤的回声类型主要分为以下四种：

① 高回声型：最常见（占 50％～60％），内部回声均匀致密，可见散在的管道状或点状无-低回声区，呈"筛网状"分布。多见于直径＜3 cm 的血管瘤。

② 低回声型：较少见，占 10％～20％。多见于中等大小或合并脂肪肝的血管瘤，其内部以低

回声为主,周边常有条索状高回声环绕,呈花瓣状或浮雕状改变。后方回声可轻度增强。内部亦可呈"筛网状"分布。合并脂肪肝时也多呈低回声。

③ 混合回声型:常见于较大的血管瘤,瘤内含有高回声、等回声、低回声、无回声等多种组合的回声,呈网格状或蜂窝状改变,分布不均匀,回声强弱不等。

④ 等回声型:少数,超声较易漏诊。仔细观察瘤体周边的环状高回声有可能得以辨认,但多系偶然发现。

⑤ 无回声型:非常少见,占 1%～2%。表现类似囊肿,但透声略差。

血管瘤内部回声类型是瘤内血管腔、血管壁及血管间隙之间纤维隔的多少和厚薄的综合体现。内部若发生栓塞、血栓形成、纤维化、钙化等改变时,则回声更复杂。

2. 彩色多普勒超声 肝血管瘤内尽管血窦丰富,但血流速度较低,因此较小血管瘤或深部血管瘤彩色多普勒超声常难以测出其内部的血流信号,检出率约为 10%～30%。

部分血管瘤内部及周边可见星点状或短棒状的血流信号,随着血管瘤增大检出血流信号概率增加。

脉冲多普勒显示动脉性血流,峰值流速一般低于 40 cm/s,阻力指数多小于 0.60。

少数直径小于 2 cm 的血管瘤内部可见极其丰富的血流信号,并测出高速血流信号。

(三) 超声造影

肝血管瘤典型造影表现为动脉期周边快速结节状高增强,增强时间早于或等于周围肝实质,门静脉期及延迟期逐渐向心性充填,增强持续至延迟期,体积较小的病灶可以充填至全瘤增强,大部分病灶延迟期仍为部分充填,可能与病灶内部纤维化、出血、血栓形成有关(图 4-3-1～图 4-3-3)。

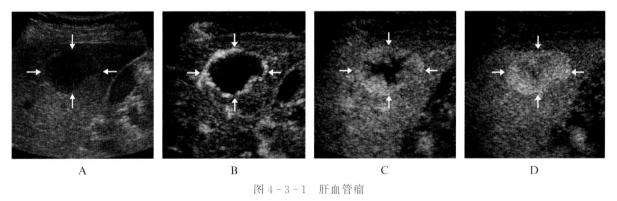

图 4-3-1 肝血管瘤

A:灰阶超声表现为低回声,周边见环形高回声;B:超声造影动脉期(14 s)呈典型的周边快速结节状高增强;C:门静脉期(60 s)呈逐渐向心性充填;D:延迟期(120 s)呈持续增强,几乎全瘤增强。

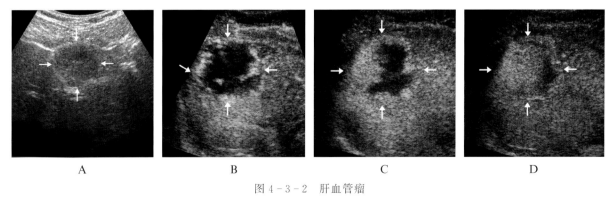

图 4-3-2 肝血管瘤

A:灰阶超声表现为低回声,周边见环形高回声;B:超声造影动脉期(21 s)呈典型的周边快速结节状高增强;C:门静脉期(62 s)呈逐渐扩大的向心性增强,部分充填;D:延迟期(121 s)仍为部分充填。

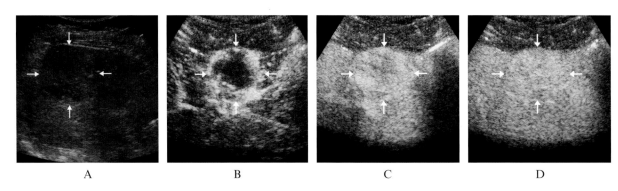

| A | B | C | D |

图 4-3-3　肝血管瘤

A：灰阶超声表现为低到等回声，周边见环形高回声；B：超声造影动脉期（14 s）呈典型的周边快速结节状高增强；C：门静脉期（68 s）增强范围呈逐渐向心性扩大，部分充填；D：延迟期（137 s）全瘤增强，呈等增强。

其他少见的增强模式有动脉期全瘤高增强，多见于少数直径小于 2 cm 的小血管瘤，门静脉期及延迟期持续增强，病灶被完全或部分充填，呈高增强或等增强（图 4-3-4）。

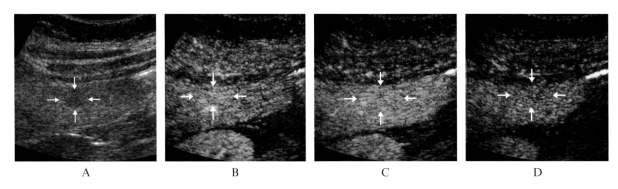

| A | B | C | D |

图 4-3-4　肝血管瘤

A：灰阶超声表现为低回声；B：超声造影动脉期（22 s）呈均匀略高增强；C：门静脉期（56 s）呈均匀等增强；D：延迟期（127 s）呈均匀等增强。

此外，在延迟期后半部分少数血管瘤亦可表现为低增强，可能与造影剂逐渐廓清有关，需与恶性肿瘤延迟期的低增强相鉴别（图 4-3-5）。少数较小高回声血管瘤也可表现为三期持续低增强。

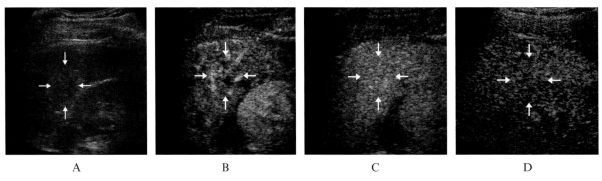

| A | B | C | D |

图 4-3-5　肝血管瘤

A：灰阶超声表现为等回声，周边见环形高回声；B：超声造影动脉期（26 s）呈稍高增强；C：门静脉期（43 s）呈略高增强；D：延迟期（303 s）呈略低增强。

（四）鉴别诊断

1. 肝局灶性结节增生（Focal Nodular Hyperplasia，FNH） 普通超声鉴别肝血管瘤与 FNH 有一定的困难。典型血管瘤动脉期呈特征性的周边结节状高增强，容易与 FNH 相鉴别。当肝血管瘤表现为动脉期全瘤增强模式时，与 FNH 鉴别存在困难。大部分 FNH 呈动脉期快速高增强，门静脉期及延迟期持续高增强，而肝血管瘤全瘤增强时，增强慢于 FNH，强度低于 FNH。FNH 特有的轮辐状增强、中央瘢痕也可帮助鉴别。

2. 肝硬化再生结节 在肝硬化背景下普通超声对较小的高回声、等回声肝血管瘤的诊断较为困难，难以与肝硬化结节鉴别。肝硬化再生结节超声造影一般三期均为等增强。

3. 肝局灶性脂肪缺失 低回声型血管瘤应注意与局灶性脂肪缺失相鉴别。后者在超声造影上通常表现为三期等增强，一般可明确诊断。

4. 肝内恶性肿瘤 典型的肝血管瘤与肝内恶性肿瘤鉴别不难，后者多有门静脉期或延迟期低增强，而肝血管瘤在这两个时相多为等增强。血管瘤动脉期的周边结节状增强也可帮助鉴别。

（五）临床价值

肝血管瘤的诊断要点如下：①肝内实性结节。②病灶内部管道状或点状无-低回声区，呈"筛网状"分布。③病变周围高回声环，呈"浮雕样"改变。④彩色多普勒超声见低阻动脉性血流或稀少血流。⑤超声造影动脉期呈周边结节状高增强，门静脉期和延迟期增强范围向心性扩大，持续增强。如符合以上几条，诊断敏感性及准确性可达到 95% 以上；如随访 1 年以上无变化，基本可以明确诊断。

典型的肝血管瘤超声诊断不难。但有以下几种情况需要注意：

1. 合并慢性肝病或肝硬化时，高回声肝血管瘤应注意与高回声的硬化结节或高回声型 HCC 鉴别。内部"筛网状"回声、周边高回声环及"浮雕样"改变可资鉴别。如不能明确，建议超声造影或血清肿瘤标志物检查。

2. 合并脂肪肝时，高回声型肝血管瘤应注意与局灶性脂肪变性鉴别；低回声型血管瘤应注意与局灶性脂肪缺失、HCC、肝转移瘤等鉴别。

3. 较大肝血管瘤当边界不清、形态不规则时应注意与肝内恶性肿瘤鉴别。

4. 如超声造影仍无法区分，可先考虑进一步增强 CT、MRI 检查，亦可超声引导穿刺活检证实。

【病例分析】

（1）病例一：

① 简要病史：患者女性，35 岁，体检发现肝内占位 1 月余。普通超声提示肝右叶实性占位，大小 11.6 cm×8.6 cm×8.1 cm，考虑肝血管瘤可能。

② 重要实验室检查：无特殊异常。

③ 普通超声检查：见图 4-3-6A。

④ 超声造影检查：见图 4-3-6B-D。

⑤ 相关影像学检查：见图 4-3-6E-H。

⑥ 手术病理结果：见图 4-3-6I。

⑦ 诊断思路分析：该患者体检时发现肝内血管瘤，超声造影表现为典型血管瘤增强模式，增强CT 提示为肝血管瘤，术前诊断不难。术后病理证实为肝血管瘤。

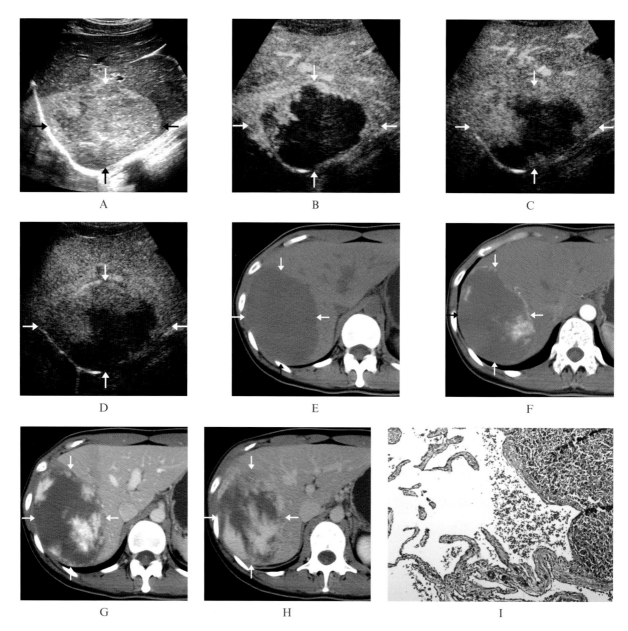

图 4-3-6　肝血管瘤

　　A：灰阶超声检查见肝右叶见一不均匀高回声区，边界清楚；B：超声造影表现：动脉期（17 s）呈典型的周边快速结节状高增强；C：门静脉期（86 s）增强范围向心性逐渐扩大，呈部分充填，中央部分呈不均匀低增强；D：延迟期（180 s）表现为部分充填，呈不均匀低增强；E-H：如上图箭头所指，CT 平扫提示肝右叶见一低密度影，增强 CT 增强后动脉早期病灶边缘见结节状强化，门静脉期造影剂向病灶中央填充，病灶强化特点呈"快进慢出"，诊断为肝右叶巨大血管瘤；I：手术后病理提示肝内海绵状血管瘤。

　　（2）病例二：

　　① 简要病史：患者男性，36 岁，体检普通超声发现肝占位 1 年余，诊断为肝血管瘤。3 月前复查超声，发现肿块较以前明显增大，大小 7.9 cm×6.5 cm×5.6 cm。超声造影提示为肝右叶占位，符合肝血管瘤表现。

　　② 重要实验室检查：血清甲胎蛋白：7.56 ng/mL，糖类抗原 CA153：11.01 U/mL，糖类抗原 CA125：7.55 U/mL，糖类抗原 CA199：12.11 U/mL。

　　③ 普通超声检查：见图 4-3-7A-B。

　　④ 超声造影检查：见图 4-3-7C-E。

⑤ 相关影像学检查：见图 4 - 3 - 7F - I。

⑥ 手术病理结果：肝海绵状血管瘤。

⑦ 诊断思路分析：该患者体检发现肝血管瘤 1 年，近期发现血管瘤增大，超声造影表现为典型的肝血管瘤增强模式，增强 CT 提示为肝血管瘤，加之其甲胎蛋白及其他肿瘤标志物正常，诊断不难。术后病理证实为肝血管瘤。

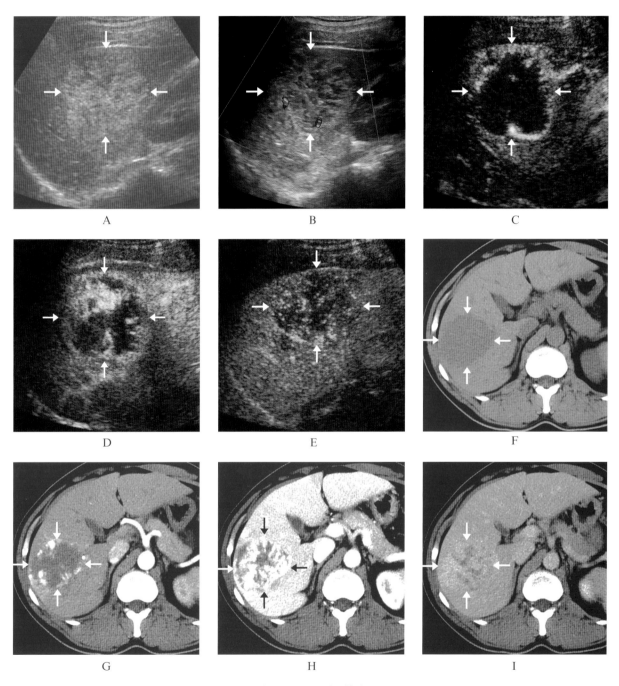

图 4 - 3 - 7　肝血管瘤

A：灰阶超声上肝右叶见一不均匀高回声区；B：彩色多普勒超声，内部测出点状血流信号；C：超声造影动脉期（21 s）表现为快速周边结节状高增强；D：门静脉期（92 s）增强范围逐渐扩大，内部为不均匀低增强；E：延迟期（192 s）仍表现为不均匀低增强，符合肝血管瘤表现；F - I：CT 平扫提示肝右叶见一低密度影，增强后动脉早期病灶边缘见结节状强化，门静脉期造影剂向病灶中央填充，延迟期病灶几乎全部为造影剂充填。

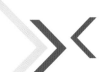
二、肝脂肪瘤

（一）概述

肝脂肪瘤（Liver lipoma）是一种罕见的肝脏良性间叶性肿瘤。镜下是成熟的脂肪组织成分。直径从数毫米到十余厘米不等，无恶变倾向。患者无临床症状，多为偶然发现。肝脏脂肪瘤如出现明显增大，可手术切除治疗。

（二）普通超声

1. 灰阶超声多表现为肝内高回声肿块，与周围肝组织相比，回声水平明显增高，境界清晰，形态规则，内部回声均匀，有包膜。

2. 彩色多普勒超声病灶内部多无明显血流信号显示。

（三）超声造影

肝脂肪瘤超声造影表现仅见个案报道，无法对其增强模式做出总结。有报道称肝脂肪瘤在动脉期表现为均匀高增强，门静脉期及延迟期呈持续等增强。也有报道发现肝脂肪瘤在延迟期表现为低增强，类似恶性肿瘤的特征。

（四）鉴别诊断

1. 肝脏局灶性脂肪浸润　普通超声常表现为楔形或不规则高回声区，边缘不清，无占位效应，有正常血管穿行于病灶中。超声造影时，病灶与周围肝组织相比呈均匀等增强表现。

2. 肝血管瘤　肝血管瘤普通超声表现为内部"筛网状"回声、周边高回声环及"浮雕样"改变。超声造影表现为周边结节样高增强，增强范围向心性逐渐扩大。

（五）临床价值

超声检查对疾病诊断有一定的参考价值。由于肝脂肪瘤极为罕见，普通超声及超声造影表现仅为个案报道，须进一步总结经验。

三、肝细胞腺瘤

（一）概述

肝细胞腺瘤（Hepatocellular adenoma）是一种罕见的良性肝脏肿瘤。本病原因未明，可能与长期口服避孕药有密切关系，多见于中青年女性。多无肝炎、肝硬化病史，绝经后妇女极少发生。男性肝腺瘤可能与糖尿病、糖原贮积症等有关。最近研究表明肝细胞腺瘤不是单一病变，而是一类具有特征性基因表达、病理改变和肿瘤生物学行为的病变。根据基因和病理学改变，分为炎性肝细胞腺瘤、核因子 1α 突变型肝细胞腺瘤、β-连锁蛋白突变型肝细胞腺瘤和"未分类"型肝细胞腺瘤（没有基因异常）四个亚型。

病变大小不一，大者可达 20 cm 以上。包膜较完整，境界清楚。个别突出肝外有蒂。瘤体与正常肝组织间有纤维包膜分隔。炎性肝细胞腺瘤可见广泛的多形性炎性浸润、明显的窦样扩张淤血和厚壁动脉。核因子1α突变型有明显的肿瘤内肝细胞脂肪沉积，无门静脉成分或者细胞、细胞核异常，免疫组化特征是缺乏脂肪酸结合蛋白。β-连锁蛋白突变型的肝细胞具有细胞学异常如核质比增大、核异型、腺泡形成，与分化成熟的肝细胞癌鉴别困难。

患者大多无症状，偶有非特异性腹痛。由于肝细胞腺瘤具有出血和恶变潜能，常需外科手术治疗。出血可以发生于20％～25％的肝细胞腺瘤，直径大于5.0 cm和包膜下的腺瘤更容易出血破裂。肝细胞腺瘤平均恶变率在5％～10％，其中β-连锁蛋白突变型恶变风险最高，炎性肝细胞腺瘤恶变风险约10％，而核因子1α突变型几乎不会恶变。

（二）普通超声

1. 灰阶超声　病灶大小1 cm～20 cm，肝右叶多见。表现为圆形或类圆形病灶，境界清晰，可见包膜。内部回声多均匀，可表现为各种回声类型，20％～40％为稍低回声，30％为高回声，其余为等回声或混合回声。瘤体较大时可出现出血，此时内部回声不均匀，可见病灶内部及周围散在的无回声或高回声区。瘤体破裂时，腹腔内可见游离无回声区。

2. 彩色多普勒超声　肝细胞腺瘤血供丰富，彩色多普勒见散在或短棒状分布血流信号，频谱多普勒可检出动脉性血流信号，流速和阻力指数均较低。

（三）超声造影

由于肝细胞腺瘤富含血供，动脉期多表现为均匀性高增强，早期内部可见血管结构。病变较大、内部出现出血坏死时，可表现为不均匀高增强。门静脉期及延迟期表现为持续性高或等增强。少部分病例延迟期消退至低增强。包膜多表现为细环状高增强，为此病较具特征性的表现。按其病理亚型又有以下特点：

1. 炎性肝细胞腺瘤　动脉期表现为特征性的向心性高增强，门静脉期中央消退呈低增强，周边呈持续性环状高增强。

2. 核因子1α突变型　动脉期等或稍高增强，门静脉期及延迟期呈等增强。

3. β-连锁蛋白突变型及未分类型　表现出肝脏良性占位的增强模式，但没有特异性。

（四）鉴别诊断

在作出诊断前应注意先排除其他疾病，腺瘤主要应与FNH及肝细胞肝癌（Hepatocellular carcinoma，HCC）鉴别。

1. FNH　FNH常为等或稍低回声，内部回声较均匀，较少出现出血坏死。彩色多普勒检查典型者可见轮辐状血管。超声造影FNH具有特征性的动脉期轮辐状血管，呈离心性，均匀高增强，肝腺瘤则多为向心性增强模式。FNH门静脉期及延迟期不消退，部分可见中央瘢痕。

2. HCC　HCC多合并肝硬化，结节周边可见低回声晕。超声造影典型者表现为快进快出，动脉期均匀或不均匀高增强，门静脉期及延迟期多呈低增强。腺瘤超声造影门静脉期及延迟期表现为持续性高或等增强，但有少数延迟期也表现为低增强，难以与肝恶性肿瘤相鉴别，此时应结合临床病史、肿瘤标志物及其他影像学检查，必要时行穿刺活检确诊。

3. 因为转归预后和治疗方法的巨大差异，需对各亚型的肝细胞腺瘤进行鉴别，其中内部呈均匀的高回声是核因子1α突变型肝细胞腺瘤的典型特征，超声造影动脉期向心性高增强是炎性肝细胞腺瘤的特征，β-连锁蛋白突变型及未分类型肝细胞腺瘤没有特异性的普通超声及超声造影表现，需要穿刺活检来明确诊断。

（五）临床价值

肝细胞腺瘤在西方国家多见，我国少见。灰阶超声和彩色多普勒超声表现缺乏特异性，典型超声造影表现有助于良性病变的诊断。

诊断要点有：①生育期女性。②有长期口服避孕药史。③肝内边界清晰、形态规则的实性肿块。④一般无病毒性肝炎和肝硬化病史。⑤超声造影表现特征性的向心性高增强模式，周边呈持续性环状高增强。门静脉期及延迟期表现为持续性高或等增强。有上述表现者应考虑本病的可能。如瘤内出现不规则无回声、突发上腹痛、腹腔有积液者更应高度怀疑此病。

应注意普通超声及超声造影表现无特异性，须结合患者年龄、性别、肝背景、临床表现、实验室检查及其他影像学检查等帮助诊断。必要时仍需通过穿刺活检予以证实。因为肝腺瘤具有出血和恶变潜能，存在手术指征，在排除了肝血管瘤、FNH 等常见肝脏良性肿瘤的情况下，若考虑诊断为肝细胞腺瘤应建议患者手术治疗。

四、肝血管平滑肌脂肪瘤

（一）概述

肝血管平滑肌脂肪瘤（Angiomylipoma，AML）是一种少见的来源于肝间叶组织的良性肿瘤。Ishak 于 1976 年首次报道该病，多认为起源于血管周围上皮样细胞，少数可与肾 AML、多发结节性硬化并存。肿瘤大小不一，直径从 1.0 cm～36.0 cm 不等，无包膜，呈圆形或类圆形，多为单发。AML 的大体病理切面呈黄色（代表脂肪），不均匀分布，部分区域呈鱼肉状（代表血管平滑肌）。镜下为成熟的脂肪、血管、平滑肌 3 种组织成分。脂肪含量占 5%～90%不等，导致其影像学表现呈现多态性。血管平滑肌脂肪瘤可分为 4 型：混合型、肌瘤型（脂肪成分<10%）、脂肪瘤型（脂肪成分>70%）和血管型。以混合型最常见。

肝 AML 好发于青年女性，无肝炎或肝硬化病史，多在体检时偶然发现，近年来有增多趋势。本病病程一般较长，无临床症状，部分肿瘤较大可伴有上腹部隐痛，右上腹扪及肿块，质硬无压痛，随呼吸上下移动。少数可出现腹部无痛性巨大包块、恶心、呕吐、腹胀和便秘等。实验室检查无明显异常。WHO 将具有血管周上皮样细胞分化的肿瘤归为恶性不能确定分化方向的肿瘤，AML 也属于此类。肝 AML 虽为良性，但具有复发及转移的潜力。如果有明显的临床症状、肿瘤体积较大、生长迅速、外生性生长时，应尽早手术治疗。

（二）普通超声

1. 灰阶超声 多单发，边界清晰，周围肝实质多无异常。典型者表现为均匀的极高回声结节，与肝脏脂肪瘤无异。但当其脂肪含量所占比例较低时，内部回声分布可不均匀，甚至表现为低回声及无回声区。

2. 彩色多普勒超声 彩色多普勒超声内部多可见较丰富血流信号，多为短线状。频谱多普勒检查为动脉性血流，阻力指数略低于 HCC 的，但不具有特征性。

（三）超声造影

由于 AML 内部成分不同，其超声造影表现各不相同。动脉期病灶多表现为早于肝实质出现的均匀或不均匀高增强,门静脉期及延迟期则表现各异。延迟期多数病灶(67%)表现为持续的等或稍高增强,可帮助确定病灶为良性;但有一部分(33%)病灶延迟期表现为低增强,类似恶性病灶的特征。

平滑肌细胞为主型因其血管管壁薄弱、存在动静脉瘘,超声造影呈"快进快出"的表现,容易误诊为肝脏恶性肿瘤。

成熟脂肪细胞为主型及混合型,此型脂肪含量较高,超声造影表现为动脉期不均匀高增强,门静脉期、延迟期不均匀高增强或等增强。

畸形厚壁血管为主型造影表现可与肝血管瘤有一定的重叠,可表现为早期外周环状及结节状增强,造影剂逐渐呈向心性填充。

(四) 鉴别诊断

1. 肝细胞肝癌　肝细胞肝癌特别是小肝癌常合并脂肪变性且多为弥漫性回声增高,故与肝AML在影像学表现上有一定的重叠。依靠普通超声难以鉴别时,超声造影可提供帮助,必要时需要穿刺活检明确诊断。

2. 肝血管瘤　肝血管瘤普通超声也常表现为高回声,但典型的肝血管瘤超声造影特征较明显,易于鉴别。应注意有部分 AML 超声造影表现与肝血管瘤相似,需结合临床表现、普通超声及其他影像学检查加以区别。

3. FNH　典型的 FNH 在超声造影上多表现为动脉期全瘤高增强,门静脉期和延迟期仍为高增强或等增强,与部分 AML 造影增强模式有重叠,但是 FNH 在普通超声上一般显示为均匀等或低回声,且大部分 FNH 有特征性的"轮辐状"血流分布模式,在超声造影的动脉早期呈"星芒状"离心性增强模式,可借此与 AML 鉴别。

(五) 临床价值

该病的诊断要点为:①肝内实性结节。②内部呈均匀或不均匀的极高回声。③彩色多普勒超声显示病灶内血供丰富,动脉性血流。④超声造影动脉期病灶均匀或不均匀高增强,延迟期持续等或稍高增强。熟悉该病的特征后,约有 80% 的病例术前能得到正确诊断。但当脂肪成分不多时与其他疾病鉴别困难。由于肝 AML 内部各种成分所占比例存在差异,与肝脏其他良恶性肿瘤存在一定的重叠,故其影像学特征缺乏特异性,加之其发病率非常低,故确诊需要通过穿刺活检或手术病理。

五、肝细胞肝癌

(一) 概述

肝细胞肝癌(Hepatocellular carcinoma,HCC)是起源于肝细胞的恶性上皮性肿瘤,占原发性肝癌的 70%～85%,是我国最常见的恶性肿瘤之一。肝癌的发病率和死亡率存在明显的地理差异,非洲撒哈拉沙漠及东亚为高发区。我国每年肝癌的新增病例居世界首位,占世界新增病例总数的 50% 以上,死亡人数也居世界首位。肝癌的病因主要为乙肝及丙肝病毒感染,我国以乙肝病毒(HBV)感染为主。其他非感染因素主要有酒精、黄曲霉素、饮水污染及遗传因素,肥胖所致的脂肪性肝炎近年来亦成为 HCC 的又一病因。

HCC 的发生和演变主要有两种理论,一种为原位基因突变,另一种为多阶段发生(约占 90%)。

多阶段发生一般经由大再生结节（large regenerative nodule，RN）、低级别异型增生（low-grade dysplastic nodule，LGDN）、高级别异型增生（high-grade dysplastic nodule，HGDN）、异型增生内局部癌变、高分化 HCC、中到低分化 HCC 等几个阶段。随着恶性潜能的增加，门静脉管道包括门静脉和正常的肝动脉逐渐减少，而肿瘤新生血管形成的异常动脉逐渐增加。在 HCC 中，门静脉及正常的肝动脉基本消失，肿瘤新生血管形成的异常动脉占据主导地位。以上新生血管演变过程为后述彩色多普勒超声及超声造影诊断 HCC 奠定了病理基础。

按照大体病理 HCC 被分为三类：①结节型：单个结节或多个融合生长的结节，最大径<5 cm，可单发或多发。其中肝内病灶单发且直径<3 cm，或仅有两个病灶，直径之和<3 cm 者为小肝癌。②块状型：直径>5 cm 的肝细胞癌，为单个肿瘤或多个肿瘤融合而成。直径>10 cm 的块状型肝癌也称巨块型。常通过门静脉系统向周边侵犯，中央常见坏死区。③弥漫型：少见，肝细胞癌弥漫分布于肝实质中，与周边肝实质无明确分界，预后最差。镜下癌细胞排列成巢状或索状，细胞呈多角形或圆形。癌细胞间有丰富的血窦而少间质成分。

肝细胞癌发病隐匿，早期无任何症状，当患者因右上腹疼痛、腹胀、食欲减退、乏力、消瘦、发热、肝肿大甚至触及腹部包块而就诊时，疾病往往处于进展期乃至晚期，预后不良。晚期可出现脾肿大、黄疸和腹水。早期诊断、早期治疗是改善预后的最佳途径。主要检查方法包括血清学肿瘤标志物检查（甲胎蛋白，CA19 - 9 等）和影像学检查（超声、CT、MRI 等）。

（二）普通超声

1. 灰阶超声

（1）肝细胞肝癌大多伴有慢性肝病或肝硬化背景，可表现有肝脏形态失常、肝脏萎缩、肝实质回声增粗、门静脉高压等征象。

（2）HCC 根据其大体形态不一，超声表现也有所不同：

① 结节型：肝内实性结节，直径多小于 5 cm，可单发或多发，或有结节融合征象。结节一般形态规则，圆形或椭圆形，边界清楚，周边常可见声晕。内部回声多样，可为低回声、等回声、高回声、混合回声不等。

② 巨块型：直径多大于 5 cm，内部回声多不均质。以高回声或高低不等混合回声居多，部分中央有液化坏死。肿块多呈膨胀性生长，边界清楚但形态常不规则，部分呈分叶状改变，甚至蟹足样生长与周围组织分界不清。周边声晕可清楚也可不清楚，结节在浸润性生长过程中反复突破包膜可呈镶嵌样改变。在主瘤周围常可见子灶，直径多在 1 cm～2 cm。

③ 弥漫型：病灶弥漫分布于整个肝脏，回声粗杂不均，部分可见细小癌结节，直径数毫米至数厘米之间。呈无边界浸润性生长，多无明显占位感。部分病灶呈斑片状，与周围硬化肝难以区分。此型常合并门静脉癌栓，是鉴别诊断的重要依据。

（3）HCC 根据病灶内部回声可分为以下类型：

① 低回声型：占 20%～30%，多见于小肝癌。多呈圆形或椭圆形，内部回声均匀。代表瘤内以癌细胞成分为主，较少脂肪变性、纤维化、出血、坏死等改变。单发或多发均可。肿瘤较小的情况下周边声晕不明显，随结节增大可出现明显低回声晕，系周边包绕纤维性包膜而形成。

② 高回声型：占 30%～50%，肿块多较大，也可见于少数小肝癌中。代表肝癌细胞脂肪变性、出血坏死等改变。如果脂变广泛，结节全体呈高回声，组织学常表现为高分化型 HCC。高回声型小肝癌近年来日益受到重视，此型 HCC 多小于 1.5 cm，包膜尚未形成，血供也不丰富，如及时处理可获得良好预后。高回声型 HCC 需与肝血管瘤及硬化结节注意区分。

③ 等回声型：较少见，约占 2%～5%。易漏诊，如能发现周边低回声晕可作为诊断线索之一。

④ 混合回声型：占 10%～15%。肿块多较大，回声不均。肿瘤内液化坏死者内部可出现不规则无回声区，由多个结节融合而成者内部可呈高低不等回声。在不典型增生基础上局部恶变者也可出现同一病灶内不同回声水平。

（4）HCC 可向肝内转移，形成肿瘤子灶，表现为较大肿块周边的大小不等的实性结节，边界清或不清，数目不定，多小于 3 cm，周边可见声晕。初期多位于与主瘤相同的肝叶或肝段内，进一步可扩散至与主瘤不同的肝段或肝叶。

（5）HCC 有明显的血管侵袭趋势，其中门静脉系统最常受累，成为肝内 HCC 播散的主要途径。5 cm 以上的肿瘤容易侵犯血管尤其是门静脉，癌栓合并率在结节型为 30%～50%，块状型50%～70%。肿瘤邻近的门静脉分支内最早出现实性的中等或稍低回声，多系肿瘤直接浸润血管所致；癌栓继续逆行生长可到达门静脉主干甚至对侧肝脏门静脉分支内。完全充满门静脉管腔时周边可出现细小侧枝循环形成，表现为蜂窝状迂曲扩张的小静脉血管，即门静脉海绵样变性。部分肝内 HCC 病灶尚不清晰时门静脉癌栓便已被探及，故发现疑似癌栓应高度怀疑 HCC，特别是弥漫性 HCC 存在的可能性。

肝静脉或下腔静脉癌栓相对少见，多在肝静脉主干内出现，呈条状分布，可延伸至下腔静脉甚至右心房。

（6）胆管癌栓较少见。肿瘤侵犯胆管时胆管内可见实性回声，同时伴有胆管扩张。多见于靠近肝门胆管或尾状叶的肿瘤。

（7）肝外转移征象

① 肝门及腹膜后淋巴结肿大：相对少见。淋巴结呈低回声肿块，圆形或类圆形，可相互融合成分叶状改变。

② 周围脏器浸润：肿瘤可直接浸润周围邻近脏器如胆囊、右肾、肠道、胃、胰腺、腹壁等，此时肿块与上述组织结构不清，并可见肝包膜、脏器浆膜层或被膜层的回声中断。呼吸运动时表现为局部肝脏运动受限。

③ 腹腔转移：肿瘤细胞脱落至腹腔时可在腹腔内、网膜组织内、盆腔等多处出现实性肿块，多为中等回声。

④ 腹水：癌细胞侵犯腹膜可出现腹水，穿刺抽液时多为血性。

⑤ 其他脏器转移：晚期可转移至脾脏、肾脏、肾上腺等脏器，但相对少见。腹腔外转移多见于肺，如位于肺周少数超声可以发现，亦可致胸腔积液。其他如颈部淋巴结转移也少见。

（8）继发或间接征象

① 肝癌破裂出血：肿瘤位于肝表面且较大时可出现自发性破裂，此时可见局部肝包膜中断、肝周或腹腔积液。

② 肝脏形态失常：肿瘤较大或位于肝表面时可致局部肝脏变形，肝缘变钝。

③ 血管受推挤移位或狭窄：较大肿瘤或邻近血管肿瘤可致血管受推挤移位或局部狭窄。

④ 肝内胆管扩张：肿瘤压迫肝门或肝内胆管时可致其上游胆管扩张。

⑤ 周邻脏器或组织受推挤移位：邻近胆囊、肾脏、肠道、膈肌的肿瘤可致上述结构移位或变形。

2. 彩色多普勒超声　早期较小 HCC 内血流信号可不明显，随结节增大血流信号逐渐增加。大多数 HCC（包括门静脉癌栓等）内部可见血流信号显示，依据病灶大小、仪器灵敏度、病灶深度等不同血流多少不一，可显示为瘤内点状、短线状、树枝状、网篮状、周边环状等多种形态。

小于 2.0 cm 结节的血流检出率 37%，2 cm～3 cm 为 79%，大于 3.0 cm 者 95%，总的来说转移

性肝癌和肝内胆管癌血流信号比 HCC 稀少。频谱多普勒多为高速动脉性血流信号,峰值流速多超过 40 cm/s,高者可接近 2.0 m/s。阻力指数多为中到高等阻力,多大于 0.6。

有门静脉癌栓或门静脉高压较明显者,门静脉血流可由正向向肝血流变为离肝血流。

肝门区肝动脉血流代偿性扩张,内径明显增宽,可达 5 mm 以上,峰值血流速度也明显增加。

(三)超声造影

1. 典型表现　由于 HCC 血供直接来源于肝动脉,并且多有动静脉瘘形成,该病理基础决定了 HCC 的超声造影表现为动脉期快速高增强,门静脉及延迟期快速减退为低增强,这种增强模式可概括为"快进快出",约 89% 的 HCC 表现为上述典型的增强模式。主要特征有:

(1)动脉期病灶增强早于正常肝实质,呈均匀或不均匀的高增强(占 93.5%～97%)(图 4-3-8C)。增强形态主要与病灶大小有明显关系。直径大于 5.0 cm 者多表现为不均匀增强(图 4-3-9),由于肿瘤内缺血坏死、液化、出血或脂肪变性等所引起,而小肿瘤多表现为均匀增强。部分病灶动脉早期内部及周边可见走行迂曲的供血血管(图 4-3-10)。部分病灶(占 5%～34.6%)周边可见细线状高增强,可能代表包膜内的血管(图 4-3-11)。

(2)门静脉期及延迟期多消退为低增强(图 4-3-8D、E)。消退速度与肿瘤分化程度有关(图 4-3-12)。高分化者消退慢而低分化者消退较快。

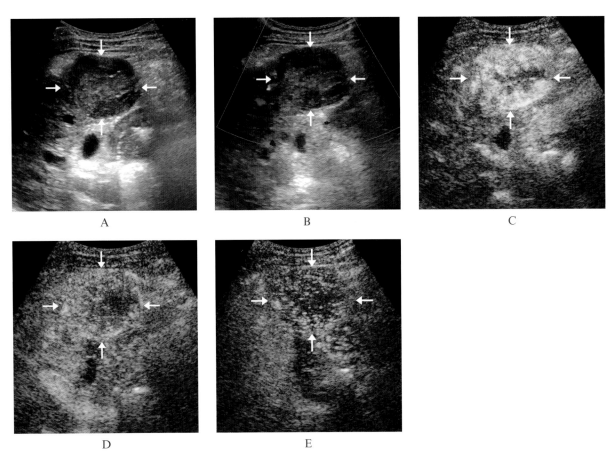

图 4-3-8　肝细胞肝癌典型表现

A:灰阶超声显示为低回声肿块;B:彩色多普勒超声:肿块周边及内部见散在血流信号;C:超声造影动脉期(18 s)呈快速高增强;D:门静脉期(74 s)呈略低增强;E:延迟期(255 s)造影剂进一步廓清,呈低增强。

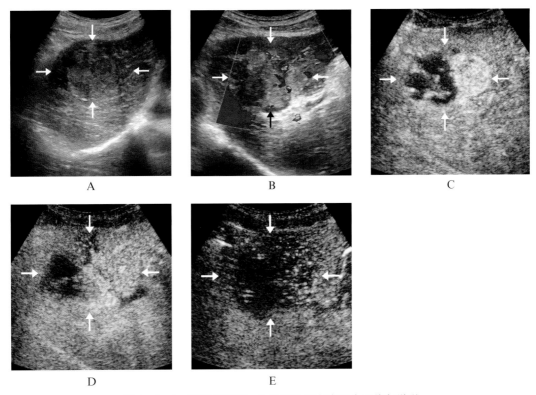

图 4 - 3 - 9　肝细胞肝癌：肿块直径较大表现为不均匀增强

A：灰阶超声显示为不均匀低回声肿块；B：彩色多普勒超声：肿块周边及内部见血流信号；C：超声造影动脉期（14 s）呈不均匀快速高增强；D：门静脉期（75 s）肿块内造影剂逐渐廓清，呈不均匀等增强；E：延迟期（286 s）造影剂进一步廓清，呈低增强。

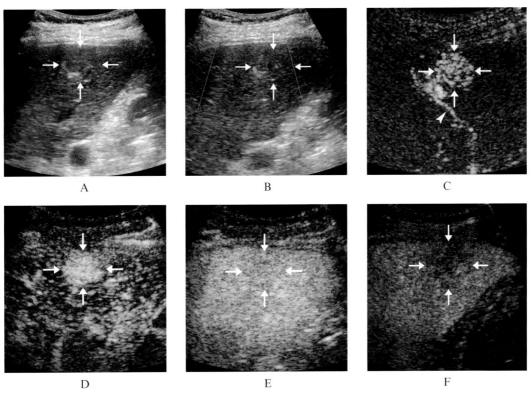

图 4 3 10　肝细胞肝癌：周边可见走行迂曲的供血血管

A：灰阶超声表现为不均匀稍高回声肿块；B：彩色多普勒超声显示周边见血流信号；C：超声造影动脉期早期（16 s）快速高增强，箭头所示为供血血管；D：动脉期中期（20 s）呈均匀高增强；E：门静脉期（66 s）肿块内造影剂逐渐廓清，呈略低增强；F：延迟期（267 s）造影剂进一步廓清，呈低增强。

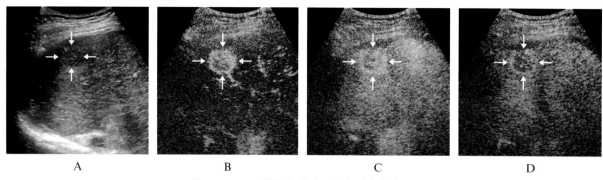

图 4 - 3 - 11　肝细胞肝癌：周边环形高增强

　　A：灰阶超声表现为等回声肿块；B：超声造影动脉期(16 s)呈快速高增强,肿块周边见薄环形高增强；C：门静脉期(74 s)呈略高增强,周边薄环形高增强；D：延迟期(253 s)肿块内造影剂逐渐廓清,呈低增强,肿块周边仍可见环形高增强。

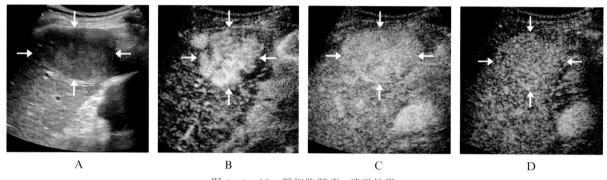

图 4 - 3 - 12　肝细胞肝癌：消退较慢

　　A：灰阶超声表现为形态规则的低回声肿块；B：超声造影动脉期(19 s)呈快速不均匀高增强；C：门静脉期(59 s)造影剂廓清不明显,仍为高增强；D：延迟期(160 s)造影剂廓清不明显,为等增强。

　　2. 不典型表现　直径大于 3.0 cm 的 HCC 多表现为上述典型增强模式,但直径小于 3 cm,尤其是 2 cm 以下者超声造影表现趋于不典型。

　　（1）较小或分化程度较好的 HCC 可表现为动脉期高增强,门静脉期及延迟期持续高/等增强,或三期均呈低增强或等增强(图 4 - 3 - 13)。此时不能单凭门静脉期、延迟期等增强就诊断为良性,应结合患者有无乙肝病史、普通超声及超声造影动脉期表现、以及增强 CT 及 MRI 表现,做出合理的诊断。某些高分化小肝癌造影剂廓清时间可达 120 秒左右,所以对于门静脉期仍呈高增强或等增强的,特别是有肝硬化背景的病灶,应延长观察时间。另有极少数小肝癌门静脉期及延迟期呈持续等增强,此时应结合病史,如果患者合并肝癌或肝硬化,诊断应首先考虑肝恶性肿瘤,再结合其他影像学检查或穿刺活检确诊。

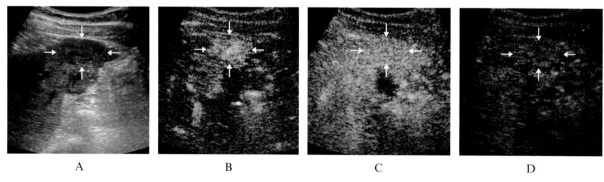

图 4 - 3 - 13　小肝癌："高-等-等"增强模式

　　A：灰阶超声表现为形态规则的不均匀低回声肿块,边界不清；B：超声造影动脉期(12 s)呈快速高增强；C：门静脉期(72 s)肿块内造影剂略为廓清,为等增强；D：延迟期(223 s)仍为等增强。

（2）动脉期高增强在直径 1.1 cm～2.0 cm 和 2.1 cm～3.0 cm 的 HCC 中检出率分别为 83％～88％和 92％～100％。超声造影对于直径小于 2.0 cm 的 HCC 诊断能力有待进一步提高，因它们动脉期可呈等或低增强，应注意识别。

（3）延迟期低增强在西方文献中见诸于 50％的 HCC，但 1.1 cm～2.0 cm 的 HCC 中仅 20％～30％出现低增强，而 2.1 cm～3.0 cm 的 HCC 中 40％～60％出现低增强。根据国内的文献，门静脉期 80.4％的 HCC 出现低增强而延迟期达到 95.3％；1.1 cm～2.0 cm 的 HCC 约 53.5％门静脉期低增强，而 69％～90.7％延迟期表现为低增强。东西方小 HCC 延迟期表现不同的原因尚不明确。

（4）弥漫型 HCC 的超声造影也多不典型，动脉期可为不均匀、等甚至低增强，但至延迟期一般呈低增强，此时可显示肿瘤完整形态或轮廓。

3. 脉管癌栓　门静脉、肝静脉、下腔静脉或胆管内癌栓亦多表现为动脉期高增强，门静脉期及延迟期低增强。

（四）鉴别诊断

超声造影诊断 HCC 时主要需与以下疾病鉴别：恶性病变如肝内胆管细胞癌、转移性肝癌等；良性病变如肝局灶性结节增生、肝血管瘤、肝硬化结节、不典型增生结节、肝脓肿等。

1. 肝内胆管细胞癌（Intrahepatic Cholangiocarcinoma，ICC）　典型 ICC 超声造影动脉期表现为周边不规则环状增强，内部多呈低或无增强，而 HCC 仅有约 1％有此表现。此外，ICC 在增强峰值时强度比 HCC 的低，由于病灶含有较多纤维间质，故常呈不均匀增强。另 ICC 增强消退较快，多在动脉晚期即消退，明显快于 HCC。

2. 转移性肝癌　多表现为动脉期周边环状高增强，少数表现为均匀高增强，与 HCC 类似。与这部分转移性肝癌的鉴别要点在于门静脉期转移性肝癌的增强消退较 HCC 的早且快，延迟期转移性肝癌消退更为明显，可呈"黑洞样"改变。另转移性肝癌多为多发，延迟期扫查其余肝脏常发现更多病灶。

3. 肝局灶性结节增生（FNH）　FNH 动脉早期可见造影剂从中心向边缘呈放射状离心性分布，而 HCC 的动脉期造影剂则多为从周边向中心向心性分布。FNH 病灶动脉期多呈均匀高增强（即使病灶相对较大），而 HCC 较大的病灶多呈不均匀高增强。FNH 与 HCC 鉴别的关键点在于门静脉及延迟期，FNH 门静脉期及延迟期病灶多呈均匀略高增强或等增强，部分病灶内可见低增强的星芒状纤维疤痕，而除了少数病理分化较好 HCC 可呈等或高增强外，绝大多数 HCC 在门静脉期及延迟期减退为低增强。

4. 肝血管瘤　典型肝血管瘤超声造影动脉期多呈周边结节状高增强，增强范围逐渐向心性扩大，部分病灶可至全瘤增强，门静脉期或延迟期血管瘤多维持高或等增强。少数较小的血管瘤动脉期可呈均匀高增强或低增强，门静脉期和延迟期也仍然维持动脉期的增强模式，呈高或低增强；而 HCC 的门静脉期及延迟期则有增强强度"由高到低"的变化过程。

5. 肝硬化结节　肝硬化结节动脉期多呈等增强，多较肝实质稍慢或同时增强；而 HCC 动脉期多表现为早于肝实质的快速高增强。门静脉期和延迟期肝硬化结节仍表现为等增强，而此期 HCC 多表现为低增强。

6. 异型增生结节　异型增生结节的增强模式与其分化程度有关。高度异型增生结节其增强模式可与 HCC 的类似；而低度异型增生结节则与肝硬化结节类似。

7. 肝脓肿　肝脓肿早期没有发生液化时声像图和 HCC 的颇为相似，而中晚期肝脓肿出现液化后也与较大 HCC 内部出现液化坏死较为相似。典型的肝脓肿动脉期表现为周边高增强、内部分隔状增

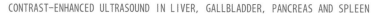

强,分隔之间为无增强的坏死液化区,门静脉期及延迟期消退至等或低增强。结合病史,典型的肝脓肿容易与 HCC 鉴别,不典型的肝脓肿增强模式可与部分 HCC 的重叠,需结合临床资料等加以鉴别。

(五) 临床价值

HCC 的诊断要点如下:①慢性病毒性肝炎或肝硬化背景。②肝内实性结节。③彩色多普勒超声内部血供较丰富。④超声造影表现为典型的动脉期高增强,门静脉期及延迟期低增强。⑤血清甲胎蛋白(AFP)升高。具备以上特征,对于直径大于 2.0 cm 的 HCC 一般敏感性可达到 90% 以上,对直径 < 2.0 cm 的 HCC 敏感性也可达到 80% 以上。因此超声检查在肝癌的诊断与筛查中一直被列为一线的影像检查方法,具有不可替代的临床价值。尤其在 2011 年美国肝病学会(AASLD)指南中 AFP 的作用被淡化或被否定,超声检查的重要性更加凸显。

超声造影也会受制于普通超声的局限性,主要有以下几点:①病灶位于 S7、8 近膈顶处或 S2、3 近胃小弯侧,肺底或消化道的气体可能会干扰扫查而出现假阴性结果。②患者体格肥胖而肝脏又有显著的萎缩时,不易得到肝脏的清晰显像。③对弥漫型肝细胞性肝癌往往难以检出明确的瘤灶。④部分病灶在超声上无法显示而在增强 CT 或 MRI 上可显示。

HCC 的诊断不能单纯依赖超声影像特征,必须放在整个临床的大背景中去考虑诊断及相关问题。超声医生应该熟悉 HCC 发生、发展、演变的规律;相关影像学知识;相关临床处理方法以及相关实验室检查等。一些临床资料如肝炎系列、肝功能或血清甲胎蛋白的检测等,往往对鉴别诊断有重要作用。

1. 伴有慢性病毒性肝炎或肝硬化的 HCC　HCC 多伴有慢性病毒性肝炎或肝硬化,因此在具有上述背景的情况下超声发现的所有肝内结节应首先排除 HCC,之后再逐步排除其他常见的疾病如肝硬化结节、异型增生结节、肝血管瘤、肝内胆管细胞癌、肝转移癌,以及其他少见疾病如肝肉瘤、肝淋巴瘤等。

HCC 的诊断与病灶大小也有明显的关系,根据 AASLD 指南,伴有慢性病毒性肝炎或肝硬化的情况下,初次就诊患者如肝内发现直径 < 1.0 cm 结节,多不考虑 HCC;而直径 > 3.0 cm 的结节一般超声较易作出诊断。因此目前诊断的难点主要集中在 1.1 cm～3.0 cm 的肝内结节。在硬化肝中,1.1 cm～2.0 cm 的结节约 66% 为 HCC,2.1 cm～3.0 cm 的结节约 80% 为 HCC,而直径大于 3.0 cm 的结节 92%～95% 为 HCC。我们根据 AASLD 指南及世界超声生物医学工程学会(WFUMB)2012 年肝脏超声造影指南,提出了超声诊断慢性病毒性肝炎或肝硬化背景下 HCC 的路线图(图 4-3-14):

为了规范肝脏影像征象描述,减少报告的模糊性与多样性,促进诊断报告标准化,2011 年,美国放射学会(American College of Radiology,ACR)发布了肝脏影像报告和数据管理系统(liver imaging reporting and data system,LI-RADS),其目的在于标准化 CT 和 MRI 检查技术、定义术语及影像征象,规范报告书写并分级,促进诊断流程及处理意见标准化,便于医师之间的相互沟通,避免产生歧义或信息遗漏。

LI-RADS 是以具有 HCC 发病风险因素人群为基础的,仅适用于肝硬化患者或具有其他 HCC 发病危险因素的人群,且目前仅用于 CT 和 MRI 检查,尚未纳入超声及超声造影检查。目前将 LI-RADS 分类标准引入超声造影相关研究报告较少,仍处于初步探讨阶段。见附录 3。

在硬化肝中,经常会检出数目众多的硬化结节或异型增生结节,这些结节与 HCC 的鉴别非常关键。硬化结节和 LGDN 与周围硬化肝实质的血供基本相似,而 HGDN 中新生血管已有逐步增加趋势。33.3%～60% 的 HGDN 表现出动脉期高增强,40%～66.7% 表现为动脉期低增强。HGDN 中延迟期低增强相对少见,与典型 HCC 的明显不同。超声造影有时能发现异型增生结节中的局部癌变,

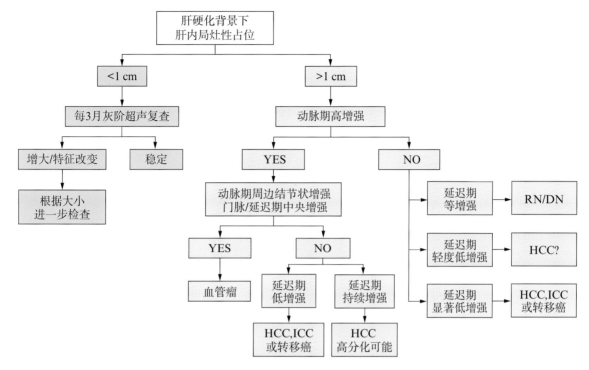

图 4-3-14　超声诊断慢性病毒性肝炎或肝硬化背景下 HCC 路线图

此时会出现同一结节中部分表现为 DN 的增强模式而另一部分表现为 HCC 的增强模式,此现象称为"结中结(nodule-in-nodule)"或 DN 局部癌变。因此,超声造影技术的出现能帮助我们检出具有恶变潜能的 HGDN(约 30％恶变)以及早期发现 HCC,对后续的临床决策起到了非常重要的作用。

2. 不伴有慢性病毒性肝炎或肝硬化的 HCC　不伴有慢性病毒性肝炎或肝硬化的 HCC 诊断较困难,需逐一排除各种常见的良恶性病变,包括肝血管瘤、FNH、肝腺瘤、肝脓肿、局灶性脂肪肝、肝内胆管细胞癌、肝转移癌、肝肉瘤、肝淋巴瘤等。具体可见有关章节各相关疾病超声表现。若病灶经超声造影等各种检查方法仍不能做出明确诊断,可行超声引导下的活检穿刺。

3. 直径小于 2.0 cm 的 HCC　随着影像技术的发展,当前超声诊断的重点应集中于发现及诊断直径≤2.0 cm 的早期 HCC,此类病变病理上分化程度高,缺乏明显的新生血管,具备肝动脉和门静脉双重血供,假性纤维包膜多未形成或不完整。早期 HCC 的这些病理特点,给超声诊断带来了困难。

声晕是超声诊断 HCC 的一个重要依据,直径≤2.0 cm 和＞2.0 cm 的 HCC 声晕显示率分别为 20％～30％和 48％～67％。直径≤2.0 cm、2.1 cm～3.0 cm、大于 3.0 cm 的 HCC 彩色多普勒超声上动脉性血流检出率分别为 22％～66％、83％、95％。在超声造影上,约 80％直径≤2.0 cm 的 HCC 病灶在动脉期表现高增强,门静脉期或延迟期增强消退,表现出典型的 HCC 增强模式。但有部分病灶动脉期呈高增强,之后并不消退,这种小 HCC 多为高分化 HCC,可能是病灶仍存在门静脉供血的缘故。还有部分小 HCC 在动脉期呈等增强或低增强之后维持不变,推测可能是由于新生动脉血管尚未充分形成有关。部分小 HCC 动脉期甚至表现为低增强,可能与动脉性新生血管尚未形成有关。

因此,实时超声造影尽管明显改善了对直径≤2.0 cm 的 HCC 的定性诊断能力,但假阴性率偏高,在临床检查实践中应予注意。提高对小 HCC 超声诊断水平依然是有待进一步研究的课题。

4. 肝细胞肝癌纤维板层型　HCC 的少见类型,占 2％左右。一般无慢性肝病史,多见于年轻女性,预后较好,AFP值常正常。不伴有肝硬化。肿瘤多位于肝左叶,内可有钙化灶。一般分化程度较好,生长缓慢,切除后生存期长。该型在东亚国家少见,在西方等HCC低发地区相对多见。在镜下肿瘤细胞呈梁索状排列,周围有大量增生的胶原纤维分隔肿瘤组织,形成板层状结构,故称为纤维板层型HCC。

典型声像图表现为低回声或高回声病灶,中央可见钙化灶并伴后方声影。彩色多普勒超声见病灶内丰富血供,超声造影时可表现为动脉期高增强,门静脉期与延迟期则呈低增强。

5. 混合细胞性肝癌　混合性肝癌在同一病灶内有肝细胞和胆管上皮来源的两种癌细胞同时存在,较少见。临床及超声表现兼有肝细胞性肝癌和胆管细胞癌的特征。血清学检查可AFP或CA19-9升高。超声诊断较困难。

6. HCC的预后评估　超声及超声造影能用于HCC的预后评估,如判断肿瘤大小、形态、数目、血管浸润、肝内和肝外转移等。此外,超声造影也可用于初步评估HCC的分化程度,高分化者通常在门静脉期及延迟期造影剂廓清较慢,而低分化者通常廓清较快。HCC的生长会经历单个结节、单个结节伴包膜外生长、多个结节融合等数个阶段,超声造影能清楚显示HCC生长过程中的这些细节,帮助评估患者的预后以及制定更合理的治疗方案。

【病例分析】

(1) 病例一:

① 简要病史:患者男性,45岁,乙肝病史10余年,体检发现肝左、右叶占位半月余。血清肿瘤标志物检查阴性。肝增强MR示肝右前下段、左外叶上段占位伴子灶形成,考虑肝细胞癌可能性大,建议超声造影检查。

② 重要实验室检查结果:癌胚抗原:2.9 ng/ml;甲胎蛋白定量:9.9 ng/ml;糖类抗原CA199:12.35 U/ml;糖类抗原724:1.88 U/ml;乙肝表面抗原:8 139.000;乙肝表面抗体:2.000 IU/L;乙肝e抗原:2.210;乙肝e抗体:1.270;乙肝核心抗体:0.004。

③ 普通超声:见图4-3-15A-B。

④ 超声造影:见图4-3-15C-E。

⑤ 相关影像学表现:无。

⑥ 病理结果:见图4-3-15F。

⑦ 诊断思路分析:该病例常规超声表现为肝内不均匀低回声区,边界欠清晰,形态不规则,无声晕。彩色多普勒超声示周边见明显血流信号,频谱多普勒超声示阻力指数0.79,表现为肝细胞性肝癌的特点。同时患者有乙肝病史10年,有慢性肝病声像图改变,故高度怀疑为肝细胞癌。超声造影表现为动脉期均匀高增强,门静脉期及延迟期呈低增强,呈"快进快出"的增强模式,符合肝细胞肝癌表现。手术后病理证实肝右叶为中-低分化肝细胞性肝癌,肝左叶为中分化肝细胞性肝癌。

(2) 病例二:

① 简要病史:患者男性,62岁,乙型肝炎后肝硬化病史10年余。3天前常规腹部超声检查发现右肝结节。CT检查提示右肝结节,肝硬化,脾肿大。血清肿瘤标志物阴性。建议超声造影检查进一步明确诊断。

② 重要实验室检查结果:癌胚抗原:3.32 ng/ml;甲胎蛋白定量:0.86 ng/ml;糖类抗原CA199:16.580 U/ml;糖类抗原CA153:8.09 U/ml;糖类抗原CA125:17.77 U/ml;糖类抗原CA724:1.36 U/ml。乙肝表面抗原:8 014.000;乙肝e抗体:0.004;乙肝核心抗体:0.005。

③ 普通超声:见图4-3-16A。

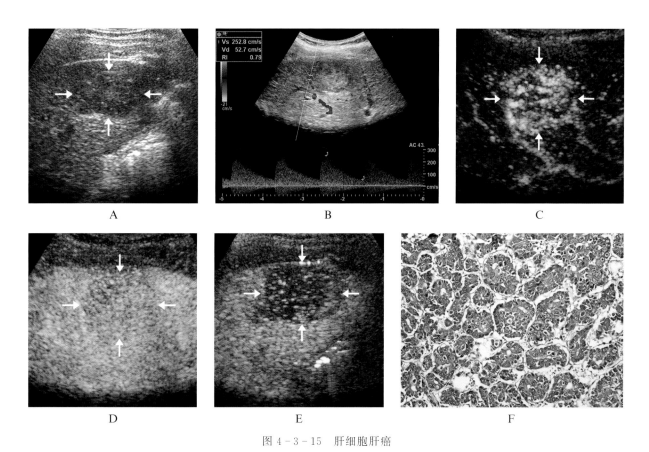

图 4-3-15 肝细胞肝癌

A：灰阶超声见肝内见数个低回声区，较大者位于肝右前叶，边界欠清，形态不规则；B：彩色多普勒超声肿块周边可测及动脉性高阻血流信号，RI：0.79；C：超声造影动脉期(17 s)呈快速高增强；D：门静脉期(73 s)逐渐消退呈稍低增强；E：延迟期(204 s)低增强更明显；F：术后病理证实为中-低分化肝细胞肝癌。

④ 超声造影：见图 4-3-16B-D。

⑤ 相关影像学表现：无。

⑥ 病理结果：肝细胞肝癌，局部伴坏死。

⑦ 诊断思路分析：老年男性，有乙肝肝硬化病史 10 年余，超声发现肝脏占位性病变首先需考虑肝细胞性肝癌。该病例常规超声表现为慢性肝病改变，肝右叶低回声区，边界尚清晰，形态规则，内回声均匀，初步诊断为肝细胞肝癌。超声造影表现为动脉期呈高增强，门静脉期及延迟期呈低增强，呈"快进快出"的增强模式，符合肝细胞肝癌表现。术后病理证实为肝细胞肝癌。

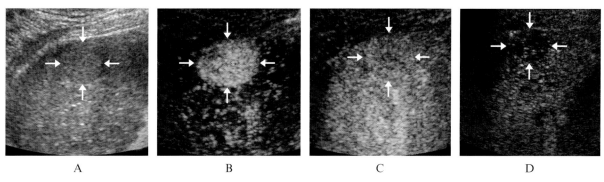

图 4-3-16 肝细胞肝癌

A：灰阶超声显示肝右叶包膜下见一低回声病灶，边界清，形态规则；B：超声造影动脉期(29 s)呈快速高增强；C：门静脉期(64 s)造影剂逐渐消退，呈等增强；D：延迟期(273 s)进一步消退为低增强。

（3）病例三：

① 简要病史：患者女性，48岁，半年前无明显诱因上腹不适，平卧时加重。10天前外院就诊，腹部超声提示腹腔内实性占位。胃镜见弥漫性胃炎，胆汁反流。上腹部CT提示腹腔内占位性病变。

② 重要实验室检查结果：癌胚抗原：1.30 ng/ml；甲胎蛋白定量：2.50 ng/ml；糖类抗原CA199：8.10 U/ml；糖类抗原CA125：15.72 U/ml；糖类抗原CA153：18.16 U/ml。乙肝表面抗原：0.339；乙肝e抗体：0.10；乙肝核心抗体：1.58；血红蛋白：93 g/L↓。

③ 普通超声：图4-3-17A-B。

④ 超声造影：图4-3-17C-E。

⑤ 相关影像学：图4-3-17F-I。

⑥ 病理结果：胃肠道间质肿瘤，侵袭危险程度中等。

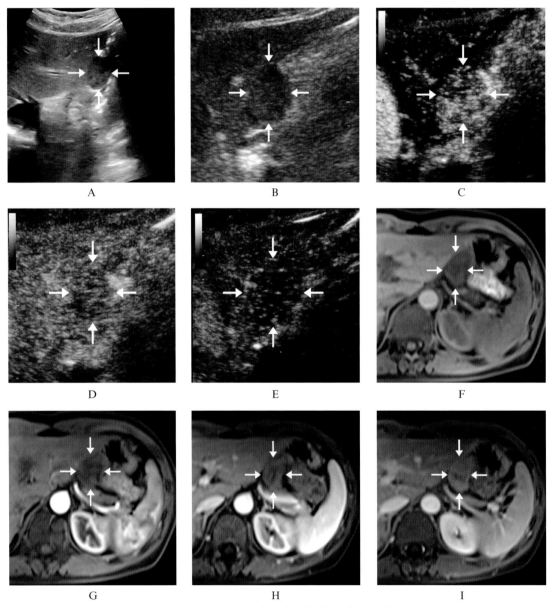

图4-3-17　胃肠道间质肿瘤：与肝癌相鉴别

A：（3.5 MHz凸阵探头）、B(11 MHz线阵探头)：灰阶超声显示肝左叶下方紧贴肝脏见一稍低回声肿块，形态规则，边界清晰，似见包膜；C：超声造影动脉期（22 s）呈快速高增强；D：门静脉期（47 s）略微消退，呈稍低增强；E：延迟期（149 s）进一步消退为低增强；F-I：平扫及增强MR：肝左叶与胃底间隙内见一软组织肿块，约3.2 cm×2.2 cm×3 cm大小，与胃壁关系密切，边缘清楚，增强后轻度强化，内见未强化的液化灶。

⑦ 诊断思路分析：该患者主诉为"半年前无明显诱因上腹不适"，院外 CT 提示腹腔内占位，胃镜示无异常。本院普通超声检查见肝左叶下方紧贴肝脏实性占位，考虑为肝脏来源突出肝脏表面或为肝外来源，超声造影显示增强模式为"快进快出"，符合恶性肿瘤特征。但是结合其没有乙肝病史及实验室检查结果（贫血），肝脏来源肿瘤可能性不大，同时应考虑是否为胃肠道来源的肿瘤。该病例术中见肿瘤位于肝左叶与胃小弯之间，部分与胃小弯浆膜粘连，直径 3.0 cm，包膜完整，质脆。病理诊断为"胃肠道间质肿瘤，侵袭危险程度中等"。该病例体会是，遇到"突出"肝脏表面的病灶，要反复多切面扫查，排除是否为肝外来源。如果不能排除为肝外来源，超声造影时应同时显示肝脏、病灶以及肝外器官（胃肠道等），同时配合呼吸观察肿块的活动是否与肝脏活动一致，对于鉴别其来源有帮助。

（4）病例四

① 简要病史：患者男性，46 岁，8 天前无明显诱因出现持续性右上腹绞痛半小时，不能自行缓解，立即于当地医院就诊。上腹部 MRI 提示：1. 胆囊结石。2. 肝右叶占位性病变，考虑恶性可能大。予以消炎对症治疗后缓解，来我院进一步诊治。

② 重要实验室检查：甲胎蛋白：65.11 ng/ml↑；糖类抗原 CA125：72.76 U/ml↑；糖类抗原 CA724：36.38 U/ml↑；乙肝表面抗原：359.000↑；乙肝表面抗体：64.310 IU/L↑；乙肝 e 抗原：169.400↑；乙肝核心抗体：0.009↓；血氨：37 μmol/L↑。

③ 普通超声：见图 4-3-18A-B。

④ 超声造影：见图 4-3-18C-E。

⑤ 相关其他影像学：见图 4-3-18F-I。

⑥ 手术病理：见图 4-3-18J。

⑦ 诊断思路分析：患者外院发现肝内占位，结合 AFP 升高和肝炎病史，考虑肝细胞性肝癌。普通超声发现肝右叶见一个低回声区，边界不清，形态不规则，内部回声不均匀。CDFI：周边及内部见血流信号。病灶旁见一个无回声区，另病灶与胆囊底体部分界不清。超声造影：病灶呈快进快出的增强方式，与胆囊底体壁分界不清，旁边的无回声区造影三期呈无增强。考虑肝细胞肝癌合并破裂，并侵犯胆囊壁。上腹部增强 CT 时，肿块呈现类似于超声造影的增强方式，考虑肝癌可能大，累及胆囊底部及右侧膈下包膜。手术证实为肝细胞肝癌，旁见陈旧性出血，并侵犯胆囊壁、网膜和部分肠管。

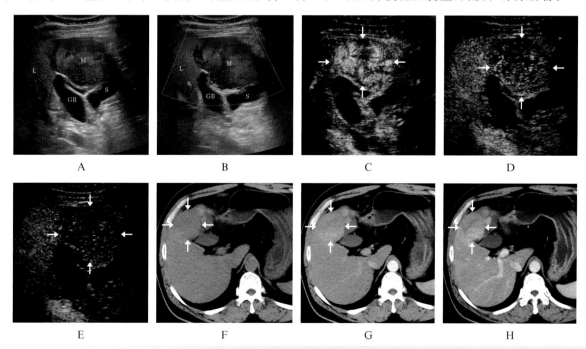

A   B   C   D

E   F   G   H

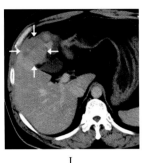
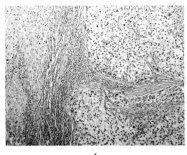

I   J

图 4-3-18 肝细胞性肝癌,肿瘤破裂

  A:灰阶超声肝右前叶见一个低回声区,大小 61 mm×51 mm,边界不清,形态不规则,内部回声不均匀。病灶右下方与一个无回声区紧密相连。另病灶与胆囊底体部分界不清。L:肝脏,GB:胆囊,S:积液,M:肿块;B:彩色多普勒超声病灶周边及内部见血流信号;C:超声造影动脉期(23 s)呈不均匀高增强;D-E:门静脉期(107 s)、延迟期(166 s)呈低增强。病灶右下方无回声区造影三期呈无增强(陈旧性血肿),可见与病灶紧密相连。病灶增强后与胆囊底体壁紧贴,分界不清。扫查肝脏其余部分,未见明显异常增强区。考虑肝细胞肝癌合并破裂,并侵犯胆囊壁;F:上腹部 CT 平扫肝脏 S5 段见一较大软组织肿块影,大小约 7 cm×6 cm×6.5 cm,病灶中央见多发小片状稍低密度影;G-I:增强后病灶实质部分呈快速不均匀强化,延迟期强化程度降低,肿块与胆囊底、右侧局部横膈包膜分界欠清,肝内外胆管无明显扩张。考虑肝 S5 段占位病变,肝癌可能性大,累及胆囊底部及右侧膈下包膜。J:手术病理证实肝内肝细胞肝癌,旁见陈旧性出血,并侵犯胆囊壁、网膜和部分肠管。

六、肝内胆管细胞性肝癌

(一) 概述

  肝内胆管细胞癌(Intrahepatic cholangiocarcinoma,ICC)起源于Ⅱ级以上肝内胆管到赫令氏管的胆管上皮,也称为周围型胆管癌(Peripheral cholangiocarcinoma),占肝脏肿瘤的 1%～2%,占原发性肝癌的 5%～30%,发病率仅次于肝细胞肝癌。近年发病率有持续上升趋势。

  本病症状隐匿,早期无症状,随着病程发展较 HCC 更易出现局部胆道梗阻症状如黄疸等。患者一般无慢性肝病病史,但肝硬化或慢性病毒性肝病也是该病高危因素。传统上认为与长期胆道感染和炎症有关。血清学检查肿瘤标志物 CA199(约 85%)及 CA125(约 65%)会有升高。早期即可发生肝内或肝门淋巴结转移,肿瘤在肝内多沿 Glison 鞘生长,可浸润门静脉及小胆管,包绕血管或胆管生长,但较少形成门静脉或肝静脉癌栓。手术切除率低,预后不佳。

  根据大体病理表现,肝内胆管细胞性肝癌分为肿块型、管周浸润型、管内生长型和混合型。肿块型最常见,起源于肝内小胆管,因富含纤维结缔组织,故质地坚硬,边界多不规则呈分叶状。管周浸润型为非结节状肿瘤,而是沿胆管壁长轴浸润性生长,呈树枝状或长条状,管壁向心性增厚、管腔狭窄,此型通常预后不佳。胆管内生长型,可由导管内乳头状肿瘤恶性变而来,呈乳头状向胆管腔内生长,通常不侵犯胆管壁和肝实质,此型预后最好。组织学上,肿块型与管周浸润型多为管状腺癌,管内型多为乳头状腺癌。

(二) 普通超声

1. 灰阶超声

  (1) 肝内实性结节,大小不等。单发多见,较大病灶周围可见多个子灶。

  (2) 回声不一,低、等或高回声为主均可。内部回声多欠均匀,病灶内可合并有胆管结石。

  (3) 病灶形态欠规则或不规则。边界多不清晰,无包膜,周边无声晕。肿块型多能显示病灶轮廓,管周浸润型一般轮廓不清,而管内生长型可见扩张的胆管内实性结节。

  (4) 病灶周边多有胆管扩张。

（5）肿块巨大时可引起肝脏外观改变。门静脉浸润时可见门静脉管腔狭窄或闭锁,导致同侧肝叶萎缩。

（6）常合并肿瘤周围门静脉分支闭塞、浸润等征象。

（7）压迫胆总管时,全肝肝内胆管、胆囊也会相应出现梗阻征象,表现为胆管扩张和胆囊肿大。

（8）相对于肝细胞性肝癌,早期即出现肝门及腹膜后淋巴结转移。

（9）肿瘤周边肝实质大部分回声正常,但亦可出现肝硬化的改变。

2. **彩色多普勒超声**　肝内胆管细胞性肝癌病理特点是少血管型肿瘤,故肝内胆管细胞性肝癌典型者病灶内血流信号稀疏,血流信号以周边为主,或可见瘤内动脉增粗、扭曲,穿行于肿瘤内部,动脉阻力指数常较高,多高于 0.60。肝内门静脉分支受浸润时可见门静脉管腔狭窄或闭锁,内部血流信号稀少或缺失。

（三）超声造影

动脉期大部分肿瘤强化较周围肝实质快或相等,少部分晚于周围肝实质。24%～28%病灶可见瘤内血管显示。主要有四种增强形态,分别为:

1. **周边不规则环状高增强**　约占 50%。动脉期病灶周边可见厚度不一的不规则环状高增强,环内缘不整齐,呈条索状或结节状向中央延伸,中央无或低增强,是 ICC 较具特征性的增强模式（图 4-3-19）。

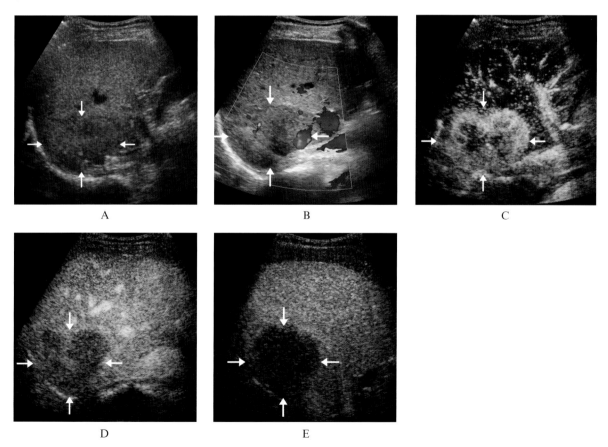

图 4-3-19　ICC 的典型超声造影表现:周边不规则环状高增强

A:灰阶超声显示肝内不均匀稍低回声区,边界欠清,形态欠规则;B:彩色多普勒超声肿块内部及周边见少许血流信号;C:超声造影动脉期(19 s)表现为周边不规则环状高增强,内部不均匀低增强;D-E:门静脉期(55 s)及延迟期(190 s)增强消退明显,但造影剂分布模式不变,仍为周边不均匀环形增强,内部为低增强甚至近似无增强。

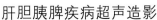

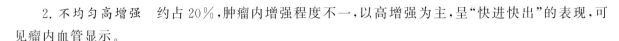

2. 不均匀高增强　约占 20%,肿瘤内增强程度不一,以高增强为主,呈"快进快出"的表现,可见瘤内血管显示。

3. 均匀高增强　约占 6%,多见于直径小于 3 cm 的 ICC,血供丰富,易误诊为肝细胞癌。

4. 不均匀低增强　约占 24%,肿瘤始终无明显强化,增强弱且缓慢,可见条索状增强伸入中央。此类型多含有丰富纤维成分。

门静脉期及延迟期,绝大多数 ICC 呈低增强,肿瘤轮廓显示更加清晰。

ICC 的超声造影表现与其病理类型有一定相关性:

1. 肿块型　最多见,动脉期以周边不规则环状高增强为主。这可能与瘤内病理组织成分分布不同有关。如肿瘤周边癌细胞多而中央以纤维间质为主,则表现为周边环状高增强;如瘤内富含大量纤维间质则为不均匀低增强;如瘤内癌细胞丰富则呈全瘤高增强。

2. 管周浸润型　较少见,动脉期主要呈不均匀高增强,伴周围胆管扩张。病变多形态不规则,边界不清。此型因认识不足,同时与炎性改变征象类似,部分合并胆管结石患者术前诊断困难。

3. 管内生长型　少见,表现为扩张胆管内的实性肿物,多呈乳头状或结节状。动脉期多表现为均匀高增强,与胆管壁分界清楚,与病理上的乳头状肿瘤相对应。

4. 混合型　同时合并以上两种或以上类型的图像特征。

(四) 鉴别诊断

肝内胆管细胞癌临床上较为少见,普通超声表现常无特异性,结合超声造影有助于该病的诊断,其超声造影表现需与以下疾病鉴别:

1. HCC　HCC 发病率高于 ICC,当患者无乙肝病史、肝内胆管有扩张、肝内合并胆管结石、超声造影呈 ICC 特征性的"周边不规则环状高增强"时,应考虑 ICC 的可能。与 HCC 相比,ICC 还有以下特点:增强峰值强度较低,常呈不均匀增强(整体高增强常见于较小病灶),增强持续时间较短,在动脉晚期或门静脉早期即出现消退。两者鉴别要点如表 4 - 3 - 2:

表 4 - 3 - 2　肝细胞性肝癌和胆管细胞癌鉴别要点

	肝细胞性肝癌	肝内胆管细胞癌
背景	多合并慢性病毒性肝炎和肝硬化	多合并胆道疾病或相关病史,少数合并慢性病毒性肝炎和肝硬化
血清学	AFP 阳性多见	CA19 - 9 阳性多见
普通超声		
形态	多规则,有包膜	多不规则,无包膜
瘤内或瘤周胆管结石	少见	多见
周围胆管扩张	少见	多见
血管侵犯	门静脉内癌栓多见	门静脉浸润多见,多表现为狭窄或闭塞
肝门及腹膜后淋巴结转移	少见	多见
彩色多普勒超声		
血供	多丰富	多稀少
超声造影		
动脉期增强形态	均匀或不均匀高增强多见	周边不规则环状高增强多见
瘤内血管	约66%显示	约24%显示
门静脉期	多等或稍低增强	多显著低增强

2. 转移性肝癌　患者一般有其他肿瘤病史,典型者动脉期可见厚环状高增强,门静脉期及延迟期呈较快速低增强,消退程度比 ICC 更低,可呈"黑洞"样表现。

3. 肝脓肿　肝脓肿也可出现超声造影动脉期环状高增强,但内部多可合并液化坏死,典型者呈蜂窝状改变;患者多见有相关症状和体征。

（五）临床意义

肝内胆管细胞癌的诊断要点有:①肝内实性肿物。②形态不规则。③病灶内或周边合并胆管结石。④病灶周围胆管扩张或扩张的胆管内见实性肿物。⑤肝门或腹膜后淋巴结肿大。⑥超声造影动脉期呈周边不规则环状高增强,门静脉期及延迟期迅速低增强。⑦血清 CA19-9 阳性。

以往肝内胆管细胞癌的术前定性诊断主要依赖增强 CT,普通超声诊断该病的敏感性、准确性分别为 28%～44%、64%～71%。一般认为肝内胆管细胞癌普通超声表现无特异性,但实际上仍有规律可循;超声造影进一步提高了超声的诊断能力,大部分病例可得到正确诊断。

增强 CT 上动脉期可见周边不完全环形强化而中央轻度强化,全瘤明显低增强或明显高增强。门静脉期增强消退不明显,延迟期其特征表现之一为延迟强化,即延迟扫描肿瘤强化逐渐明显。超声造影动脉期与增强 CT 表现类似,门静脉消退更快,延迟期则全部变为低增强。提示增强 CT 造影剂在肿瘤内存留时间较长。以上差异可能是因为超声造影剂为血池显像剂,不会弥散到血管外和细胞间隙;而 CT 造影剂不同,由于肝内胆管细胞癌纤维组织含量丰富,CT 造影剂后期会渗透进组织和细胞间隙,廓清较慢。对比两者术前诊断与最终手术病理的符合率,超声造影可达到 82%～90%,与增强 CT 相当。因此,超声造影技术的出现明显提高了对此类疾病的诊断能力。

肝内胆管细胞癌尽管与肝细胞肝癌同属原发性肝癌,但病理组成、生物学特性及预后不同,因此术前正确诊断对治疗方式的选择及预后评估十分重要。

【病例分析】

① 简要病史:患者男性,58 岁,右上腹隐痛半年,乙肝病史 20 余年。

② 重要实验室检查:谷丙转氨酶:43.6 U/L;谷草转氨酶:47.4 U/L;r-谷氨酸转肽酶:202.0 U/L↑;癌胚抗原:1.46 ng/ml;甲胎蛋白:201.9 ng/ml↑;糖类抗原 CA153:62.73 U/ml;糖类抗原 CA125:37.34 U/ml;糖类抗原 CA19-9:5.29 U/ml;乙肝表面抗原:6783.000↑;乙肝 e 抗体:0.106↑;乙肝核心抗体:0.006↑。

③ 普通超声检查:见图 4-3-20A-B。

④ 超声造影检查:见图 4-3-20C-E。

⑤ 相关影像学检查:见图 4-3-20F-I。

⑥ 病理结果:见图 4-3-20J。

⑦ 诊断思路分析:该患者有 20 年乙肝病史,主诉为右上腹隐痛半年,普通超声发现肝硬化,肝内多发实性及混合性占位,结合其甲胎蛋白升高、CA19-9 正常,初步诊断为肝细胞肝癌。超声造影动脉期表现为周边环形高增强,其内部为低增强,这是肝内胆管细胞癌较为典型的超声造影表现。术后病理证实为肝内胆管细胞癌。但在术前,仅凭超声造影动脉期周边环形高增强这一点很难做出肝内胆管细胞癌的诊断,加之患者有肝硬化病史、甲胎蛋白增高,更增加了诊断的难度。影像学上对于肝细胞肝癌和胆管细胞癌的鉴别诊断较难,如果遇到无乙肝病史、甲胎蛋白阴性的肝恶性肿瘤患者,超声造影表现为较典型的胆管细胞癌模式,可做出倾向性诊断,但仍需病理证实。

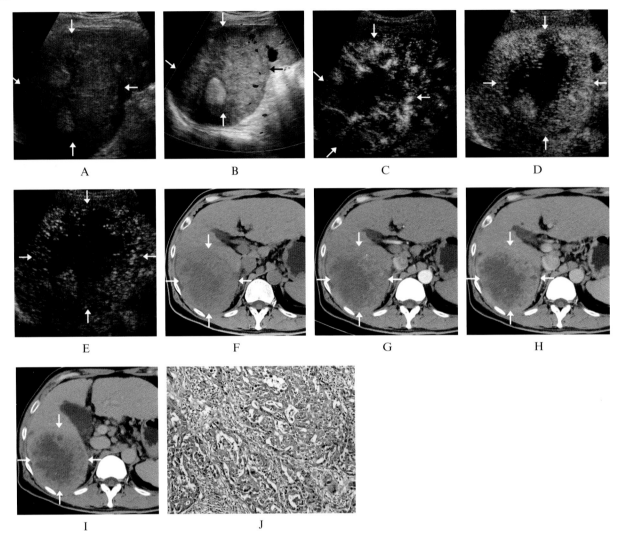

图 4-3-20　肝内胆管细胞癌

A：普通超声表现呈肝硬化表现，肝内多发实性占位，较大者位于右后叶，大小12.7 cm×9.2 cm。边界欠清，形态欠规则；B：彩色多普勒超声肿块周边及内部见稀少血流信号；C：超声造影动脉期(19 s)表现为周边不规则厚环状高增强，内部近似无增强；D-E：门静脉期(55 s)及延迟期(190 s)增强消退明显，但造影剂分布模式不变，仍为周边不均匀环形增强，内部为近似无增强；F-I：平扫及增强CT，提示肝右后叶占位，考虑恶性肿瘤可能；J：手术病理证实为肝内胆管细胞癌伴坏死，周围肝组织呈肝硬化改变。

七、转移性肝癌

(一) 概述

转移性肝癌是指其他部位的癌细胞扩散至肝脏后形成的肝部肿瘤。由于肝脏接受肝动脉和门静脉双重血供，血流量丰富，全身各脏器的恶性肿瘤大都可转移至肝脏，是全身除淋巴系统外最易发生恶性肿瘤转移的器官。在尸检中，25%～50%死于癌症的患者存在肝转移。在北美和西北欧等地，转移性肝癌的发病率为原发性肝癌的13～64倍，在中国两者发病率较为接近。

癌肿转移至肝脏的途径有门静脉、肝动脉、淋巴和直接浸润4种，其中血行转移最为常见。胃、胰腺、卵巢或子宫的肿瘤也可经淋巴途径转移至肝。周邻脏器肿瘤可通过直接浸润转移到肝脏。

转移性肝癌的原发灶常见于结/直肠、胰腺、胃、胆囊、肺、乳腺、白血病等，其中消化道来源占

35%～50%。有时转移性肝癌会比原发癌灶更早发现。肝脏的转移癌结节大小不一,数目不等,可呈孤立的1～2个结节,但多数呈弥漫多发结节,中心部位瘤组织易坏死、液化。转移瘤多保留着原发肿瘤的某些特征,如癌组织来源的纤维间质丰富;肉瘤组织来源的纤维间质少;绒癌来源的则易出现大片出血坏死。转移瘤多靠近肝脏表面,局部凹陷形成"癌脐"。

　　与原发性肝癌一样,转移瘤主要接受肝动脉供血,但总体血供相对较少。对于门静脉是否参与肝转移瘤供血尚存争议。一般认为肝转移瘤大部分由肝动脉供血,门静脉主要参与肿瘤边缘的血供。但也有研究认为门静脉不参与肝转移瘤的血供。

　　转移性肝癌的临床表现主要为原发灶的症状,肝脏本身的症状并不明显,大多在原发癌术前检查、术后随访或剖腹探查时发现。随着病情发展,肿瘤增大,肝脏的症状才逐渐表现出来,此时转移性肝癌的症状与原发性肝癌相似,如出现肝区痛、乏力、消瘦、食欲不振及上腹肿块等,晚期则出现黄疸、腹水、恶病质等。转移性肝癌很少合并肝硬化,也很少侵犯门静脉或形成癌栓,这和原发性肝细胞癌不同。

　　(二) 普通超声

　　1. 灰阶超声　多发的实性病灶,可分布于肝内任意位置,大小不一。既可以孤立存在,也可以融合成团,少数情况可呈弥漫性分布。

　　病灶一般形态规则,呈圆形或类圆形,边界清楚。内部回声分布均匀或欠均匀,结节周围常出现低回声晕环,又称"牛眼征",晕环宽一般不超过0.3 cm,这是由于肿瘤膨胀性生长压迫周围肝组织所致。

　　病灶周围肝组织回声多正常,肝脏体积一般也正常,后期也可因病灶多发或病灶过大而出现肝体积增大。

　　门静脉、肝静脉或下腔静脉极少出现癌栓,这也是与原发性肝细胞肝癌的不同之处。

　　转移性肝癌病灶回声与原发灶有一定的关系,低回声常见于乳腺、胰腺、胆囊、肺、黑色素瘤等来源,也见于淋巴瘤的肝内转移,部分低回声病灶回声极低甚至类似于无回声。

　　高回声最常来源于胃肠道特别是结肠癌,其次为肾细胞癌、神经内分泌肿瘤、绒毛膜癌、胰岛细胞癌,这类转移瘤容易与血管瘤相混淆,但高回声转移瘤周边的低回声晕环比较明显,可与之鉴别。

　　囊实性混合回声者多见于肉瘤、卵巢囊腺癌、胰腺囊腺癌、肾上腺肿瘤、甲状腺癌、鼻咽癌的肝转移。肿块较大,内部回声高低不均,中心部分可因出血坏死、液化而形成无回声区。内部也可形成分隔,呈多房结构。

　　无回声非常罕见,主要由于肿瘤内部广泛坏死而形成液化区,最常见于神经内分泌肿瘤和类癌(肿瘤)肝转移,需与单纯性囊肿相鉴别,主要依据壁厚、可见壁结节及分隔等特征来诊断。

　　伴有钙化的转移瘤常见于胃肠道肿瘤、甲状腺癌及各种肉瘤来源。

　　转移性肝癌呈强回声罕见,表现为病灶内多发的强回声区,形态可粗大伴明显后方声影,亦可细小且后方无声影,胃肠道肿瘤、甲状腺癌及各种肉瘤来源常见。

　　弥漫型罕见且诊断困难,最常来源于乳腺癌、肺癌以及恶性黑色素瘤。化疗后的肝脂肪变性进一步加大诊断难度。对于这些患者,灰阶超声往往无法有效诊断,必须借助超声造影、CT 或 MRI等对比增强手段。

　　2. 彩色多普勒超声　转移性肝癌的彩色多普勒表现也与其原发灶有关,多数血供不丰富,内部或瘤周可见细线状或短棒状血流信号。脉冲多普勒可检出动脉性血流信号,阻力多较高。但原发病灶血供较丰富者,如黑色素瘤或肾癌肝转移,也可见较丰富血供。脉冲多普勒可测出高阻动脉血流信号。

（三）超声造影

转移性肝癌超声造影最显著的特征就是动脉期周边均匀环状高增强，也可表现为病灶迅速整体高增强或不均匀高增强。门静脉期及延迟期迅速消退为低增强，部分病灶延迟期近似"无增强"，即"黑洞征"（图 4-3-21）。这与肝脏转移瘤主要由肝动脉供血，门静脉血供稀少或无门静脉供血有关。这一特征性造影表现有别于肝细胞性肝癌及肝内良性肿瘤。延迟期呈黑洞样低增强这一特征也使得超声造影能比 CT 更敏感地发现较小的转移灶。

原发病灶为乏血供者如胰腺癌肝转移多表现为三期低增强（图 4-3-22）。

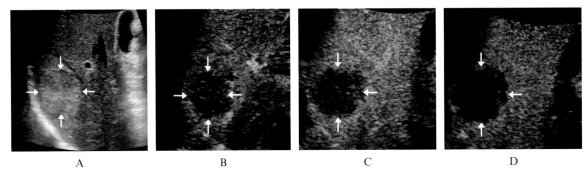

图 4-3-21 转移性肝癌（乳腺癌肝转移）：典型"黑洞"表现

A：灰阶超声表现为肝内类圆形高回声肿块，周边见低回声晕；B：超声造影动脉期表现为低增强、周边见环形高增强；C：门静脉期表现与动脉期的相似；D：延迟期造影剂消退明显，呈典型"黑洞"样表现。

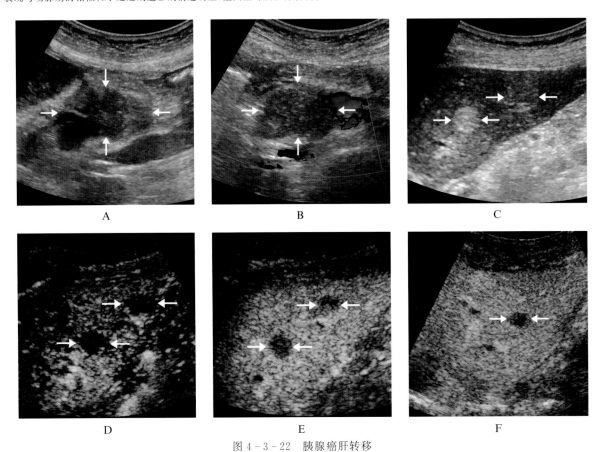

图 4-3-22 胰腺癌肝转移

A：灰阶超声显示胰腺头部见一低回声，形态不规则，边界欠清；B：彩色多普勒显示胰腺病灶内部未见明显血流信号；C：灰阶超声显示该患者肝内见数个高回声结节；D：超声造影动脉期（23 s）肝内高回声病灶表现为低增强；E：门静脉期（48 s）表现为低增强；F：延迟期（153 s）仍表现为低增强。

（四）鉴别诊断

1. 原发性肝癌 原发性肝癌常有慢性肝病病史，AFP 阳性，有些可见门静脉、肝静脉内癌栓。超声造影虽多表现为"快进快退"，但一般不会出现延迟期"黑洞征"。转移性肝癌常有原发肿瘤病史，AFP、肝炎抗原抗体阴性，肝内多发圆形、边界清楚病灶，超声造影动脉期周边环状高增强后迅速消退，与原发性肝癌相比，消退速度更快、程度更低。

2. 肝血管瘤 转移性肝癌表现为高回声时需与血管瘤相鉴别。血管瘤周边一般没有低回声晕环。超声造影可以明确诊断。

3. 肝脓肿 肝脓肿多伴有发热、外周血白细胞升高等表现。普通超声多为单一病灶，不均匀低回声为主，边界常模糊，无晕环。超声造影常呈无增强或蜂窝状改变，可明确诊断。

（五）临床意义

典型转移性肝癌诊断不难，诊断依据中原发肿瘤病史的权重很大。诊断的难点是部分单发的肝转移瘤以及部分隐匿的肝转移瘤，如转移性病灶呈等回声、无明显边界、周围肝组织背景回声欠均匀等。超声造影延迟期显著低增强的特征对肝转移瘤的检出意义较大，可达到与增强 CT 或 MRI 同等水平，临床如有怀疑肝转移时建议应用。

特殊类型肿瘤肝转移表现：

神经内分泌瘤 70% 起源于胃肠道和胰腺，多经超声检查偶然发现肝脏转移灶后再追溯到原发肿瘤。神经内分泌瘤的肝转移灶与常见的腺癌或鳞状上皮癌转移灶相比，更常出现如下特征：均质性回声、少有多囊性结构、分界清晰、边缘光滑；部分出现典型的声晕以及非常丰富的瘤内血管。当肝内多发转移时，可同时存在高回声、等回声或低回声病灶，这种组合特征在其他恶性肿瘤肝转移少见。超声造影动脉早期在病灶周边迅速出现高增强，并显示分支状肿瘤内血管；向心性迅速充盈，呈现出明显高增强的结节。转移灶小于 2.0 cm 时常均匀增强，＞2.0 cm 的病灶出现中央无增强的坏死区；门静脉期约 80% 的转移灶变得不太分明，延迟期病灶呈现出相对周边组织的低增强改变。少数转移灶在 6 分钟后还存在增强，原因是该类转移灶动脉血供非常丰富，微泡造影剂能长久地在病灶内维持相对高浓度，大的转移灶周边常有粗大的供血动脉，动脉期出现窃血现象，使得周围组织增强延迟、减弱，瘤体则增强持续时间更长。

【病例分析】

（1）病例一：

① 简要病史：患者女性，54 岁，结肠癌伴肝转移术后 7 月。腹部超声检查发现肝内多发低回声占位，为进一步明确诊断行超声造影检查。

② 重要实验室检查：血氨：29 μmol/L；谷丙转氨酶：40.7 U/L；白蛋白：46 g/L；白细胞：3.51×10^9/L；红细胞：3.91×10^{12}/L；血红蛋白：120 g/L；血小板：90×10^9/L。

③ 普通超声检查：见图 4-3-23A。

④ 超声造影检查：见图 4-3-23B-D。

⑤ 相关影像学检查：无。

⑥ 手术病理结果：见图 4-3-23 E。

⑦ 诊断思路分析：中老年女性，结肠癌伴肝转移术后。常规超声检查可见肝内多发占位，首先考虑转移性病灶。进一步超声造影检查显示肝右后叶较大低回声病灶动脉期呈不均匀略高增强，

门静脉期及延迟期仍呈高增强,虽然该病灶表现不典型,结合其结肠腺癌手术病史,仍然考虑诊断为结肠癌肝转移。

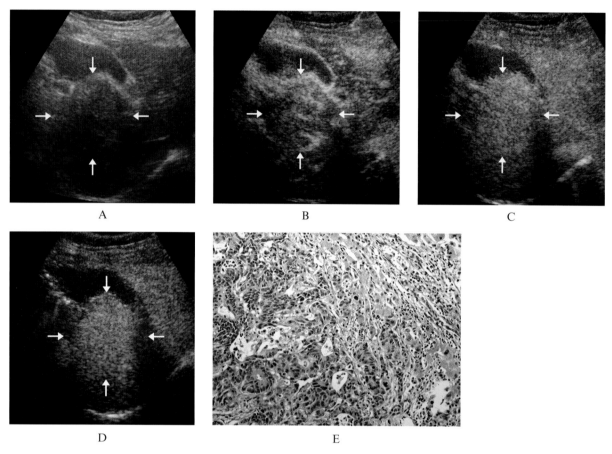

图 4-3-23　肝转移癌

A:灰阶超声显示肝右叶见一低回声,边界欠清,形态规则,内部回声欠均;B:超声造影动脉期(24 s),肝内占位呈不均匀略高增强,肿块周边呈环形高增强;C-D:门静脉期(50 s)及延迟期(164 s)肿块仍为高增强;E:手术病理证实为腺癌,符合消化道来源转移。

(2)病例二:

① 简要病史:患者女性,63岁,因乳腺癌术后5年,发现肺转移2年入院。超声检查示肝多发实性占位,考虑转移性肝癌。建议超声造影进一步检查。

② 重要实验室检查:癌胚抗原:12.49 ng/ml↑;甲胎蛋白:4.65 ng/ml;糖类抗原 CA19-9:20.84 U/ml;糖类抗原 153:34.76 U/ml↑;细胞角蛋白 19 片段:6.45 ng/ml↑。

③ 普通超声检查:图 4-3-24A-B。

④ 超声造影检查结果:见图 4-3-24C-E。

⑤ 相关其他影像学检查:见图 4-3-24F-I。

⑥ 病理结果:见图 4-3-24J,穿刺病理结果:浸润性腺癌,符合乳腺癌肝转移。

⑦ 诊断思路分析:老年女性,乳腺癌肺转移病史,普通超声发现肝内多发实性占位,形态类圆形,边界清晰,首先考虑乳腺癌肝转移可能。进一步超声造影检查示肝内低回声病灶动脉期呈快速高增强、门静脉期及延迟期消退明显,符合转移性肝癌的诊断。患者随后行肝内实性占位穿刺活检,病理结果为浸润性腺癌,符合乳腺癌肝转移。诊断明确后行高强度聚焦超声治疗。

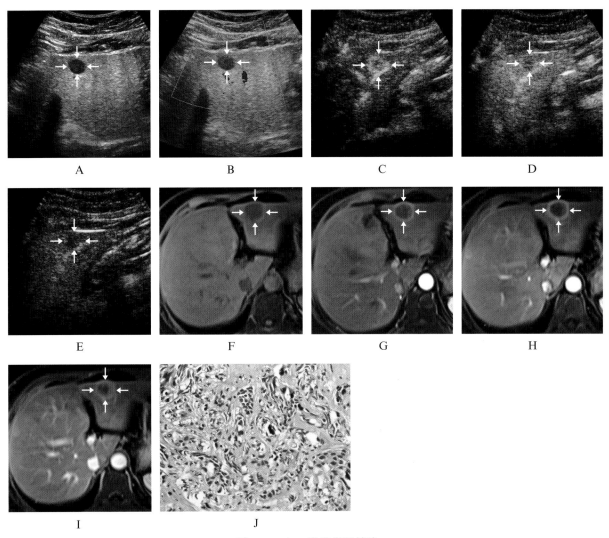

图 4 - 3 - 24　乳腺癌肝转移

A：灰阶超声显示肝内见多发低回声病灶，较大者位于肝左外叶，大小 2.7 cm×2.5 cm×2.7 cm，形态类圆形，边界清晰，内部回声均匀；B：彩色多普勒超声在病灶周边见血流信号，内部未见明显血流信号；C：超声造影动脉期（24 s）呈不均匀高增强，周边呈环形高增强；D - E：门静脉期（57 s）及延迟期（178 s）消退明显，呈低增强；F - I：平扫＋增强 MR 表现：肝内见类圆形异常信号结节灶，直径 0.8 cm～2.4 cm，边界清晰，增强后呈环形强化；J：穿刺病理证实为肝转移癌。

八、肝肉瘤

（一）概述

肝肉瘤为来源于间叶组织的肝脏恶性肿瘤。原发肝脏肉瘤罕见，约占肝脏原发恶性肿瘤的 1％～2％。好发年龄 50～70 岁，男性居多。部分肝肉瘤如血管肉瘤的发生主要与长期接触化学物质二氧化钍、氯乙烯、砷，和内源性射线照射及血色素沉着症有关。近年来国外有报道发现艾滋病患者与器官移植术后长期免疫抑制治疗患者肝肉瘤的发生率明显高于正常人。肝脏内所有的间叶性成分均可发生恶性肿瘤，包括肝血管肉瘤、上皮样血管内皮瘤、胚胎性肉瘤、未分化肉瘤等，其中最常见的是肝血管肉瘤。

肝血管肉瘤来源于恶变的肝窦内皮细胞，形态各异，多为界限不清的蜂窝状出血结节，质地较软。根据形态分为四种类型：①弥漫微小结节型；②弥漫多结节型；③巨块型；④混合型。镜下见海绵状血管腔,内有肿瘤细胞衬覆。肿瘤细胞沿肝窦呈浸润性生长,可呈窦状隙样、海绵状、结节乳头状和实心的梭性细胞团。

上皮样血管内皮瘤是一种生长缓慢的血管源性低度恶性肿瘤,肿瘤组织以肥大的上皮样细胞和细长型细胞、硬化的致密纤维组织和黏液样基质为特征。临床过程介于血管瘤和血管肉瘤之间。多见于中年女性。血清学检查肿瘤标记物多在正常范围,但有75%的患者血清碱性磷酸酶升高。预后相对较好。

肝肉瘤早期无特殊症状和体征,随病程进展,可有肝区疼痛、乏力、消瘦、上腹部包块和消化道症状;晚期可有黄疸、腹水和恶液质。确诊依靠病理检查。免疫组织化学染色与电镜检查有助于明确诊断。

（二）普通超声

1. 灰阶超声　多表现为圆形或类圆形、边界清晰的实质性占位。体积多较大,内部回声不均匀,内部液化坏死可见不规则无回声区。肝脏上皮样血管内皮瘤由于肿瘤扩散主要通过门静脉分支进行,病灶多表现为肝周缘区的多发性结节灶,可融合呈巨块样。

2. 彩色多普勒超声　彩色多普勒超声可显示病灶内丰富血供,频谱多普勒可显示动脉性血流信号。

（三）超声造影

肝肉瘤在超声造影上表现为恶性病变的特征,即动脉期均匀或不均匀高增强,门静脉期及延迟期表现为低增强。

（四）临床价值

原发性肝肉瘤比较少见,因病理类型多样,影像学检查表现亦多样。发生囊性变者,单纯常规超声及超声造影不易与肝脓肿、转移性肝癌液化坏死、囊腺瘤、囊腺癌、肝囊肿伴感染等相鉴别,实性肿块者不易与原发性肝癌相鉴别,需结合临床病史,如发热、疼痛、疫区生活史,以及其他影像学结果及血清肿瘤标志物等检查综合评估。

【病例分析】

① 简要病史:患者男性,43岁,1年半前体检超声发现肝脏占位。在当地医院磁共振平扫＋增强检查考虑为不典型肝血管瘤,建议定期复查。1月前无明显诱因出现右上腹间断性隐痛,于当地医院再次行磁共振平扫＋增强检查,此时病灶增大明显,考虑为恶性肿瘤。患者有三年半的氯乙烯的接触史,否认肝炎、结核病、糖尿病和恶性肿瘤等病史。

② 实验室检查:实验室检查显示仅γ-谷氨酰基转移酶略高(68.6 u/L;正常范围,＜60 IU/L)。其他指标正常。肿瘤标志物包括 CA125、CA 19-9、CA153、AFP 和 CEA 等均在正常范围内。

③ 普通超声:见图 4-3-25A-B。

④ 超声造影:见图 4-3-25C-E。

⑤ 相关影像学:见图 4-3-25F-I。

⑥ 病理结果:见图 4-3-25K,大体标本见图 4-3-25J。

⑦ 诊断思路分析:该患者肝内病灶超声造影表现为动脉期呈由外周向中心低增强,类似于血管瘤的增强模式,但是门静脉期及延迟期快速消退为低增强,结合病史,病灶短期内迅速增大,应考虑恶性肿瘤。因肝血管肉瘤临床少见,很难做出正确的诊断。

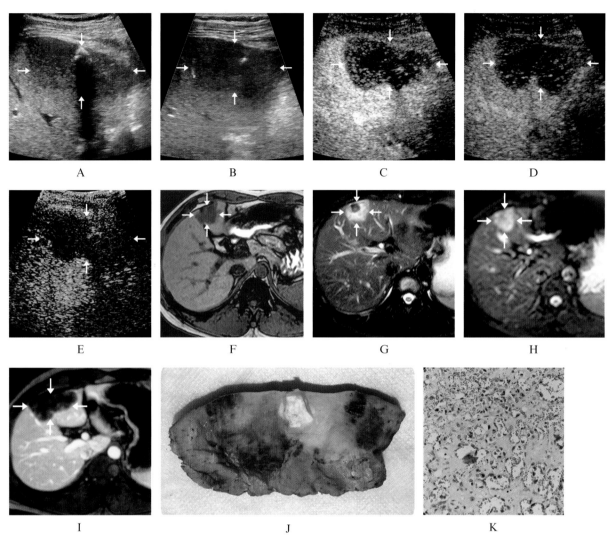

图 4-3-25 原发性肝血管肉瘤

A：灰阶超声上肝脏 S4 段可见一大小为 6.2 cm×3.5 cm×5.5 cm 的不均匀低回声团块，形态不规则，边界不清，病灶中央见一强回声，后方伴声影；B：彩色多普勒超声在病灶周边见少许血流信号；C：超声造影动脉期(24 s)该病灶见从外周开始逐渐增强，呈不规则环状稍低增强，环内缘不整齐，呈条索状向中央延伸，病灶增强到高峰的时间慢于周围肝实质组织，病灶中央呈明显的低增强；D：门静脉期(75 s)逐渐减退呈低增强；E：延迟期(341 s)表现为明显的低增强；F—H：20 个月前 MR 平扫＋增强；F：在 T1 加权像上表现为不均匀低信号大小 3.7 cm×3.1 cm；G：而在 T2 加权像上表现为不均匀高信号，边界不清，病灶紧贴肝包膜，肝包膜出现少许回缩改变，在病灶中央有一约 1.0 cm 的结节样的短 T2 信号，弥散加权上表现为明显的高信号；H：动态增强，发现病灶呈现周边结节样增强，向心渐进式的增强模式，当时考虑为不典型的肝血管瘤；I：一星期前本院磁共振 MRI 发现病灶明显增大，大小为 6.2 cm×3.3 cm，形态不规则，边界不清，动态增强上，病灶增强明显，考虑为肝脏恶性肿瘤；J：术后病理证实为原发性肝血管肉瘤，病灶内周边出现出血区域，内部见灰白区域，为纤维化透明样改变，病灶中央见钙盐沉积的粗大钙化灶；K：显微镜下肿瘤由特征性梭形细胞构成，并分化形成血管结构，肿瘤细胞分化不一，有一部分表现出上皮样外观。

九、肝脏淋巴瘤

少见，多为肝内孤立病灶，也可为多发，极少数为肝内弥漫性。

超声多表现为肝内低回声肿块，彩色多普勒超声内部可检出血流信号。超声造影则具有恶性病变的特征，即动脉期均匀或不均匀高增强，门静脉期及延迟期低增强。术前准确诊断往往较困难。

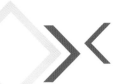

十、肝局灶性结节性增生

（一）概述

肝局灶性结节性增生（Focal nodular hyperplasia，FNH）是仅次于肝血管瘤、第二常见的良性肿瘤样病变。发病率1%～3%，一般以中青年女性多见，女性发病率约为男性的8倍。本病为正常肝细胞以不正常结构排列的肝脏良性实质性肿块，并非真性肿瘤。其病因尚不明确，一般认为本病是因肝动脉畸形造成局部肝组织血流过度灌注，继发引起局部肝细胞的反应性增生所致。

2/3的FNH为单结节实体型，1/3为多结节型。FNH多位于肝浅表部位，少数位于肝实质深部。周围肝组织常无肝硬化。本病多因体检发现或在其他疾病的诊疗过程中偶然发现。患者一般无肝炎或肝硬化病史，实验室检查无特异性改变。一般不会恶变，对于无症状者可以长期随访而不必手术切除。

结节剖面中央为星芒状瘢痕组织，大小不等的纤维间隔自中央瘢痕组织向四周放射并将肝细胞分隔，为FNH的特征性改变。有时中央瘢痕不明显，可见薄的错综交织的纤维层。镜下见病灶由正常的肝细胞组成，但不以正常结构排列。中央星芒状瘢痕组织包含一条或数条动脉，动脉内膜或中层纤维肌层常呈异常增生使管腔变窄或闭锁，没有中央静脉。纤维分隔中有动脉及静脉壁增厚、胆管增生、炎细胞浸润、中央静脉缺如。由于血供丰富，病灶内很少出现出血、坏死、钙化等继发性改变。

（二）普通超声

1. 灰阶超声　FNH多表现为低、等回声结节，其中等回声多见（约占66.7%～74.3%）。灰阶超声有时不易发现病灶，可通过观察肝内管道或相邻脏器的移位而识别病灶。部分中央可见瘢痕样高回声。内部回声多均匀，包膜不明显，边界欠清，周边声晕不明显。周围肝实质回声多正常。

2. 彩色多普勒　瘤内血供较丰富，典型的征象是自结节周边见一粗大的血管伸入结节中央，后者再向周边呈放射状延伸，形成"轮辐状"改变。频谱多普勒可检出动脉性血流信号，血流阻力中等偏低。

（三）超声造影

FNH动脉期见病灶增强早于肝实质，动脉早期部分病例在病灶周围可见一条粗大迂曲的滋养血管，伸入病灶中央，然后向周围放射状延伸，呈现"轮辐状"的血管构筑形态。造影剂在病灶内的运动轨迹呈现为离心性，继之病灶整体呈均匀高增强。门静脉期及延迟期仍为高增强或等增强，呈"快进慢退"的特征。

部分病灶内部可见始终呈低增强的中央瘢痕，尤其以延迟期明显，如图4-3-26。少数病例在延迟期3 min后会表现为稍低增强，可能与血液中的造影剂被逐步廓清有关，此时要注意与肝内恶性肿瘤鉴别。

（四）鉴别诊断

1. 肝血管瘤　部分肝血管瘤也可表现为低及等回声，仅凭灰阶超声容易将FNH误诊为更常见的肝血管瘤。超声造影下，两者有显著的区别，容易得出明确的诊断。

2. 肝腺瘤　肝腺瘤病灶较大时内部可有出血坏死区，回声分布不均，彩色多普勒检查肝腺瘤多无中央血管。CEUS动脉期表现为全瘤由周边向中央向心性高增强，部分肿瘤内部可见无增强的

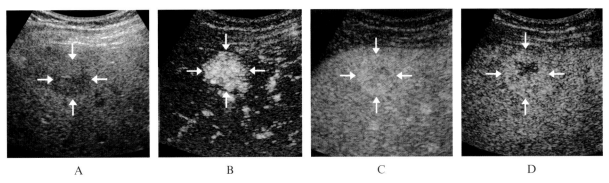

图 4 - 3 - 26 FNH 特征性超声造影表现

A：灰阶超声见肝内稍低回声区,形态规则,边界欠清;B：超声造影动脉期(14 s)该病灶表现为快速高增强;C：门静脉期(70 s)仍为高增强;D：延迟期(252 s)持续表现为高增强,中央见低增强"疤痕"。

出血坏死区。而 FNH 超声造影具有特征性的轮辐状离心性增强模式。但有时候上述普通超声及超声造影表现也会有重叠或不典型,需结合其他影像学检查或肝脏穿刺明确诊断。

3. **小肝癌** 体积较大的 FNH 通常表现为回声均匀的等回声或稍低回声肿块,边界清楚,造影表现为"快进慢出",易与进展期肝癌鉴别。对于小肝癌,由于其灰阶超声可表现为等回声或稍高回声,超声造影表现也不典型,需要与 FNH 相鉴别。大部分小肝癌超声造影还是表现为"快进快退"的恶性肿瘤造影模式,少数高分化小肝癌(约 5%)门静脉期高增强,其中约 11% 在延迟期缓慢退出,呈"快进慢出",另有约 4% 的高分化小肝癌在延迟期仍不消退。故若患者有乙肝病史或肝硬化背景,遇到体积较小的"快进慢退"病灶,不能轻易下 FNH 的诊断,应结合 AFP 及其他影像学检查,综合评估。

(五) 临床价值

FNH 的诊断要综合患者年龄、性别、肝病病史、血清学及其他影像表现,不能单纯根据超声图像诊断。主要诊断依据有：①青年到中年女性。②无肝病病史。③血清肿瘤标记物阴性。④肝内实性结节。⑤等回声或低回声。⑥彩色多普勒超声见周边粗大迂曲的滋养血管及内部"轮辐状"血管,低到中等阻力。⑦超声造影动脉期见特征性的"轮辐状"血管构筑模式,之后均匀高增强,门静脉期及延迟期持续增强。符合以上依据者基本可以诊断此病,如随访 1 年以上无明显变化则可以作为临床确诊的依据。文献报道超声及超声造影诊断 FNH 的敏感性和特异性可达到 90.9% 和 97.8%。

有研究采用超声造影定量软件比较 HCC 与 FNH,结果发现 HCC 和 FNH 的平均渡越时间(mean transit time, mTT)分别为 115 s 和 271 s, HCC 明显快于 FNH。mTT 为病灶从开始增强至峰值强度下降一半所需的时间,与病灶内造影剂廓清快慢相关。以 mTT 值 107.9 s 区分 HCC 和 FNH,其诊断性能可达到与高年医师同等水平,因此超声造影定量指标 mTT 对于不典型 HCC 和 FNH 的鉴别可提供新的思路。

如超声造影检查后仍鉴别诊断困难者可先行增强 CT 或 MRI 检查。CT 检查平扫为低密度;动脉期呈均匀增强的多血管肿块,典型 FNH 表现为动脉期迅速均匀强化,而在门静脉期及延迟期呈等密度肿块。中央瘢痕在动脉期和门静脉期呈低密度,而在延迟期强化,部分病例有中心瘢痕。MRI 平扫时病灶为单发类圆形团块状。在 T1 加权像上为略低信号。在 T2 加权像上为略高信号。病变中央或偏心有"星状"瘢痕是其特征性表现,此瘢痕在 T1 加权像上相对病灶呈低信号,在 T2 加权像上相对病灶呈高信号(一般瘢痕在 T2 信号上为低信号,由于 FNH 瘢痕内含有较多的血管、炎性细胞浸润和水肿而呈现为高信号)。增强后动脉期明显强化,延迟期病灶与肝实质等强化,而瘢痕逐渐强化。其中,瘢痕延迟强化具有较高的特异性,对诊断 FNH 具有决定性作用。

对于临床及影像学表现均不典型的结节,可在超声引导下穿刺活检。

【病例分析】

(1) 病例一:

① 简要病史:患者男性,60岁,体检发现肝脏占位半年,伴上腹部饱胀不适,无乙肝病史。

② 实验室检查:癌胚抗原:1.09 ng/ml;甲胎蛋白:5.85 ng/ml;糖类抗原CA19-9:4.48 U/ml。

③ 普通超声:见图4-3-27A-B。

④ 超声造影:见图4-3-27C-E。

⑤ 相关影像学:见图4-3-27F-I。

⑥ 病理结果:见图4-3-27J。

⑦ 诊断思路分析:该患者体检发现肝脏占位半年,伴上腹部饱胀不适,无乙肝病史,肿瘤标志物正常。仅凭普通超声表现很难与肝细胞肝癌相鉴别,超声造影检查该病灶表现符合典型的FNH表现,患者入院后行腹腔镜下肝脏肿瘤切除术,术后病理诊断为FNH。

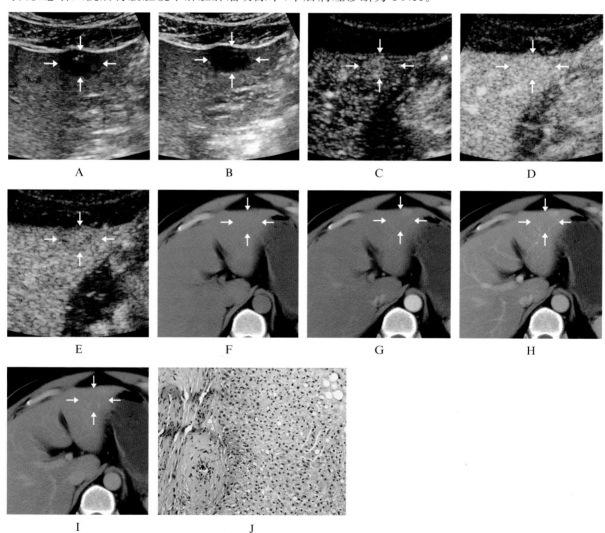

图4-3-27 肝脏局灶性结节增生

A:灰阶超声肝S3段见一低回声区,大小1.8 cm×1.5 cm,位于肝包膜下,略向外突出,形态规则,边界欠清;B:彩色多普勒超声肿块内见少许血流信号;C:超声造影动脉期(23 s)呈快速高增强;D-E:门静脉期(56 s)及延迟期(172 s)造影剂消退不明显,持续等增强;F-I:CT平扫+增强:S6段见钙化灶(S3段病灶未被发现);J:手术病理:肝脏局灶性结节增生。

（2）病例二：

① 简要病史：患者女性，25岁，7月前因产检行超声检查发现肝左叶下方、胰腺上方实性占位，诊断为FNH（外生型）。

② 重要实验室检查结果：谷丙转氨酶：16.3 U/L；谷草转氨酶：18.9 U/L；r-谷氨酸转肽酶：9.5 U/L；甲胎蛋白：1.93 ng/ml；糖类抗原CA242：2.4 U/ml；糖类抗原CA125：15.03 U/ml；糖类抗原CA199：10.41 U/ml。

③ 普通超声：见图4-3-28A-B。

④ 超声造影：见图4-3-28C-E。

⑤ 相关影像学：见图4-3-28F-I。

⑥ 病理结果：见图4-3-28J。

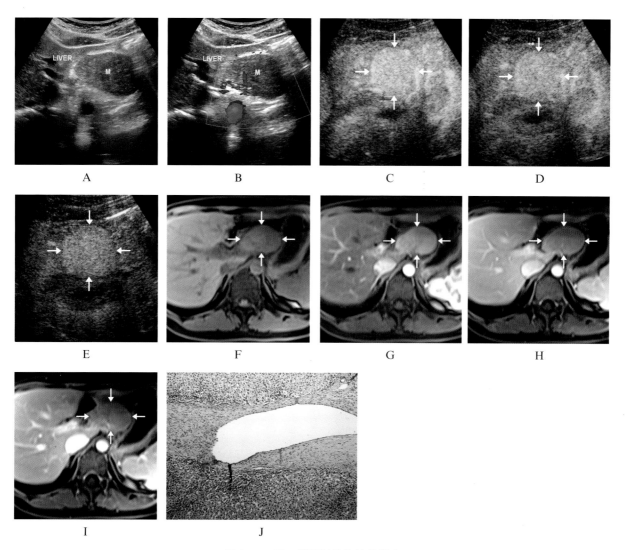

图4-3-28　肝脏局灶性结节增生

A：灰阶超声显示肝左叶下后方与胰腺之间见一等回声肿块，大小4.7 cm×4.2 cm×4.5 cm，形态规则，边界清晰。"LIVER"-肝脏，"M"-肿块；B：彩色多普勒见一粗大血管由外进入肿块，后呈树枝状分布；C：超声造影动脉期（26 s）肿块与肝脏及胰腺同步增强，增强程度高于肝脏；D：门静脉期（55 s）肿块增强程度仍然为高增强；E：延迟期（182 s）该肿块仍为高增强，增强程度明显高于肝脏；F-I：MRI平扫+增强：胰腺体部上方见一大小约5.7 cm×3.7 cm的实性肿块影，边界清楚，与胰腺分界不清；J：手术后病理证实为（肝尾叶）局灶性结节增生。

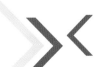

⑦ 诊断思路分析：该患者为年轻女性，无乙肝病史及特殊既往史，于常规产检时发现肝内实性占位。根据普通超声检查诊断为FNH(外生型)。由于患者处于妊娠期，当时未做进一步检查或手术证实。患者产后自觉腹部不适，行超声造影。超声造影表现支持FNH(外生型)的诊断。该病例肿块较大、病灶突出于肝外、位于肝脏与胰腺之间，增加了诊断难度。仔细分析后可有以下发现：该肿块体积较大，但是胰腺轮廓形态正常、主胰管不扩张，故肿块应该不是来源于胰腺。术后病理也证实为FNH。

十一、肝硬化结节

(一) 概述

肝硬化是肝细胞癌的重要危险因素之一，1995年国际胃肠病学大会将慢性肝病中的结节分为再生结节(regenerative nodule，RN)和异型增生结节(dysplastic nodule，DN)。多数学者认为肝硬化结节发展为肝细胞肝癌经历了"多阶段"：肝硬化再生结节→低级别异型增生结节(low grade dysplastic nodule，LGDN)→高级别异型增生结节(high grade dysplastic nodule，HGDN)→异型增生结节局灶癌变→小肝癌→进展期肝癌。

RN是在肝硬化基础上发生局灶增生而形成的肝实质小岛，直径多为0.3 cm～1.0 cm，血供以门静脉为主，是良性结节。DN是指一组有不典型增生，即存在细胞质和细胞核异常而在组织学上无恶性依据、且直径在1.0 cm以上的肝细胞群。根据其细胞异型程度，DN又分为低级别(low grade DN，LGDN)和高级别(high grade DN，HGDN)两类。LGDN具有轻度的细胞异型性而无结构异型性；HGDN具有明显的细胞和结构的异型性。后者细胞异型性程度较明显，被认为是一种癌前病变。因此，如何鉴别肝内再生结节、异型增生结节及小肝癌，对患者下一阶段的处理和预后判断非常重要。病理研究证实DN具有与肝硬化结节及HCC不同的血流灌注，而且与周围肝组织相比，动脉性血管数量和门静脉性血管数量在LGDN和HGDN之间是不同的，以上病理基础为超声造影用于HCC与DN的鉴别提供了依据。

(二) 普通超声

1. 灰阶超声　肝RN结节通常表现为肝硬化背景下散在分布、多发、直径小于或等于2.0 cm的等回声或高回声结节，其中大多数直径小于1.0 cm。类圆形，边界欠清晰，也有部分表现为肝硬化背景下孤立性小结节，灰阶超声下很难跟小肝癌相鉴别。普通超声诊断肝RN结节的敏感性和特异性仅为60%和50%左右。

DN在超声上可表现为各种回声，以低回声为多，亦可见高、等或混合回声。一般边界清楚。DN几乎都无声晕，这与典型HCC的超声表现不同。DN多见于有肝硬化背景的肝脏中，灰阶超声常难以与肝硬化结节及早期HCC鉴别。

2. 彩色多普勒超声　RN结节内部大部分无法检测到血流信号。DN结节内大多可检测出血供，但无特异性。

(三) 超声造影

RN结节内部结构及血供与正常肝脏组织类似，超声造影上表现为三期等增强如图4-3-29。

DN结节超声造影表现与其不典型增生程度有关。在由DN结节向小肝癌转变过程中，随着肝血窦的毛细血管化和新生血管的生成，结节血供也由以门静脉血供为主变为以肝动脉血供为主，超声造影能够较灵敏地反映结节血供特点的变化，在鉴别诊断良性增生结节与小肝癌上有很大的价值。

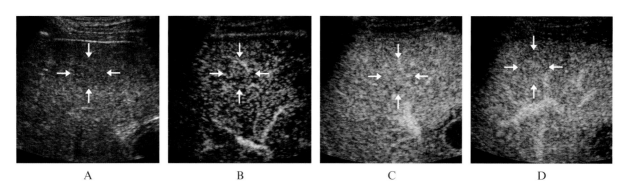

图 4 - 3 - 29 肝硬化再生结节

A：灰阶超声显示肝硬化背景下类圆形低回声；B - D：超声造影动脉期(18 s)、门静脉期(51 s)、延迟期(122 s)均呈等增强。

LGDN 在动脉期呈同步等增强或延迟等增强,延迟期大部分为等增强,少数病例延迟期可呈稍低增强,提示结节内门静脉供血较正常减少。

HGDN 动脉期可呈轻度高增强,门静脉期呈等增强,延迟期呈略低增强,提示结节动脉血供增加、门静脉供血减少,这种增强模式应视为癌前病变。也有部分 HGDN 动脉期开始为低增强,动脉晚期为等增强,并持续至延迟期。

（四）鉴别诊断

肝硬化结节主要与小肝癌相鉴别,典型的硬化结节超声造影表现为三期等增强（少数可见动脉期延迟出现的等增强）,容易与肝癌区别。部分 HGDN 动脉期可呈轻度高增强,门静脉期呈等增强,延迟期呈略低增强,与肝癌超声造影表现有重叠,此时应结合肝穿刺活检进一步明确诊断。

（五）临床价值

普通超声鉴别良性增生结节与小肝癌较困难,超声造影因为能够敏感地显示结节内部血供特征的变化,故对增生结节和小肝癌的鉴别有重要的意义。有研究显示,普通超声鉴别增生结节与小肝癌的敏感性、特异性和准确性分别为 60%、50%、55%；而超声造影鉴别增生结节与小肝癌的敏感性、特异性、准确性可达到 100%、83%、92%。

Quaia 等报道了 29 个 DN 的超声造影表现。其中 24 个为 LGDN,造影后表现为动脉期呈低增强,延迟期呈等增强；5 个为 HGDN,造影后表现为动脉呈高增强,延迟期呈低增强。林满霞等报道 12.1% 的 DN 表现为与周围肝实质同步的三期等增强,与肝硬化结节类似；其余 87.9% 的 DN 造影后与肝硬化结节表现均不同。此外,24.2% 的 DN 表现为动脉期高增强,延迟期低增强外（类似 HCC 表现）,其余 75.8% 的 DN 造影后与典型 HCC 表现也不一样。因此,DN 的主要超声造影表现与肝硬化结节及典型 HCC 均有不同。但仍有部分 DN 造影后与不典型 HCC 鉴别困难,对于这些病例可进一步穿刺活检明确诊断。

LGDN 与 HGDN 造影后在增强出现的早晚、增强形态、三期增强水平及造影模式这四方面均无明显差异,LGDN 与 HGDN 的 CEUS 表现相似,说明目前的技术条件下超声造影无法鉴别 LGDN 与 HGDN。但延迟期增强水平 LGDN 与 HGDN 表现出了不同的趋势：LGDN 主要为等增强(82.4%),而 HGDN 则为等增强(56.3%)或低增强(37.5%)。此外,LGDN 与 HGDN 也保留了良性肝局灶性病变的共同特征。全部病灶中有 72.7% 延迟期持续高或等增强,可与延迟期主要呈低增强的典型 HCC 区分开来。

十二、肝局灶性脂肪沉积或脂肪缺失

(一) 概述

肝局灶性脂肪缺失(focal fatty sparing)最常见于脂肪肝患者,其典型位置在胆囊周围及肝门附近,这种特殊的分布主要是由于在这些区域内非门静脉性内脏静脉供血取代或减少了门静脉供血,因此甘油三酯在这些区域内的沉积比其周围肝组织明显减少。肝局灶性脂肪缺失另一特征性的位置是在肝肿瘤的周围,这是由于门静脉血流的不足。肝局灶性脂肪变(focal fatty deposition)即正常肝背景下出现局灶性脂肪沉积。这些非肿瘤性病变均由体内脂肪代谢异常所致。镜下表现为正常的肝组织结构。

(二) 普通超声

肝局灶性脂肪沉积超声多表现为片状规则或不规则高回声区,肝局灶性脂肪缺失超声多表现为片状规则或不规则低回声区,多见于胆囊周围、门静脉左支横部周围,无肿瘤性病变的球体感,边界欠清。彩色多普勒超声通常无异常血流信号显示。

(三) 超声造影

CEUS上两者表现类似,都表现为三期与肝实质的同步增强与消退,如图 4 - 3 - 30。

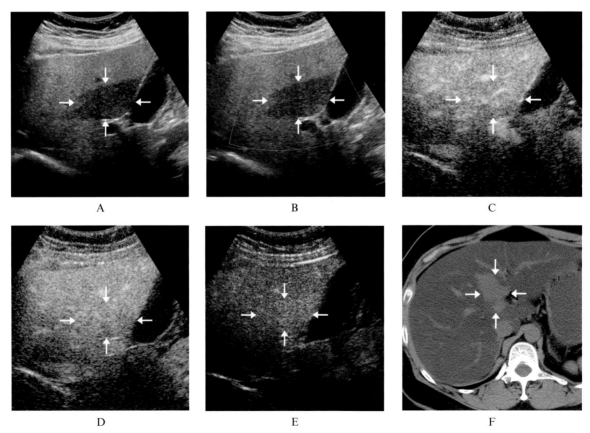

图 4 - 3 - 30 肝内局灶性脂肪缺失

A:灰阶超声见肝右叶胆囊旁低回声区,形态规则,片状分布,边界清;B:彩色多普勒超声病灶内部未见明显血流信号;C - E:超声造影动脉期(24 s)、门静脉期(54 s)、延迟期(180 s)该病灶均为等增强,无明显边界;F:上腹部CT平扫:肝右叶见一高密度影,考虑为局灶性脂肪缺失可能。

十三、肝炎性假瘤

（一）概述

肝炎性假瘤（lymphocytic inflammatory pseudotumor，IPT）又称浆细胞性肉芽肿、纤维组织细胞瘤、纤维黄色瘤，是一种少见的良性肿瘤样病变。发病机制、病因目前仍不清楚，可能与感染因素、免疫因素有关。

肿块大小不一，以单发为主。病理以局部慢性非特异性炎症细胞浸润和纤维结缔组织结节样增生为主要改变。镜下可见其主要由以淋巴细胞、浆细胞为主的炎细胞和呈梭形的肌纤维母细胞构成。

临床上大部分患者无特异性症状和体征，不少患者是体检或因其他疾病行肝脏影像学检查偶然发现，部分患者有疲劳、不适、恶心、呕吐等症状，少数患者有黄疸。该疾病预后良好，部分病灶能够自发缓解甚至消失。因其临床表现及影像学检查难以与恶性肿瘤相区别，误诊率较高。

（二）普通超声

1. 灰阶超声多表现为单发、边界不清的低回声肿块，内部回声欠均匀，周边无声晕，周边肝脏组织大多正常。直径常小于 3.0 cm。病灶一般呈圆形或不规则形，有的在某一断面上表现为葫芦状或哑铃状，具有一定特征性。

2. 彩色多普勒超声无特异性，肿块内部大多无血流信号，周边有时有少量血流信号。

（三）超声造影

肝脏炎性假瘤由于病理类型不同，超声造影表现也多样，动脉期大多表现为周边环状高增强或不均匀高增强，少数为等增强，门静脉期及延迟期多表现为低增强，呈现"快进快出"模式。且病灶低增强的范围逐渐扩大，病灶边界显示清晰。也可表现为三期持续低增强。少数表现为动脉期均匀高增强，门静脉期及延迟期持续增强。

（四）鉴别诊断

1. 肝细胞肝癌　部分 IPT 超声造影呈"快进快出"的增强表现，与肝恶性肿瘤的增强模式相似，但是仍有细微区别。动脉期增强程度较一般肝癌为低，增强及消退速度慢于肝细胞性肝癌。与灰阶表现相似，超声造影下 IPT 占位感不如肝癌明显，再结合有无乙肝病史、彩色多普勒血流分布情况可帮助鉴别。

2. 转移性肝癌　转移性肝癌灰阶超声多表现为多发、类圆形、边界清晰、回声分布均匀的低回声病灶。IPT 超声造影动脉期快速增强，增强程度较转移性肝癌为低，增强及消退速度慢于转移性肝癌，还可结合有无其他部位肿瘤病史与之鉴别。

3. 肝脓肿　IPT 灰阶超声表现为单发的、形态规则、边界不清的低回声肿块，内部回声欠均匀，需要与没有液化的肝脓肿相鉴别。脓肿早期超声造影显示病灶动脉期呈现典型的蜂窝样等增强或轻度高增强，门静脉期增强部分减退呈等增强或略低增强改变，增强方式为快进等出或快进慢出。

（五）临床意义

肝炎性假瘤是一种少见的良性肿瘤样病变，其影像学表现与典型的肝脏炎性病灶明显不同，而与恶性肿瘤相似,这说明虽然炎性假瘤内同样有炎细胞成分,但本质上可能与单纯的炎性病变性质不同。因炎性假瘤内部存在肌纤维母细胞和淋巴细胞增生,其血供有可能与恶性肿瘤相类似,即以动脉供血为主,故其影像学表现与恶性肿瘤有重叠。在临床工作中,肝炎性假瘤容易误诊为恶性肿瘤,所以遇到单发、无乙肝病史、无其他肿瘤病史、造影表现为"快进快出"病灶,需仔细鉴别、结合肝穿刺活检结果进一步确诊。

【病例分析】

(1) 病例一:

① 简要病史:患者女性,64 岁,上腹部隐痛 3 年,加重 1 天。3 年前出现上腹部隐痛不适。外院超声检查提示肝左叶占位。无乙肝病史。

② 实验室检查:球蛋白:30 g/L;γ-谷氨酸转肽酶:179.1 U/L;癌胚抗原:1.61 ng/ml;甲胎蛋白:3.90 ng/ml;糖类抗原 CA153:10.27 U/ml;糖类抗原 CA125:12.75 U/ml;糖类抗原 CA199:3.28 U/ml。

③ 普通超声:见图 4-3-31A。

④ 超声造影:见图 4-3-31B-D。

⑤ 相关影像学:见图 4-3-31E。

⑥ 病理结果:见图 4-3-31F。

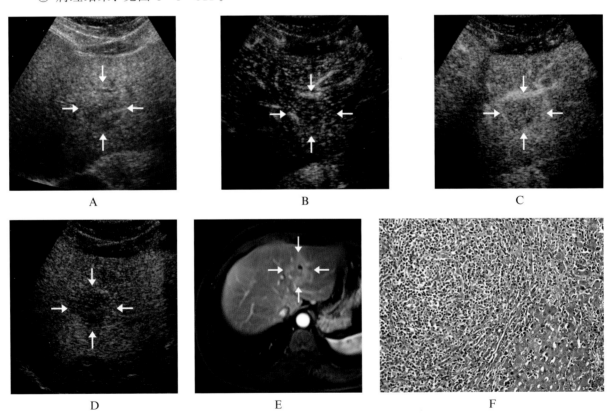

图 4-3-31 肝炎性假瘤

A:灰阶超声肝左叶见一低回声区,大小 3.6 cm×2.4 cm,边界不清,内部回声不均匀,肿块周边无声晕;B:超声造影动脉期(27 s)该肿块与肝实质同步增强,程度略低于周围肝组织肿块边缘见略高增强;C:门静脉期(53 s)呈稍低增强;D:延迟期(187 s)进一步消退,呈低增强;E:上腹部 MR 增强显示肝左叶见 1.3 cm×1.8 cm×2.0 cm 异常信号影,边界不清,无包膜,增强后动脉早期边缘轻度强化,门静脉期和延迟期逐渐强化;F:手术病理证实为炎性假瘤伴小灶坏死及纤维组织增生。

⑦ 诊断思路分析：该患者为中老年女性,无乙肝病史,主诉为中上腹隐痛。普通超声肝内隐约见低回声病变,无法明确诊断。超声造影三期均为低增强,当时诊断为"肝脏恶性肿瘤"。回顾性分析该病例普通超声上病灶球体感不明显,加之该患者无乙肝病史、甲胎蛋白等肿瘤标志物阴性。所以遇到超声表现不典型的病灶,应仔细鉴别,不应轻易下诊断。

（2）病例二：

① 简要病史：患者男性,65岁,体检发现肝占位1月余。

② 实验室检查：谷丙转氨酶：21.4 U/L;谷草转氨酶：21.4 U/L;癌胚抗原：3.81 ng/ml;甲胎蛋白：3.35 ng/ml;糖类抗原 CA153：13.4 U/ml;糖类抗原 CA125：7.76 U/ml;糖类抗原 CA199：8.93 U/ml;鳞癌相关抗原：1.0 ng/ml;乙肝表面抗原：2 856.000↑;乙肝 e 抗体：0.003↑;乙肝核心抗体：0.006↑。

③ 普通超声：见图 4-3-32A-B。

④ 超声造影：见图 4-3-32C-E。

⑤ 病理结果：见图 4-3-32F。

⑥ 诊断思路分析：该患者为老年男性,肝功能、甲胎蛋白及肿瘤标志物均正常,乙肝两对半提示感染过乙肝病毒。体检时发现肝占位,普通超声提示肝内占位,肝癌不能除外。超声造影表现为典型的"快进快出"恶性肿瘤表现,故诊断为肝脏恶性肿瘤。回顾性分析该病灶超声上球体感不明显。因此,超声造影检查时不能简单地仅凭"快进快出"模式就轻易下结论,还应仔细观察过程中的每个细节。当然,炎性假瘤的影像学诊断特异性较低,最终确诊还要依靠病理诊断。

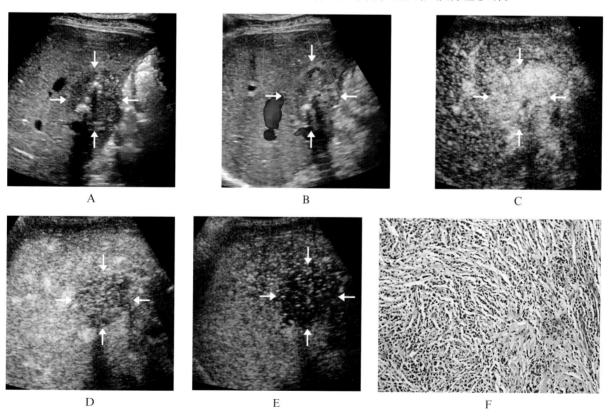

图 4-3-32 肝炎性假瘤

A：灰阶超声于肝右叶见一低回声区,大小 3.9 cm×3.7 cm,边界不清,内部回声不均,可见钙化灶;B：彩色多普勒超声病灶内见少许血流信号;C：超声造影动脉期(28 s)快速高增强、范围大于灰阶超声显示范围;D：门静脉期(45 s)消退明显,呈低增强;E：延迟期(158 s)进一步消退,呈低增强;F：手术后病理证实为(肝脏)炎性假瘤。

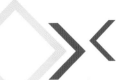

十四、肝囊肿

（一）概述

肝囊肿（liver cyst）是最常见的肝内局灶性病变，多为先天性肝内胆管胚胎发育障碍所致。先天性囊肿随年龄增长发病率上升，好发于右叶。可单发或多发，大小不一。肝囊肿一般生长缓慢，较小时可无任何临床症状，当囊肿增大到一定程度对周围组织或器官产生压迫，或并发感染、出血时，可出现右上腹不适和隐痛等症状。囊肿位于肝门处时可压迫胆管，引起梗阻性黄疸。对于体积较小的肝囊肿而又无任何症状者，一般不需特殊治疗，但对大的而又出现压迫症状者，应给予适当治疗。目前肝囊肿的治疗方法包括囊肿穿刺抽液术、囊肿开窗术、囊肿引流术或囊肿切除术等。

（二）普通超声

1. 灰阶超声　肝囊肿表现为肝内圆形或椭圆形无回声区。大小差别较大，从数毫米至 20 cm 以上。囊肿边缘整齐光滑，境界清楚，囊壁菲薄呈高回声，囊肿两侧壁因回声反射和折射可有"回声失落"征象，囊肿后方回声增强。少数可见囊内分隔，分隔多菲薄。

囊肿内一般呈均匀无回声，透声良好。囊肿较小时可因部分容积效应呈低回声或弱回声。巨大的肝囊肿可占据整个腹腔，需与大量腹水鉴别。位于肝表面、张力较低的囊肿需与肝周局限性积液相鉴别。肝囊肿合并出血、感染时，囊内透声差并可见细密点状回声或絮状低回声，囊壁亦可增厚、模糊，需与肝脓肿相鉴别。

2. 彩色多普勒超声　囊内无血流信号显示，大的囊肿在囊壁上显示少量点、条状血流信号，脉冲多普勒超声检测多为静脉血流或低阻动脉血流信号。

（三）超声造影

单纯性肝囊肿多表现为三期无增强（图 4-3-33）。囊内如有分隔，分隔及囊肿壁可呈等增强。少数囊肿出现壁结节时可有动脉期高增强，延迟期消退，需警惕恶变可能。囊肿伴有出血、感染时，囊内实性成分三期均无增强。

（四）鉴别诊断

1. 肝脓肿　肝囊肿合并感染时，囊壁增厚，囊内透声差，应注意与肝脓肿相鉴别。肝脓肿在病情发展的不同阶段超声造影有动态变化，典型者动脉期呈蜂窝样增强，逐步完全液化呈无增强，恢复期又可呈蜂窝样增强。而肝囊肿合并感染始终呈无增强，不出现动态变化。除此之外，肝脓肿一般会有感染症状，两者可鉴别。

2. 肝脏肿瘤　某些体积较小的肝肿瘤、脂肪肝背景下的肿瘤、肝淋巴瘤等常规超声可显示为形态规则的圆形极低回声，受仪器质量、患者腹壁脂肪及腹腔胀气等条件影响，可能会误诊为肝囊肿。超声造影对这类肿瘤的鉴别诊断价值很大，多表现出相应的增强模式，而肝囊肿则是三期均呈无增强。

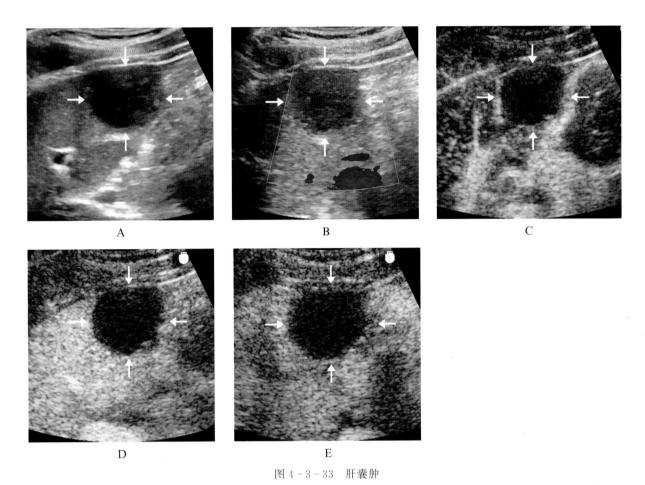

图 4 - 3 - 33　肝囊肿

A：灰阶超声显示肝右叶见一无回声区；B：彩色多普勒超声显示病灶内未见明显血流信号；C：超声造影动脉期(13 s)呈无增强；D：门静脉期(50 s)呈无增强；E：延迟期(125 s)呈无增强。

【病例分析】

① 简要病史：患者女性，71 岁。于 1 年半前体检发现肝囊肿，大小约 11.1 cm×11.0 cm，1 年前外院行腹腔镜肝囊肿开窗引流术。现因上腹部不适，外院复查 CT 提示肝囊肿术后改变，肝脏多发囊性占位。来我院进一步治疗。入院患者主诉右上腹不适，未诉其他不适。

② 实验室检查：白细胞：4.55×10⁹/L；中性粒细胞：71.9％↑；C 反应蛋白：3.4 mg/L；乙肝表面抗原：472.000↑；乙肝 e 抗体：0.006↑；乙肝核心抗体：0.004↑；甲胎蛋白 2.14 ng/ml。

③ 引流囊液前普通超声：如图 4 - 3 - 34A - B。

④ 引流囊液前超声造影：如图 4 - 3 - 34C - E。

⑤ 相关影像学：无。

⑥ 囊肿穿刺引流：抽出黑色浓稠液体。

⑦ 诊断思路分析：患者肝囊肿术后改变，右上腹不适就诊，普通超声发现肝内巨大混合性占位（液性成分约占 90％），结合超声造影表现，考虑为肝囊肿伴囊内出血，囊肿穿刺引流术抽出黑色浓稠液体证实。

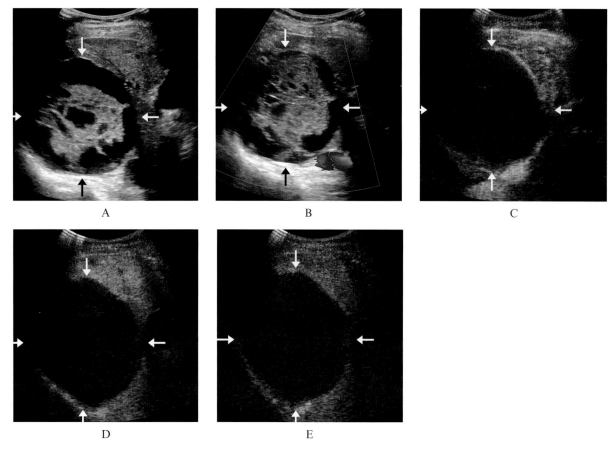

图 4-3-34　肝囊肿伴囊内出血

　　A：灰阶超声检查，肝内见一个混合性回声区，位于右叶，大小 12.0 cm×9.6 cm×9.1 cm，边界清晰，形态椭圆形，内部回声不均匀，可见片状等回声及无回声(透声佳)，周边肝实质及管道结构明显受压；B：彩色多普勒显示病灶周边见血流信号，病灶内部实性部分未见明显血流信号；C-E：超声造影动脉期(22 s)、门静脉期(55 s)、延迟期(140 s)肝右叶混合回声区内实性部分均呈无增强。

十五、肝脓肿

(一) 概述

　　肝脓肿(Liver abscess)是一种由化脓性病菌引起的肝组织局限性化脓性炎症，可分为细菌性肝脓肿和阿米巴肝脓肿。临床以细菌性肝脓肿常见，多继发于化脓性胆道病变，也可通过门静脉、肝动脉、淋巴系统、创伤等途径感染，少数患者也可隐匿发病。细菌性肝脓肿可单发或多发，临床起病急，多表现为畏寒、高热、肝大、肝区疼痛及白细胞计数明显增高等。脓肿急性期未局限时可给予抗生素和营养支持治疗，脓肿成熟时可行超声引导下穿刺引流、冲洗，脓肿破溃时需行切开引流。

　　阿米巴肝脓肿多在阿米巴痢疾后数月或数年后发病，以单发为主，右叶多见，临床起病较缓慢，可表现为长期右上腹痛或胸痛，伴有全身消耗症状和体征，粪检发现阿米巴包囊或滋养体有助确诊。阿米巴肝脓肿可给予抗阿米巴药物治疗、穿刺抽脓及营养支持治疗。

(二) 普通超声

　　1. 灰阶超声　肝脓肿形态多呈圆形或类圆形。早期表现为肝实质内出现不均匀低回声或等回声区，边界欠清晰，形态欠规则。脓肿内部出现液化坏死时，呈无回声，可呈蜂窝状，周围肝组织因炎症反应可出现回声减低。脓肿完全成熟时内部可呈无回声区。脓肿吸收期,脓肿体积逐渐缩小,残存物和脓肿壁呈混合回声,边界不清,最后可仅见一边缘模糊低回声区或钙化斑。

2. 彩色多普勒超声　肝脓肿早期在病灶内及边缘可显示有点状或条状彩色血流信号,脉冲多普勒可测及低阻动脉血流频谱(RI<0.6)。脓肿成熟期,液化区探查不到彩色血流信号,但在脓肿壁上可测及少量低阻型动脉彩色血流信号。脓肿恢复期,液化成分吸收,血流分布情况类似正常肝组织。

(三) 超声造影

肝脓肿超声造影表现在脓肿形成的不同时期表现不同。

脓肿早期超声造影显示病灶动脉期呈现典型的蜂窝样高增强或轻度高增强,门静脉期增强部分减退呈等增强或略低增强,增强方式为快进等出或快进慢出。

脓肿形成期,超声造影动脉期可见脓肿内无增强区范围较前增大,实性部分门静脉期及延迟期基本呈等增强,增强方式同前。

脓肿完全液化时超声造影显示病灶无明显增强,脓腔边缘光滑。

脓肿恢复期表现为脓腔缩小,超声造影表现与脓肿早期表现类似(图4-3-35)。

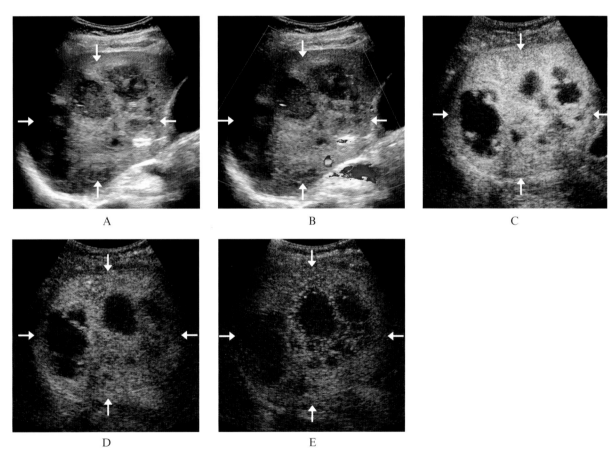

图4-3-35　肝脓肿

A:灰阶超声显示肝右叶见一混合性回声区,形态规则,边界不清;B:彩色多普勒超声显示肿块内部及周边见少许血流信号;C:超声造影动脉期(26 s)病变呈快速不均匀蜂窝状高增强;D:门静脉静期(119 s)呈蜂窝状等增强;E:延迟期(244 s)呈蜂窝状等增强。

(四) 鉴别诊断

1. 肝恶性肿瘤　肝脓肿早期阶段未出现液化时,表现为边界欠清的低回声或混合性回声,应注意与肝恶性肿瘤相鉴别。大部分肝脓肿呈"快进等出"或"快进慢出"的增强模式,结合感染症状及实验室检查,诊断不难。少数肝脓肿由于肉芽组织增生,也可表现为"快进快出"的模式,容易误诊为肝内胆管细胞癌等恶性肿瘤。肝内胆管细胞癌或其他恶性肿瘤内部无增强区多边界不清,边缘不光滑,而肝脓肿的无增强区边缘较光滑。因此遇到有感染症状的、拟诊为肝脓肿的病灶,若超声造影表现为"快进快出"也不能盲目诊断为恶性肿瘤,应行肝穿刺活检明确诊断,如图4-3-36。

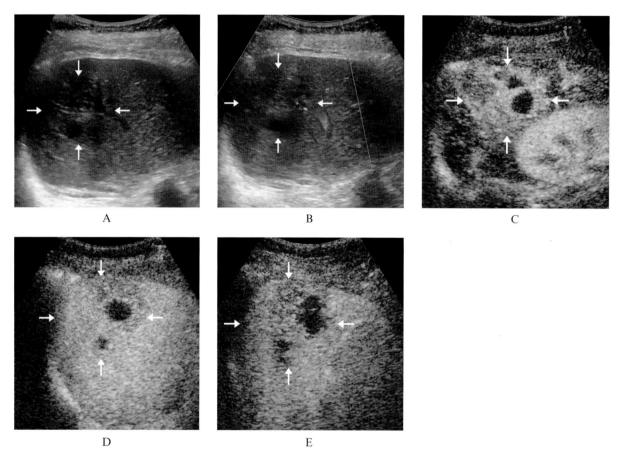

图4-3-36　肝脓肿

A:灰阶超声显示肝右叶见一不均匀低回声区,形态不规则,边界不清;B:彩色多普勒超声显示病变内部及周边见血流信号;C:超声造影动脉期(22 s)病变呈快速不均匀高增强;D:门静脉期(106 s)造影剂略消退,呈蜂窝状略低增强;E:延迟期(210 s)呈蜂窝状低增强。

2. 肝囊肿　当肝脓肿完全液化后应与肝囊肿相鉴别。肝囊肿超声造影呈无增强,无增强区边缘光整,囊壁薄。肝脓肿完全液化后超声造影也可呈无增强,但囊壁较肝囊肿厚,囊壁见环形增强。结合实验室检查、临床症状、病史,鉴别诊断一般不难。

(五) 临床价值

肝脓肿完全液化时,结合感染的症状及超声造影表现,诊断不难,诊断后可视情况行超声引导下穿刺抽取脓液进一步确诊及治疗。需要注意的是,肝脓肿早期阶段未出现完全液化时,应注意与肝恶性肿瘤相鉴别,遇到不典型病灶应行肝穿刺明确诊断。

【病例分析】

(1) 病例一:

① 简要病史:患者女性,65岁。右腰背部疼痛半个月余,体温正常。超声发现肝内多发囊实

混合性肿块。

②实验室检查：白细胞：$14.26 \times 10^9 /L \uparrow$；中性粒细胞(%)：$88.8\% \uparrow$；C反应蛋白：$169.0 \, mg/L \uparrow$。

③普通超声：图4-3-37A-B。

④超声造影：图4-3-37C-E。

⑤相关影像学检查：图4-3-37F-I。

⑥微生物检验结果：引流脓液检出肺炎克雷伯菌。

⑦诊断思路分析：患者因腰背部疼痛就诊，普通超声发现肝内巨大囊实混合性占位(液性成分约占90%)，实验室检查提示体内感染性疾病存在，结合超声造影表现，考虑为肝脓肿。虽然患者体温正常，仍然诊断为肝脓肿。后引流出脓液，并检出肺炎克雷伯菌。患者一个半月后复查，病灶体积缩小，超声造影表现仍为较典型的肝脓肿表现。

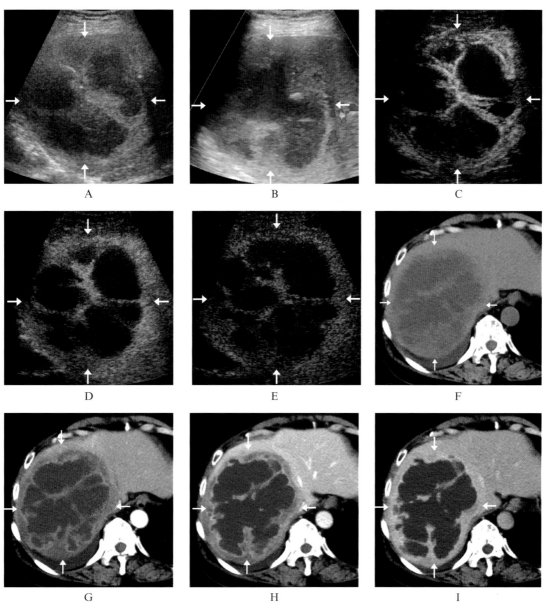

图4-3-37　肝脓肿

A：灰阶超声检查肝内见多个囊实混合性回声区，大者位于右后叶，大小9.0 cm×8.0 cm，边界欠清，形态尚规则；B：彩色多普勒超声显示病灶周边见少量血流信号；C：超声造影动脉期(12 s)病灶呈周边快速高增强，内部90%为无增强，中间见高增强分隔；D-E：门静脉期(82 s)及延迟期(121 s)增强程度稍有减低；F-I：CT平扫＋增强提示肝内混杂密度占位，考虑肝脓肿部分液化。

（2）病例二：

① 简要病史：患者女性，58 岁，突发性上腹疼痛伴胸痛发热 3 天。神志欠清、精神差。

② 实验室检查：白细胞：$16.08 \times 10^9/L\uparrow$；中性粒细胞（％）：83.1％$\uparrow$。

③ 普通超声：图 4 - 3 - 38A - B。

④ 超声造影：图 4 - 3 - 38C - E。

⑤ 相关影像学检查：图 4 - 3 - 38F - I。

⑥ 微生物检验结果：引流脓液检出肺炎克雷伯菌。

⑦ 诊断思路分析：该患者临床表现及实验室检查均提示体内感染性疾病存在，普通超声显示肝内不均匀稍高回声区。仅凭普通超声结果，难以明确诊断。超声造影呈典型肝脓肿表现，具有确诊意义。后引流出脓液，并检出肺炎克雷伯菌。

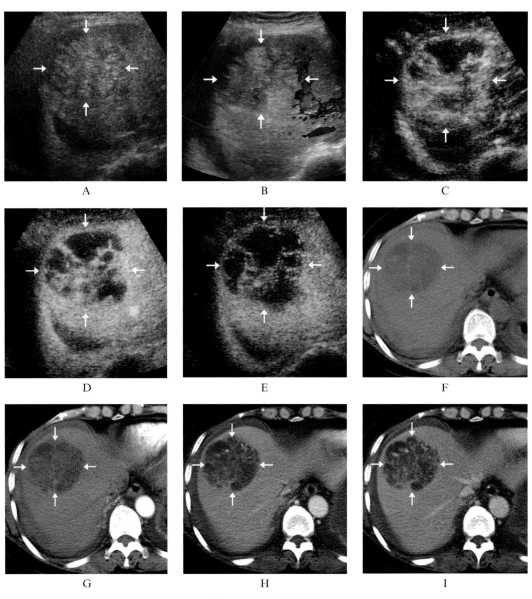

图 4 - 3 - 38 肝脓肿

A：灰阶超声检查肝右叶见高、低混合回声团块，大小 5.8 cm×5.1 cm，边界欠清，形态尚规则；B：彩色多普勒超声显示病灶周边见少量血流信号；C：超声造影动脉期（8 s）肿块呈蜂窝状高增强，内部见约 50％的无增强区；D-E：门静脉期（39 s）及延迟期（125 s）均呈蜂窝状等增强；F-I：CT 平扫＋增强提示右前叶见类圆形混杂密度占位影，大小约 6.5 cm×5.7 cm×7.0 cm，密度不均。增强早期病灶内不规则类似强化分隔，延迟期囊壁及分隔强化逐渐明显。

（3）病例三：

① 简要病史：患者男性，53 岁。右上腹痛 9 天，伴右胸部疼痛及右肩部放射痛，疼痛呈持续性。

② 实验室检查：白细胞：$18.92×10^9/L$↑；中性粒细胞：88.9%↑；C 反应蛋白：200.0 mg/L↑。引流液微生物培养：无细菌生长。

③ 普通超声：图 4 - 3 - 39A - B。

④ 超声造影：图 4 - 3 - 39C - E。

⑤ 相关影像学检查：图 4 - 3 - 39F - I。

⑥ 诊断思路分析：该患者临床表现及实验室检查均提示体内感染性疾病存在，普通超声显示肝内低回声区，难以明确诊断。超声造影符合典型肝脓肿表现。

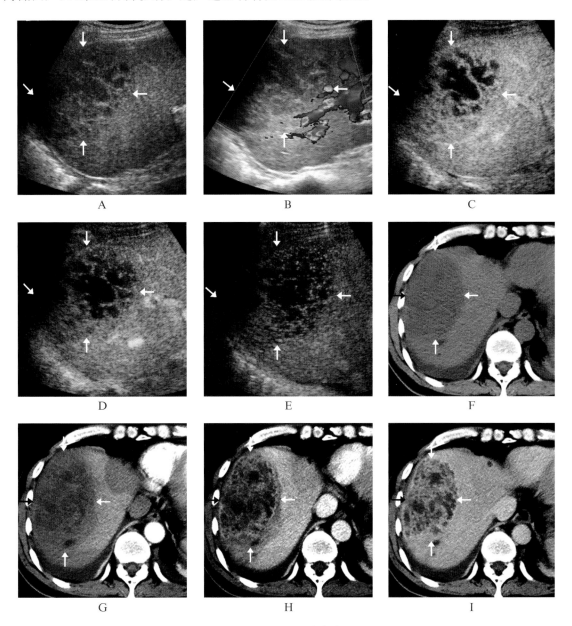

图 4 - 3 - 39　肝脓肿

A：灰阶超声显示肝右叶内见一低回声区，大小 7.8 cm×6.4 cm×8.3 cm，内部回声不均匀，边界不清，形态规则；B：彩色多普勒超声在病灶周边测出少许血流信号；C：超声造影动脉期（22 s）动脉期呈蜂窝状高增强，内部约 60% 的区域呈无增强区；D - E：门静脉期（69 s）及延迟期（224 s）均呈蜂窝状等增强；F - I：CT 平扫＋增强：提示右叶实质内见约 10.2 cm×6.5 cm×9.0 cm 的不规则低密度灶，边界欠清，增强后，病灶轻度强化，呈"蜂窝状"改变。

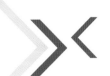
十六、肝血肿

(一) 概述

肝脏是腹部外伤中较易受损的器官,多见于车祸、建筑工地意外工伤、医源性损伤等,且以右肝损伤较为多见,可分为肝包膜下血肿、肝实质血肿和真性肝破裂。肝血肿主要发生于肝包膜下和肝实质内,患者可表现为肝大、肝区胀痛、慢性贫血,合并感染时可形成脓肿,更严重的患者可出现失血性休克。

(二) 普通超声

1. 灰阶超声　肝脏形态无变化或增大。肝血肿的超声图像特征依据其形成时间不同而表现不同。早期表现为肝包膜下或肝实质内无回声区,边界清晰,后方回声轻微增强。血肿内血液凝集后呈低回声,并有漂浮现象,进一步机化后回声增强,血肿内血液经再吸收后血肿表现为无回声。

2. 彩色多普勒超声　彩色多普勒超声检查时,血肿内部无血流信号显示。

(三) 超声造影

超声造影检查肝血肿表现为三期无增强。随血肿类型不同,有不同的特点。肝包膜下血肿表现为肝包膜完整,包膜下出现局部无增强区,无造影剂溢出肝外。肝实质内血肿表现为在肝内出现片状无增强区,常以肝血管为界。真性肝破裂时可见肝包膜连续性中断,有一裂隙状无增强区延伸至肝外,有活动性出血时可见造影剂沿裂隙溢出肝外。

有学者报道了超声造影肝外伤分级标准:Ⅰ级,超声造影仅见包膜下血肿,或裂伤深度<1 cm;无或仅肝周少量积液。Ⅱ级,超声造影示裂伤深度1 cm~3 cm;或实质内血肿直径<10 cm;肝周及盆腔少量积液。Ⅲ级,超声造影示裂伤深度>3 cm;或实质内血肿直径>10 cm;腹腔积液少-中量。Ⅳ级,超声造影示实质裂伤,累及1~3个肝段,腹腔积液中-大量。Ⅴ级,超声造影示实质裂伤,累及>3个肝段,有较大血管损伤,可见造影剂外溢至腹腔,腹腔积液动态性增加。该分级标准与手术结果符合率达到95.2%,对于非手术治疗的患者病情评价有较大的意义。

(四) 鉴别诊断

1. 肝活动性出血　早期肝血肿呈无回声,需要排除肝内活动性出血。超声造影检查时如出现造影剂持续溢出肝外,提示存在肝活动性出血。

2. 肝实性占位性病变　肝血肿机化后,需要与肝内实性占位性病变相鉴别,可借助超声造影检查明确诊断。

十七、肝包虫病

(一) 概述

肝包虫病是棘球绦虫的幼虫寄生在人体所致的寄生虫病,是畜牧地区及半农半牧地区常见的人畜共患地方性及流行性疾病。其幼虫主要寄生于肝脏,故称肝包虫病。在人畜间形成感染的有两种类型,一种是由细粒棘球绦虫的虫卵感染所致的单房型棘球蚴病,简称棘球蚴病或包虫囊肿,通称包虫病;另一种是由多房型棘球绦虫或多房泡球绦虫的虫卵感染引起的多房型棘球蚴病,简称泡球蚴病,通称泡型包虫病。两种包虫病在形态学、流行病学、病理、病程、预后以及临床处理方法截然不同。泡型包虫病呈浸润性生长,往往无法根治,预后不佳。

临床上患病早期常无明显症状,病程发展缓慢,患者常为数年后开始出现肝区胀痛、上腹不适、食欲不振等症状。超声是诊断肝包虫囊肿的首选方法,肝包虫病的诊断需结合病史、流行病学、症状、体征及各种实验室检查等。

（二）普通超声

1. 灰阶超声　肝包虫病灰阶超声表现多样,有单囊肿型、多囊型、混合型等。

单囊型:肝实质内见单个无回声区,呈圆形或类圆形。囊壁较厚(3～5 mm),可呈双层,边界清,后方回声增强,可出现细小的点状回声沉积于囊底,随体位改变而移动,形成"飘雪征"。包虫代谢障碍、创伤或感染引起内囊破裂时,后者可漂浮于囊液中,表现为内囊壁与外囊壁分离,内囊壁塌陷,囊液中可见不规则迂曲带状强回声,变动体位或加压扫查时,可见带状回声漂浮变形,呈"水中百合花征"。

多囊型:囊壁较厚,毛糙。母囊内有多个大小不一、数目不等的小囊肿,呈蜂窝状聚集在母囊的内部,呈现特征性的"囊中囊"现象。

混合型:由于囊肿老化以及感染等,包虫囊肿出现变形、坏死等改变,表现为回声不均、强弱不等的混合性肿块,囊壁或内部还可见不均匀钙化强回声。

肝脏体积常增大,靠近包膜的囊肿可形成包膜隆起,左右叶比例失调,肝内管道结构可受压移位,邻近器官如右肾、胆囊等也可受压致位置异常。

2. 彩色多普勒超声表现　彩色多普勒超声检查囊肿内部无血流信号显示。

（三）超声造影

超声造影检查肝包虫病灶三期均呈无增强。

（四）鉴别诊断

1. 单纯性肝囊肿　单纯性肝囊肿囊壁薄、光滑、大部分无分隔。寄生虫性囊肿囊壁明显较厚、毛糙,内可见带状分隔,再结合疫区生活史及相关实验室检查,诊断不难。

2. 肝实性肿瘤　肝包虫囊肿实变时内回声杂乱,易误诊为肝肿瘤,但造影时肿块内部均为无增强。肝肿瘤多有特征性的造影特征。

3. 肝脓肿　单囊型及混合型肝包虫囊肿需与肝脓肿相鉴别。完全液化肝脓肿,囊壁较厚、粗糙,无"双环"表现。当肝脓肿处于早期或恢复期时,肿块内部呈混合性回声,超声造影显示实性部分可见造影剂进入,而肝包虫病三期内部均呈无增强。结合疫区生活史、实验室检查及临床症状、体征,一般鉴别不难。

（五）临床意义

超声是诊断肝包虫囊肿的首选方法,包虫病的声像图特征性表现与其病理过程密切相关,单囊型和多囊型具有典型的灰阶及造影表现,结合疫区生活史及实验室检查,诊断不难。超声造影对于肝包虫病的诊断价值主要在于混合型包虫病灶,三期均呈无增强,可与肝内实性肿瘤或肝脓肿鉴别。

【病例分析】

（1）病例一:

① 简要病史：患者女性，68 岁，藏族。上腹部隐痛 2 年，9 月前出现发热，体温最高达 38.9℃，多以夜间为主，伴纳差、乏力、恶心。上述症状加重 1 周。既往病史有：泌尿系结核、结核性腹膜炎、胆囊结石。三月前外院腹部 CT 平扫示：肝内多发病灶，考虑泡型包虫。

② 实验室检查：肝炎病毒检查均阴性。癌胚抗原：＜0.2 ng/ml；甲胎蛋白：＜0.5 ng/ml；糖类抗原 CA242：9.84 U/ml；糖类抗原 CA199：27.42 U/ml。

③ 普通超声检查：见图 4-3-40A-B。

④ 超声造影检查：见图 4-3-40C-E。

⑤ 相关影像学检查：见图 4-3-40F-I。

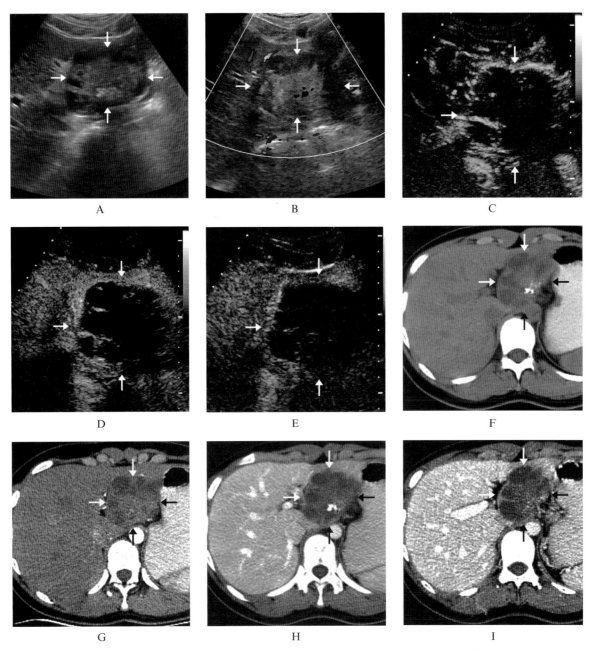

图 4-3-40　肝包虫病

A：灰阶超声肝右叶以实性为主混合性回声区，边界尚清，形态规则；B：彩色多普勒超声肿块周边见血流信号；C-E：超声造影动脉期(31 s)、门静脉期(60 s)、延迟期(175 s)三期病灶均无增强；F-I：上腹部 MR 平扫＋增强：肝内多发不规则团片状异常信号灶，考虑肝泡型包虫病(部分液化坏死型)(青海省第四人民医院王金环主任提供)

⑥ 诊断思路分析:患者女性,68 岁,常年生活在肝包虫病疫区,农民,上腹部隐痛 2 年。普通超声高度怀疑肝包虫。由于患者既往有结核病史,曾有 CT 诊断肝内病灶为肝结核。超声造影提示肝内病灶造影全程呈无增强,考虑为肝包虫病。后经 MR 增强进一步证实为肝包虫病。对于普通超声表现不典型的肝包虫病灶,超声造影有独特的优势。

(2)病例二:

① 简要病史:患者男性,46 岁,回族。乙肝病史 20 余年,间断乏力、纳差 2 月,加重伴目黄 4 天。

② 实验室检查:谷丙转氨酶:15.3 U/L;谷草转氨酶:26.4 U/L;癌胚抗原:2.81 ng/ml;甲胎蛋白:2.35 ng/ml;乙肝表面抗原:1 554.000↑;乙肝 e 抗体:0.003↑;乙肝核心抗体:0.006↑。

③ 普通超声检查:见图 4-3-41A-B。

④ 超声造影检查:见图 4-3-41C-E。

⑤ 相关影像学检查:见图 4-3-41F-H。

⑥ 诊断思路分析:患者乙肝病史 20 余年,常年生活在疫区,间断乏力、纳差 2 月,加重伴目黄 4 天。普通超声疑似肝包虫病,但患者合并乙肝后肝硬化数年,还需和肝细胞肝癌伴液化坏死鉴别。超声造影检查病灶内部三期均呈无增强,符合肝包虫病,明显不同于肝癌的超声造影表现。

十八、肝结节病

结节病为全身性肉芽肿性疾病,病因不明。结节病患者尸检发现有 40%~70%合并有肝或脾结节性肉芽肿。但直径多在 2 mm 内,影像学检查难以发现。少数肉芽肿积聚成团,形成影像学上可见的肝结节病(sarcoidosis)。

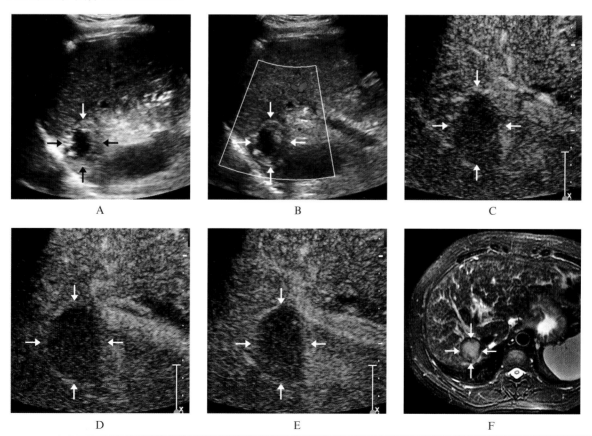

A   B   C

D   E   F

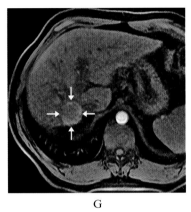 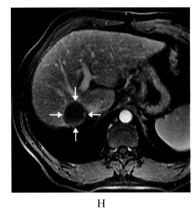 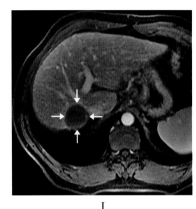

G	H	I

图 4 - 3 - 41　肝包虫病

A：灰阶超声显示肝右后叶见一大小为 3.9 cm×3.3 cm 的囊性无回声，壁厚 6 mm，呈双边征，囊内见较多絮状稍高回声；B：彩色多普勒超声显示病灶内及周边未见明显血流信号；C - E：超声造影动脉期(28 s)、门静脉期(50 s)、延迟期(125 s)三期均为无增强，增厚的囊壁也呈无增强。无增强区范围大于普通超声所见"囊性"部分；F - I：上腹部 MR 平扫+增强；肝 S7 段异常信号，考虑肝包虫(青海省第四人民医院王金环主任提供)

超声表现为肝内多发结节，以低回声为主，也可表现为混合回声，可同时合并肝脏或脾脏轻度肿大。CEUS 上病灶动脉期表现为不均匀低增强，门静脉期及延迟期低增强更明显。

十九、肝孤立性坏死结节

肝孤立性坏死结节(Solitary necrotic nodule of liver)1983 年由 Shepherd 等首先报道，病因不明，绝大多数病灶内未能找到明确的病原菌存在。结节多为单个，直径多小于 2 cm。病灶边界清楚，可有纤细的纤维包膜。镜下病灶组织中央呈均匀一致、无定形结构的凝固性坏死，无实质性细胞存在，可有少量嗜酸性粒细胞浸润，外层为纤维组织、淋巴细胞以及增生小胆管构成的炎性纤维带。一般无需特殊治疗。

普通灰阶超声病灶表现为均匀低回声病灶，边界清楚。彩色多普勒超声病灶内部无血流信号显示。CEUS 上三期均表现为无增强。

二十、肝紫癜

(一) 概述

肝紫癜(Hepatic peliosis)是一种非常罕见的肝良性病变，肉眼表现为肝实质内多发、大小不等的充满血液的囊腔，主要病理特征是肝窦扩张或肝内大小不等囊性血池扩张，内腔被覆上皮，周围肝细胞萎缩或变性。发病原因可能与暴露于毒性化学物或雌激素水平有关，也可能与慢性疾病、肝腺瘤、HCC、免疫异常有关。发病机理可能与肝窦压力增高、肝细胞坏死、窦壁薄弱有关。该病可同时累及脾脏、骨髓、淋巴结等器官，患者通常无症状，偶伴腹痛、腹部不适，部分病情严重的病例可并发门静脉高压、肝衰竭、肝破裂等。

(二) 普通超声

1. 灰阶超声　超声上多表现为大小不一的多发病灶，直径多小于 2.0 cm，部分病灶可超过 10 cm，压迫邻近组织和脏器。超声图像上多表现为边界清楚的低回声或无回声区，内部回声均匀。

2. 彩色多普勒超声　彩色多普勒超声检查病灶内部多无血流信号显示。

（三）超声造影

肝紫癜在普通超声图像上有时难以与肝恶性肿瘤鉴别。CEUS 对肝紫癜的诊断意义尚不明确。有报道肝紫癜动脉期表现为均匀高增强，门脉期及延迟期呈等增强。

二十一、肝结核

（一）概述

肝结核（Hepatic tuberculosis）是结核分枝杆菌引起的肝脏特异性感染性疾病，好发于中青年，较少见。肝结核常见的感染途径是结核分枝杆菌经门静脉或肝动脉血行感染至肝脏，少数经淋巴管或邻近脏器的结核病灶播散至肝脏。肝结核的病理特点主要表现为炎性改变、结核性肉芽肿、干酪样坏死、液化坏死、纤维组织增生、钙化等。多数患者具有结核感染症状，如低热、盗汗、消瘦、畏寒、纳差，并合肝区隐痛及肝肿大；少数患者无明显症状及体征，仅在体检时发现肝占位。

（二）普通超声

1. 灰阶超声　常规超声上观察到的肝结核通常表现为回声均匀、边界清楚的低回声或等回声结节，少数表现为混合性结节。
2. 彩色多普勒超声　内部多无血流信号。

（三）超声造影

超声造影表现主要与结核所处病理阶段有关。肉芽组织及炎细胞浸润时，动脉期多为早于肝实质出现的均匀高增强，门静脉期及延迟期则表现为低增强。不完全干酪样坏死时超声造影表现为动脉期低增强，门静脉期呈低增强或无增强。完全干酪样坏死或液化时表现为三期无增强。

（四）鉴别诊断

肝结核病理阶段不同，常规超声及超声造影表现不同。肝结核早期（肉芽肿及炎细胞浸润）常规超声和超声造影表现上与 HCC 等不易鉴别，可结合患者有无结核或乙肝病史，以及实验室检查等加以鉴别诊断。超声引导下或超声造影引导下穿刺活检对肝结核具有重要的诊断价值。

【病例分析】
　① 简要病史：患者女性，41 岁，发现肺部结节及肝结节 1 月余，有结核性腹膜炎病史 1 年。
　② 实验室检查：无阳性发现。
　③ 普通超声检查：见图 4 - 3 - 42A - B。
　④ 超声造影检查：见图 4 - 3 - 42C - E。
　⑤ 相关影像学检查：见图 4 - 3 - 42F - H。
　⑥ 超声引导下肝组织穿刺活检：送结核实验室检查提示：快速 DNA 结核实验（Xpert）阳性；利福平耐药。

⑦ 诊断思路分析：常规超声提示肝内可见低回声结节，边界清楚，内呈均匀低回声，彩色多普勒超声周边可见细条状彩色血流信号。超声造影动脉期低回声结节周边呈环形增强，内部呈无增强，结节所属肝段出现一过性的增强，呈三角形，门静脉早期开始廓清，此时肝段与其余肝脏组织增强水平一致，门静脉期与延迟期结节呈无增强。患者有结核性腹膜炎病史，故首先考虑肝结核，确诊仍需结合 Xpert 等实验室检查。

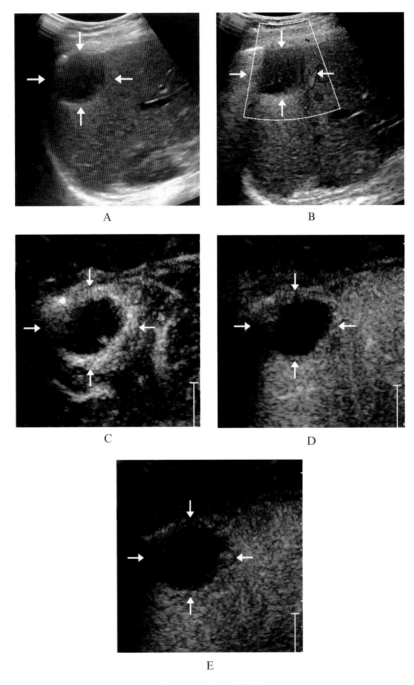

图 4-3-42　肝结核

A：灰阶超声于肝右叶内可见大小约 3.2 cm×3.0 cm 的低回声区，边界清楚，内回声均匀；B：彩色多普勒超声在病灶周边可见细条状彩色血流信号；C：超声造影动脉期(18 s)低回声结节周边造影剂快速充填，呈环形增强，内部呈无增强，结节所属肝段出现一过性的增强，呈三角形；D：门静脉期(60 s)病灶周边呈低增强，内部呈无增强；E：延迟期(178 s)周边仍呈低增强，内部呈无增强(该病例由杭州市红十字会医院杨高怡教授提供)

第四节 肝脏弥漫性疾病超声造影

一、慢性肝纤维化及肝硬化

（一）相关背景

有创性的肝活检是诊断肝纤维化及肝硬化（Liver cirrhosis）的金标准，但临床上往往更需要操作简便、非侵入性的诊断方法以作出准确诊断。常规灰阶超声及彩色多普勒超声在临床上已经广泛应用于诊断肝纤维化及肝硬化。利用多个超声特征，如肝脏大小、肝实质回声、肝包膜改变、门静脉主干内径增宽及其他继发的形态学特征或肝内大血管血流动力学参数的改变如门静脉最大血流速度、肝静脉血流频谱异常等，对诊断肝纤维化及肝硬化已具有一定的价值。在肝纤维化程度的预测中，与肝纤维化进展、肝静脉管壁顺应性下降可能有关的因素是：门静脉最大血流速度、肝静脉血流频谱异常等。但总体来说，普通超声诊断肝纤维化及肝硬化的敏感性和特异性有一定局限性。当肝脏出现这些改变时，肝纤维化程度往往已经比较严重，无法指导临床进行早期干预。

（二）理论依据

通过功能影像学技术研究肝内循环状态的改变，可以间接判断肝内纤维化的情况。肝纤维化时肝脏的形态学改变晚于肝内外血流动力学的改变。肝内外血流动力学的改变主要包括：肝内血流动脉化，肝动脉、门静脉和肝静脉分支之间出现短路分流，肺动静脉瘘，以及心输出量增加，体循环血管阻力下降等。因此，与常规超声及彩色多普勒超声相比较，超声造影能更早、更准确地提示肝纤维化的存在及分级。

（三）方法

超声造影剂是一种血池显影剂，造影剂进入组织内的速度与数量间接反映了该组织的血供情况。应用超声造影成像技术提取肝脏感兴趣区血管内的微泡信号，根据血流中造影剂微泡浓度与图像信号成线性相关的原理，通过计算机软件对序列动态图像血流信号强度进行提取，然后绘制出肝内大血管及肝实质微循环灌注和微泡廓清的时间-强度曲线，根据接近生理病理状态的药代动力学模型拟合，从而获得反映该曲线规律的各项参数，如开始增强时间（Arrival time，AT）、达峰时间（Time to peak，TTP）、基础强度（Baseline intensity，BI）、峰值强度（Peak intensity，PI）、强度增量（Increased signal intensity，ISI）、峰值减半速率（Wash-out rate of 50% peak intensity）和曲线下面积（Area under curve，AUC）等，来评估各感兴趣区域微循环的灌注。这是超声造影技术诊断肝纤维化及早期肝硬化的主要依据。

（四）初步临床应用

有研究人员利用超声造影剂的肝静脉渡越时间（Transit time）来诊断肝硬化，采用四个参数包括到达时间（Arrival time，AT，从注射造影剂到基线强度上升10%所需时间）、峰值时间（Time to peak，PT，从注射造影剂到峰值强度平台期所需时间）、绝对峰值（Absolute peak，AP，峰值平台期强度除以基线强度）、上升率（Rise rate，RR，从注射造影剂到峰值强度平台期间平均每秒所增加的信号强度）。

四个参数在肝硬化组与正常对照组，或者非肝硬化弥漫性肝病组之间有所不同，肝硬化组 AT 和 PT 提前，同时 AP 和 RR 较正常对照组高。而正常对照组与非肝硬化弥漫性肝病组之间没有明显差异。其中 AT 以 24 s 为界值诊断肝硬化时,敏感性为 100%,特异性 96%。在肝动脉、肝静脉、门静脉到达时间以及肝动脉-肝静脉(HV-HA)时间间隔,门静脉-肝静脉(HV-PV)时间间隔中,用 HV-HA、HV-PV 缩短来诊断肝硬化的敏感性最高。随着肝纤维化程度的加重,HV-HA、AT、HV-PV 与肝纤维化程度呈负相关,即 HV-HA、AT、HV-PV 呈缩短趋势。

(五)临床价值

超声造影作为一种无创性诊断慢性肝纤维化和肝硬化的方法,值得进一步关注与研究,同时也需要在有病理对照的更大范围人群中进一步验证和推广。

二、非酒精性脂肪性肝炎

非酒精性脂肪性肝炎(Non-alcoholic steatohepatitis,NASH)肝组织病理学变化与酒精性脂肪性肝炎相似,是一种无明确饮酒史的慢性肝炎,同时是一种获得性代谢性疾病。

随着超声造影技术的临床应用和推广,可以通过超声定量诊断和评价 NASH。超声造影可通过观察动脉期、门静脉期及延迟期肝脏实质血流灌注改变情况来评估 NASH 血流动力学改变和相关疾病情况。

有学者对伴有轻度肝纤维化(F1~2)的 NASH 患者和正常对照者进行超声造影检查,结果发现 NASH 组在造影剂注入 5 min 和 20 min 后出现了显著的灌注下降表现,表明超声造影在无创性诊断 NASH 上具有一定的应用价值。

第五节　肝脏血管性疾病

一、门静脉癌栓、门静脉血栓

(一)概述

门静脉癌栓(Portal vein tumor thrombosis,PVTT)是肝癌的严重并发症和转移方式,可引起门静脉高压、肝功能下降、肝内广泛播散和肝外转移,同时与肝癌的术后复发密切相关,进而影响疗效和预后。

门静脉血栓形成(Portal vein thrombosis,PVT)是发生在门静脉系统的血管阻塞性疾病,可累及门静脉主干及分支、肠系膜上下静脉和脾静脉。门静脉血栓可造成门静脉阻塞,引起门静脉压力增高、肠管淤血,是导致肝外型门静脉高压症的主要疾病。病因可能与全身或局部感染、门静脉淤血有关,常见于肝胆术后和脾切除术后,此外有半数以上的病例病因不明。门静脉血栓形成分为原发性和继发性,根据部位可分肝内和肝外,根据发病情况可分急性和慢性。临床上以继发性门静脉血栓形成相对多见,多继发于慢性肝病及肿瘤疾患,肝外门静脉阻塞多继发于肝内型的门静脉高压症。临床表现以腹痛为主,其轻重程度取决于血栓形成的部位、急缓、范围和栓塞的程度,单纯的肝外门静脉阻塞最突出的症状为食管胃底静脉曲张、出血。

(二)普通超声

门静脉癌栓主要有以下三种表现:

1. 局限于某一支门静脉管腔内,门静脉管腔内可见边界清晰、孤立的、均匀的等回声或低回声团块。彩色多普勒超声检查显示癌栓周边有血流通过,在一些癌栓中可测及动脉血流频谱。

2. 门静脉管腔被条索状等回声或低回声团所充填,管腔内无回声区几乎消失,管腔完全堵塞,门静脉管壁回声基本正常。

3. 如门静脉壁严重浸润和破坏,门静脉管壁连续中断或显示不清。门静脉形成广泛的吻合支及门静脉-肝动脉短路,使门静脉周围出现"海绵样"变,呈筛网状高回声。这种情况最多见于弥漫型肝癌。彩色多普勒超声在筛网状结构内检出血流信号,多为静脉性血流。

（三）超声造影

肿瘤所致的癌栓因存在动脉血供,在超声造影时动脉期可出现高或等增强,与肝癌病灶表现相似。血栓内部没有血供,理论上在超声造影的所有时相都不增强,但因为血栓形成后内部和周围可出现细小血管的再通,故门静脉期血栓内也有造影剂的进入,而表现为门静脉期的增强。血栓动脉期不出现增强,据此可与癌栓鉴别。

（四）临床价值

研究认为,彩色多普勒超声若以测及门静脉栓子内部动脉频谱来判断癌栓,敏感性和特异性分别为82.5%和100%。超声造影根据栓子在动脉期是否增强来判断栓子性质,敏感性和特异性均可达100%。同时应该注意的是,当原发性肝癌出现门静脉癌栓时,肝内病灶的造影增强和消退时相有所改变,通常表现为病灶在门静脉期和延迟期时消退慢或呈等增强改变。主要原因是肝内门静脉血流供应减少,导致肝实质增强程度降低,门静脉期和延迟期病灶内造影剂廓清后与肝实质的增强程度差别减少,故表现为消退慢或者等增强改变(表4-5-1)。

表4-5-1　门静脉癌栓与门静脉血栓的鉴别要点

	门静脉癌栓	门静脉血栓
大小	膨胀性,肿块样	充满管腔,非膨胀性
管壁	浸润、破坏	完整
超声造影模式	增强模式与来源的 HCC 相同	无增强,如增强晚期出现增强提示再通

【病例分析】

（1）病例一:

① 简要病史:患者男性,60岁。1年前发现肝右后叶占位性病变,诊断明确后行肝恶性肿瘤切除术,术后病理诊断为肝细胞肝癌。此后做过5次经动脉化疗栓塞术。近2个月来出现阵发性腹痛,一般药物镇痛效果不佳,为求进一步诊治入院。

② 实验室检查:总蛋白:59 g/L↓;白蛋白:31 g/L↓;结合胆红素:11.5 μmol/L;非结合胆红素:38.6 μmol/L↑;碱性磷酸酶:186.3 U/L↑;谷丙转氨酶:123.8 U/L↑;乳酸脱氢酶:1 062 U/L↑;AFP:1 210 ng/ml↑;CA153:14.43 U/ml;CA125:352.7 U/ml↑;CA199:59.35 U/ml↑;NSE:41.71 ng/ml↑;鳞癌相关抗原SCC:0.5 ng/ml。

③ 普通超声:图4-5-1A-B。

④ 超声造影：见图 4 - 5 - 1C - E。

⑤ 相关影像学检查：见图 4 - 5 - 1F - K。

⑥ 诊断思路分析：患者既往有肝癌手术及介入治疗病史，普通超声示门静脉主干、左支管腔内可见实性回声充填，实验室检查 AFP、CA153、CA125 等肿瘤标志物均升高，尤以 AFP 升高明显，超声造影显示门静脉内实性回声动脉期呈高增强，门静脉期及延迟期呈低增强，与肝癌的增强模式一致，故可明确诊断门静脉癌栓。

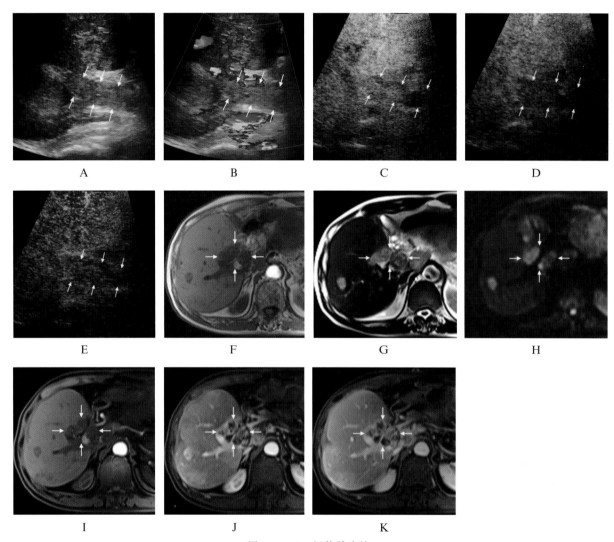

图 4 - 5 - 1　门静脉癌栓

A：灰阶超声见肝脏形态失常、实质回声增粗、分布不均匀、肝内血管走向不清晰。肝内见多个大小不一、部分融合成团的高回声区，较大者大小 11.4 cm×7.7 cm，边界不清，形态不规则，内部回声不均匀。门静脉主干及左支管腔内可见实性回声充填；B：彩色多普勒超声示门静脉腔内实性回声内部未见明显血流信号；C：超声造影动脉期（20 s）门静脉内实性回声区呈不均匀等增强；D - E：门静脉期（94 s）及延迟期（146 s）均呈不均匀低增强；F - H：MR 平扫肝右叶恶性肿瘤术后，肝表面凹凸不平，肝裂明显增宽，肝内见多发、大小不等异常信号灶，考虑肝内多发转移瘤。门静脉主干和左支内见明显异常充盈缺损，边界尚清晰，T1WI 为低信号，T2WI 为略高信号，弥散加权表现为高信号；I：动脉增强早期呈明显异常不均匀强化；J - K：门静脉及延迟期相对低增强，延迟后期呈环形强化。考虑伴门静脉（主干和左支）癌栓形成。

（2）病例二：

① 简要病史：患者男性，58 岁。右上腹部不适半年，当地医院确诊为肝硬化、肝脏恶性肿瘤，后接受 2 次经动脉化疗栓塞术，期间体重减轻约 2.0 kg。

② 实验室检查：AFP：9.8 ng/ml；CA125：38.16 U/ml；CA153：5.86 U/ml；CA199：12.43 U/ml；

白细胞：3.49×10⁹/L↓；总蛋白：75 g/L；总胆红素：16.6 μmol/L；谷草转氨酶：29.7 U/L。

③ 普通超声：图 4 - 5 - 2A - B。

④ 超声造影：图 4 - 5 - 2C - E。

⑤ 相关影像学检查：图 4 - 5 - 2F - I。

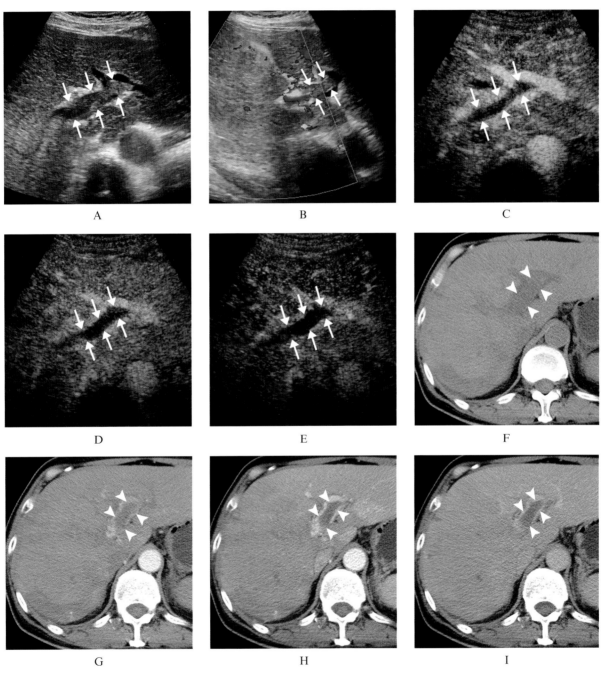

图 4 - 5 - 2　门静脉血栓

A：灰阶超声显示肝脏体积增大，表面不光滑，实质回声增粗，分布不均匀，肝内血管走向欠清晰。肝右叶见一个稍高回声区，范围约 18.1 cm×12.2 cm×13.1 cm，边界欠清晰，形态欠规则，内部回声欠均匀。门静脉主干内径宽 1.0 cm，左支内见实性回声不完全填充管腔，大小 6.0 cm×1.3 cm；B：彩色多普勒超声示门静脉左支管腔内见条状的血流信号，频谱多普勒检查流速 20 cm/s；C - E：超声造影门静脉左支内实性回声区动脉期(28 s)、门静脉期(83 s)及延迟期(143 s)均呈无增强；F - I：CT平扫＋增强显示肝脏左右叶比例失调，肝裂比例失调。肝右叶见多发结节样肿块，融合成团，密度欠均匀，边界不清。增强呈快进快出表现，考虑为肝癌。门静脉左支内见条带样充盈缺损影，CT动态增强始终未见强化。考虑为门静脉血栓形成。

⑥ 诊断思路分析：患者既往有肝脏恶性肿瘤及介入栓塞治疗病史，普通超声示左支门静脉管腔内可见实性回声，癌栓与血栓无法鉴别。超声造影提示门静脉左支内实性回声动脉期、门静脉期及延迟期三期均呈无增强，说明此实性回声无血供，结合 CT 检查结果诊断为门静脉血栓。

二、门静脉海绵样变性

（一）概述

病因可为先天性血管生成异常，在门静脉内腔中未被吸收成腔，进而形成众多的迂曲门静脉侧支血管。亦可为后天性，在门静脉血栓形成的病例中约 30％ 先后出现门静脉海绵样变性（Cavernous transformation of portal vein, CTPV）。门静脉因先天或后天原因导致门静脉主干和/或部分分支阻塞后，为维持肝的血液供应，在闭塞的门静脉及其周围逐渐形成多条伸入肝内的侧支血管，表现为一种特殊的海绵样外观，故命名为"门静脉海绵样变性"。侧支血管替代了门静脉的作用将血液注入肝内门静脉系统。临床体征：以脾大、脾功能亢进、消化道出血、腹水为主要表现。

（二）普通超声

1. 灰阶超声　门静脉主干和（或）分支中见实质性回声充填。周围及内部可见细小迂曲的无回声管道，呈蜂窝状改变，范围因门静脉阻塞严重程度而定。

2. 多普勒超声　门静脉正常血流消失，代之以细小、迂曲管状血流信号。多普勒超声检查可见细小、迂曲的管状血流信号，呈门静脉特征性血流，最大流速可超过正常值 2 倍以上。

（三）超声造影

肝门部蜂窝状结构动脉期可呈高增强，门静脉期及延迟期均呈等增强。

【病例分析】

① 简要病史：患者男性，34 岁。3 月前血压升高，最高 180/130 mmHg。口服降血压药物，控制不佳。血肌酐升高 1 周，双下肢浮肿。

② 实验室检查：尿素：24.9 mmol/L↑；肌酐：529.0 μmol/L↑；尿酸：876.0 μmol/L↑。上皮细胞计数：30.8/μl↑；管型计数：13.7/μl↑；病理管型阳性↑；尿蛋白 3＋↑；尿白蛋白脂酶 1＋↑。

③ 普通超声：图 4 - 5 - 3A - C。

④ 超声造影：图 4 - 5 - 3D - F。

⑤ 诊断思路分析：肝门部正常门静脉结构消失，门静脉走行区域呈蜂窝状改变，超声造影示该结构动脉期呈高增强，门静脉期及延迟期呈等增强，可排除肿瘤性病变，结合常规超声，考虑门静脉海绵样变性。

三、肝动脉瘤

（一）概述

肝动脉瘤（Hepatic aneurysm）可分为以下几种类型：①先天性：局部动脉壁中层弹性纤维发育不

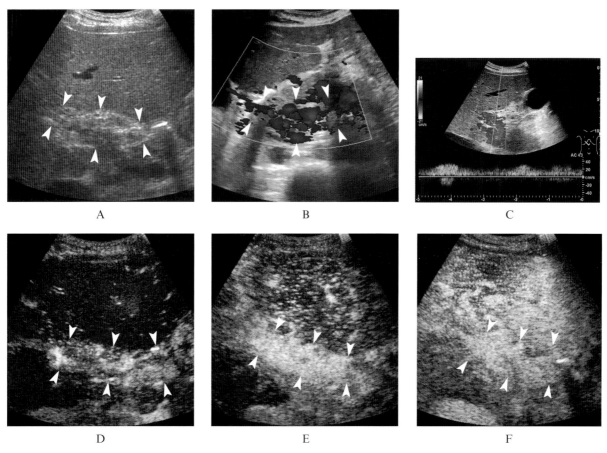

图 4 - 5 - 3　门静脉海绵样变性

　　A：灰阶超声显示肝右叶肿大，右叶最大斜径为 20.1 cm，形态失常，表面欠光滑，实质回声增粗，分布不均匀，肝门区见条状高回声区，大小 6.1 cm×3.1 cm，内部回声不均匀，呈网格状；B：彩色多普勒超声示内部可见短线状血流信号；C：频谱多普勒超声检查呈门静脉样频谱；D－F：超声造影肝门部蜂窝状结构动脉期(37 s)呈高增强，门静脉期(53 s)及延迟期(117 s)呈等增强。

良，长年受动脉内压力影响而扩张成瘤；②动脉硬化性：动脉粥样硬化累及动脉中层弹性纤维，而使动脉逐渐扩张；③外伤性：锐器穿刺或经皮穿刺肝动脉后，穿刺点出血渗漏，形成假性动脉瘤。

　　患者起病隐匿，多无明显症状，在影像学检查时偶然发现。部分患者以腹痛就诊，肝内动脉瘤破裂可表现为胆道出血、胆绞痛，易误诊为急性胆囊炎。瘤壁上可形成血栓，血栓脱落可致栓塞。

（二）普通超声

　　1. 灰阶超声　肝动脉走行区域见圆形、搏动性无回声区。瘤壁由纤维组织包绕，边缘欠清，瘤腔内可见等或低回声的血栓形成。仔细观察可见瘤腔与近端及远端肝动脉相通。

　　2. 多普勒超声　瘤腔内可见搏动性彩色血流及涡流。较大瘤腔内可见红蓝相间的彩色涡流信号。假性动脉瘤破裂口处可见收缩期自动脉进入瘤体内的彩色血流，而舒张期则可见自瘤体经破裂口返回动脉的彩色血流。频谱多普勒超声测出典型动脉瘤样血流频谱。在瘤颈附近可测及湍流频谱，峰值流速偏高。

（三）超声造影

　　瘤腔内动脉期、门静脉期及延迟期均与动脉呈同步增强。仔细观察可见瘤腔与近端及远端肝动脉相通。假性动脉瘤破裂口更易显示。

（四）鉴别诊断

主要与肝内囊性病变鉴别。超声造影具有确诊意义。

四、肝动脉-门静脉瘘

（一）概述

肝动脉-门静脉瘘（Hepatic artery-portal venous fistula）是肝动脉与门静脉系统间一个功能性或器质性的交通，导致肝动脉血流入门静脉。肝动脉-门静脉瘘可分为先天性和后天性。后天性常见，多由外伤、肿瘤引起。先天性少见，系由肝血管先天性发育异常所致。肝动脉-门静脉瘘一般没有症状，但在瘘的流量较大的情况下，大量高压的动脉血直接经瘘口进入压力较低的门静脉内，导致门静脉高压，易引起上消化道出血及腹水加重。以往诊断主要依据 X 线血管造影。

（二）普通超声

门静脉血流频谱呈"动脉样"改变。门静脉周围有异常增大、增宽的肝动脉血管，彩色血流信号异常丰富，围绕门静脉形成"包绕征"。

继发性肝动脉-门静脉瘘，门静脉血流可反向，与之相连的肝动脉频谱呈高速低阻型。这种频谱是判断肝动脉-静脉瘘的可靠依据。

（三）超声造影

动脉期门静脉内可见造影剂进入，与动脉呈同步等增强。

（四）临床价值

超声造影结合常规超声诊断肝动脉-门静脉瘘不难。如为继发性，应特别关注是否合并肿瘤性病变。

【病例分析】

（1）病例一：

① 简要病史：患者男性，52 岁。4 个月前超声体检发现肝硬化，左肝内实性占位。AFP：1 036 ng/ml↑，上腹部增强 CT 检查发现肝左外叶占位，考虑肝癌可能。后行肝左叶切除，术后病理证实为肝细胞肝癌。

② 实验室检查：CEA：6.93 ng/ml↑；甲胎蛋白：51.57 ng/ml↑；CA125：521.4 U/ml↑；总蛋白：54 g/L↓；白蛋白：29 g/L↓；白/球：1.14↓；碱性磷酸酶：196.4 U/L↑；总胆红素：24.8 μmol/L↑；结合胆红素：12.0 μmol/L↑；乙肝表面抗原：8 671.00↑；乙肝 e 抗原：4.860↑；乙肝核心抗体：0.005↑；血氨：75 μmol/L↑。

③ 普通超声：图 4－5－4A－B。

④ 超声造影：图 4－5－4C－E。

⑤ 相关影像学检查：图 4－5－4F－K。

⑥ 诊断思路分析：患者既往有肝癌手术病史，常规超声肝左内叶病变区可测及典型的肝动脉-门静脉瘘频谱，超声造影显示该病变动脉期与肝动脉呈同步等增强。DSA 证实为肝动脉-门静脉瘘。

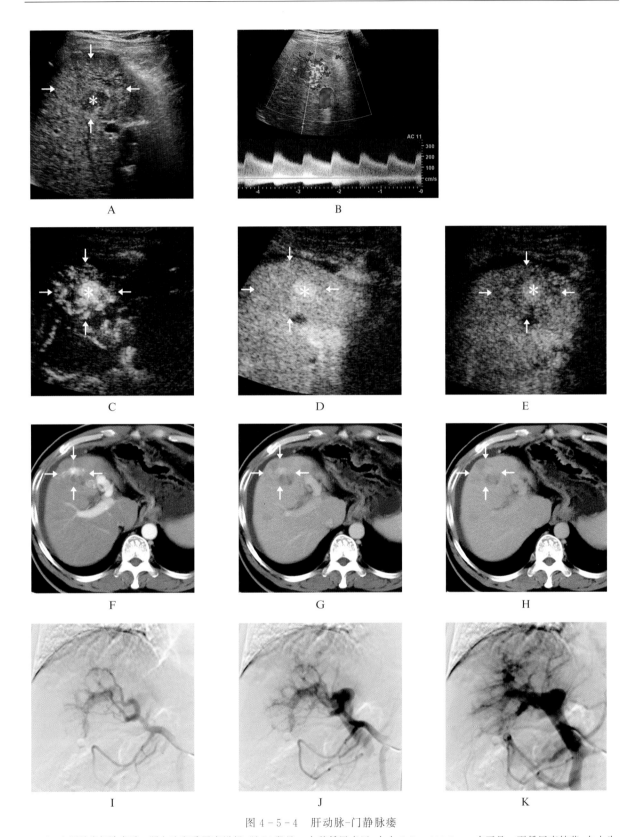

图 4-5-4 肝动脉-门静脉瘘

A：左肝肿瘤切除术后。肝右叶实质回声增粗，肝 S4 段见一个稍低回声区，大小 5.8 cm×4.3 cm，内可见一更低回声结节，大小为 1.7 cm×1.3 cm；B：彩色多普勒超声可见一起自肝门部的肝动脉向内延伸，且于此处与门静脉相连。频谱多普勒超声测及血流流速为 254 cm/s；C：超声造影动脉期肝 S4 段整片较大的低回声区呈高增强；D：门静脉期中心部呈高增强、周边呈等增强；E：延迟期中心部仍呈高增强、周边消退呈低增强；F-H：CT 增强肝体积缩小，呈波浪状，肝左叶部分缺如，肝左叶 S4 段见 4.0 cm×3.8 cm×4.0 cm 的稍低密度灶，CT 值为 49 HU；增强后动脉期轻度增强；门静脉期、延迟期增强稍有消退。病灶边界模糊，未见假包膜；I-K：DSA 显示肝动脉内注入造影剂的同时，门静脉内可见造影剂显示，提示肝动脉-门静脉瘘。

121

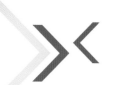
第六节　超声造影在检出肝内病灶中的应用

当存在以下情况,如:结节体积较小(特别是<0.5 cm 的结节)、结节位置浅表(如临近肝包膜)或近膈顶(如位于肝 S7/8 段)、结节回声与周围肝组织相近(如等回声结节)或弥漫性肝病背景(肝硬化)时,常规超声通常很难检出肝内结节。超声造影因能提高病变显示的对比度,有可能检出这部分普通超声难以显示的结节。

一、适应证

超声造影检出肝内恶性肿瘤适应证主要有:

(一)了解肝内病灶数量,用于判断肿瘤分期和预后。

(二)肝肿瘤术前除探查已知肿瘤,还需了解肝脏其余部位有无子灶,以此确定手术方案。

(三)肝肿瘤患者局部治疗术后的随访过程中,除评估已知病灶局部疗效外,还需检查其余肝脏有无新发病灶。

(四)临床怀疑肝肿瘤,但相关影像学检查均未发现明确病灶的情况。

二、检查方法

(一)注射造影剂前先熟悉患者病史及相关影像学资料,预判结节的大致数量和位置。

(二)锁定可疑区域,固定探头进行观察。按常规注射造影剂,观察可疑区域动脉期有无异常发现。1分钟后将探头转向其他区域,依次开展"系统全肝扫查",以发现肝脏均匀增强背景下的低增强区。系统全肝扫查的时间窗口主要集中在 1~5 min 的门静脉期及延迟期内。

(三)逐一记录查找到的低增强区。待造影剂基本清除后,针对可疑的低增强区域实行"二次注射"超声造影检查,获取其动脉期、门静脉期、延迟期的完整信息,最终确认病灶是否存在及其性质。

三、HCC 的检出

普通超声难以区分早期的 HCC 与硬化结节,同时 HCC 也会隐藏于肝硬化粗糙的肝实质中,因此普通超声作为 HCC 检出的手段有一定局限性。对于 HCC,超声造影动脉期呈高增强是其显著特征,理论上能提高 HCC 检出的能力。但超声造影动脉期持续较短(约 20 s),在现有技术水平下,通过全肝扫查来准确捕捉动脉期短暂的高增强区被认为几乎不可行。另一方面,仅有约 50%的 HCC 病例出现门静脉期及延迟期低增强。总体看来,超声造影用于 HCC 的检出虽有一定价值,但仍容易漏诊,存在一定的局限性。

因此,对于 HCC,增强 CT 或 MRI 应该是优于超声造影的检出手段。增强 CT 或 MRI 检查能对肝脏作出全面的评估,并有助于显示一些位于超声扫查盲区的肝脏病灶。

如果造影剂采用的是 Sonazoid,其特有的血管后相(造影剂注入 10 min 后)有助于发现更多的 HCC。在此时相中,大多数 HCC 都表现为低增强,与周围肝脏对比明显,非常适合 HCC 的检出。文献报道 Sonazoid 超声造影对 HCC 的检出敏感度和特异度分别可达 95%和 99%(详见 Sonazoid

章节），能达到与增强 CT 或 MRI 同等的水平。但需要指出的是，使用 Sonazoid 在血管后相表现出的低增强特征缺乏特异性，"二次注射"确认低增强区的动脉期表现仍然十分必要。此外，有文献报道约 50％分化较好的 HCC 在血管后相并无低增强表现。

四、转移性肝癌的检出

转移性肝癌由于大多数病灶较小，常规超声检出病灶的敏感性只有 55％，而 CT、MRI 及 PET 的敏感性分别可达到 72％、76％及 90％。一般而言，大多数转移性肝癌在超声造影门静脉期或延迟期表现为均匀增强的肝实质背景下的低增强区，与周围肝组织对比明显，形成所谓"黑洞征"。此外，由于门静脉期、延迟期持续时间较长，有足够的时间来对肝脏进行详细、规范的扫查，因而超声造影对转移性肝癌的检查具有重要意义。

文献报道超声造影用于转移性肝癌的检出可以达到相当高的水平，以增强 MRI 或 CT 为参照，敏感度可达到 90％。部分文献甚至认为超声造影检出转移性肝癌的能力高于增强 MRI 或 CT。

五、注意事项

（一）应用灰阶超声扫查全肝仍是检出肝脏病灶的第一步，需要仔细扫查以发现可疑区域。同时，充分读取其他影像学信息，有助于快速锁定肿瘤大致存在的位置，提高超声造影检出肝肿瘤的效率。

（二）应动态记录整个超声造影的过程，检查完后可回放，仔细观察有无灰阶超声未能发现的病灶。

（三）由于转移性肝癌常邻近肝表面，使用线阵高频探头造影可能发现更多、更小的病灶，临床应用中可灵活采用，但高频超声造影常需要增加造影剂用量。

（四）采用以上步骤仍然难以检出的病灶，可采用超声造影＋融合影像导航的方法进一步提高病灶的检出率（详见相关章节）。

六、局限性

（一）包括超声造影在内的各种影像学方法都只能探查到分化到一定程度、达到一定体积的病灶。若肿瘤没有形成足够密度或数量的血管网，并不具备特征性的灌注特征，超声造影亦难以发现。

（二）对于重度脂肪肝、严重肝硬化的患者，由于增强信号的严重衰减，超声造影效果也会受到严重影响。

（三）超声造影与普通超声一样，难以检出位于肋骨、肺或肠道气体声影内等超声"盲区"内的病灶。

【病例分析】

（1）病例一：

① 简要病史：患者男性，42 岁，乙肝病史 20 余年，肝癌射频消融术后 1 年余，上腹部 MRI 发现肝右叶占位。

② 重要实验室检查结果：甲胎蛋白定量：3.92 ng/ml；糖类抗原 CA19-9：29.74 U/ml↑；乙肝表面抗原：5 840.000↑；乙肝表面抗体：2.000 IU/L；乙肝 e 抗原：0.325；乙肝 e 抗体：1.180；乙肝核心抗体：0.006↑。白细胞：4.83×10⁹/L；红细胞：4.83×10¹²/L；血红蛋白：148 g/L；血小板：80×10⁹/L↓；中性粒细胞：75.7%；淋巴细胞：12.8%；谷丙转氨酶：41.9 U/L；白蛋白：46 g/L；总胆红素：10.2 μmol/L。

③ 普通超声检查：见图 4-6-1A。

④ 超声造影检查：见图 4-6-1B-C。

⑤ 相关影像学检查：见图 4-6-1D-G。

⑥ 应用小结：该患者肝脏具有明显的肝硬化背景，常规超声难以清晰显示病灶。在增强 MRI 的提示下，对病灶可能存在的区域行超声造影扫查，可通过捕捉到动脉期高增强区以检出病灶。

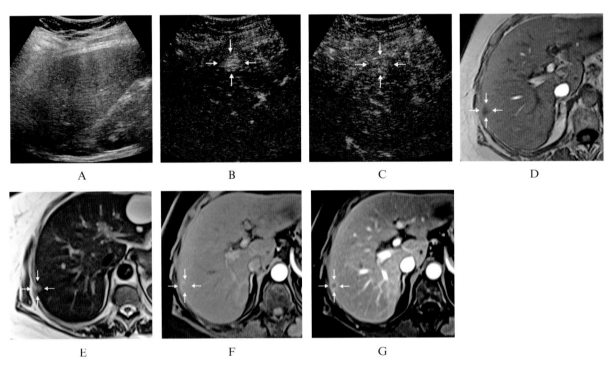

图 4-6-1 通过超声造影动脉期高增强特征检出 HCC

A：病灶所在区域行灰阶超声检查，肝硬化背景下未发现明显占位；B：行超声造影检查，于 S7 发现一个动脉期(26 s)的高增强区，大小 1.3 cm×1.4 cm；C：门静脉期(47 s)逐渐转为稍高增强；D-G：上腹部 MRI 平扫+增强，显示肝右叶 S7 一个实性结节，动脉期至延迟期都显示为周边轻度强化。

(2) 病例二：

① 简要病史：患者女性，53 岁，左乳癌术后 2 年余，普通超声发现肝内占位。

② 重要实验室检查结果：糖类抗原 CA153：83.06 ng/ml↑；糖类抗原 CA724：9.09 ng/ml↑；癌胚抗原：11.56 ng/ml↑。

③ 普通超声检查：最大病灶见图 4-6-2A-B。

④ 超声造影检查：最大病灶见图 4-6-2C-E；延迟期另外发现低增强区：图 4-6-2F-H。

⑤ 相关影像学检查：图 4-6-2I-J。

⑥ 应用小结：转移性肝癌常多发、散发，较小的转移灶在普通超声甚至增强 CT 上都较难显示。利用转移性肝癌在超声造影门静脉期或延迟期的低增强特征，有助于及时发现这些病灶。因此，在对已知病灶的超声造影检查过程中，门静脉期或延迟期的全肝广泛扫查有助于及时发现潜在的病灶。

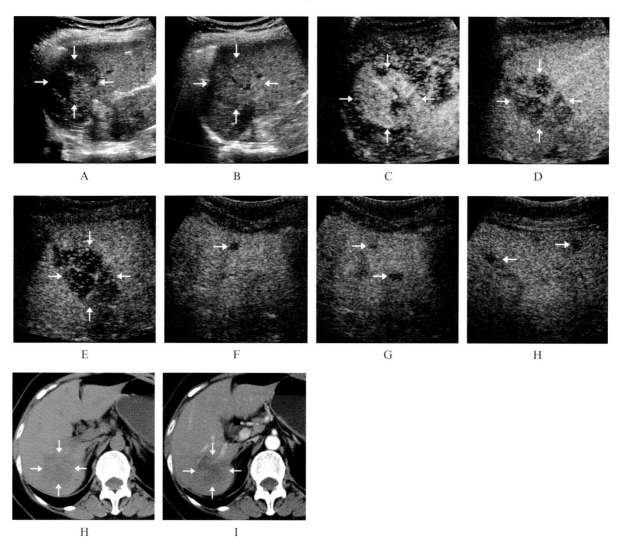

图 4-6-2　通过超声造影门静脉期及延迟期低增强特征检出更多的转移性肝癌

A：灰阶超声显示肝右叶见一个低回声区,大小约 4.7 cm×2.5 cm,边界不清晰,形态不规则,内部回声不均匀,可见点状强回声;B：彩色多普勒超声：病灶内测出点状血流信号;C-E：超声造影动脉期(20 s)呈高增强,门静脉期(66 s)及延迟期(202 s)呈低增强,病灶均表现为典型转移性肝癌增强模式;F-H：延迟期(150~200 s)扫查,肝左内叶、左外叶可见数个低增强区,直径约 1.0 cm~1.5 cm;I-J：增强CT,仅见肝右叶较大病灶,左叶小病灶未明确显示。

第七节　超声造影判断肝脏肿瘤治疗的疗效

一、局部治疗

(一) 应用背景

随着各种微创治疗技术的发展,外科手术已不是治疗肝肿瘤的唯一方法。经皮热消融治疗(微波、射频、激光等)、经肝动脉化疗栓塞(Transcatheter arterial chemoembolization,TACE)、冷冻消融、化学消融(无水酒精、醋酸等)、外照射放疗、高强度聚焦超声(High intensity focused ultrasound,HIFU)、不可逆电穿孔(Irreversible electroporation,IRE)等局部治疗方法成为肝脏肿瘤治疗的重要手段。由于具有效果确切、微创、可反复施行的特点,上述方法被国内外多个指南推荐,甚至被列为肝脏肿瘤根治性治疗手段,临床应用日益广泛。因此,对肝脏肿瘤局部治疗后的疗效评估成为临床重大需求。

影像学方法是评估肝脏肿瘤局部治疗后疗效的首选方法。传统灰阶超声因肿瘤治疗前后回声变化并不明显,难以准确评估疗效。彩色多普勒超声对低速血流不敏感,通过其反映治疗区域血供变化亦不可靠。增强CT及MRI受到场地限制,难以完成术后即刻评估。超声造影可在术后短时间内、甚至术中即刻实施,通过反映消融区域内血供的变化来评估局部治疗疗效,被认为是肝肿瘤局部治疗后疗效评估的一种重要方法。以下以热消融为例,介绍超声造影对于肿瘤局部治疗疗效的评估作用。

(二) 热消融治疗的疗效评估

1. 术后即刻评估

(1) 评估标准:热消融术后即刻评估主要观察消融区内是否存在异常增强区。消融成功时超声造影表现为病灶治疗区域全程无增强,且无增强区完全覆盖原病灶。当评估结果判断为消融成功时,可以结束消融治疗。

若出现以下任一情况,应高度怀疑肿瘤残留,并应及时针对残留区域进行补充消融。①消融区内部在动脉期出现片状的不规则高增强区。②门静脉期或延迟期,消融灶周边出现低增强区。③无增强区域未能完全覆盖术前病灶。

(2) 伪像识别

① 消融区内血管,一般呈无增强区内的条索状等增强结构。这种情况多为正常的肝内血管由于热沉效应而被保留。研究认为这类残存的血管并不增加肿瘤复发概率,因而无需盲目追加治疗,首选策略为随访(图4-7-1)。

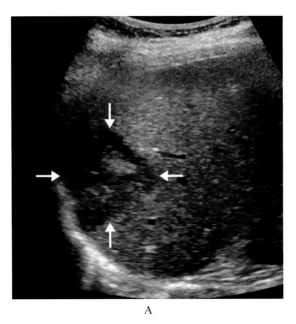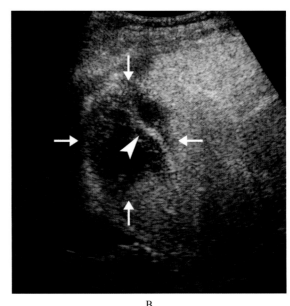

图 4-7-1 消融灶内血管示意

A:射频消融术术后即刻复查,灰阶超声显示消融灶呈低回声表现;B:超声造影显示消融灶内条索样高增强,与肝实质相比呈同步等增强,周边消融灶呈无增强。

② 炎症充血带(发生率 87%～95%)。由于热消融造成的组织损伤,消融灶周边组织将发生炎症充血反应。包括超声造影在内各种增强的影像学均出现消融灶周边动脉期高增强表现,消融后即刻出现,有时会存在数月。在活体状态下,该区域将通过细胞凋亡机制而最终坏死,但在短期内,

会与肿瘤残留相混淆,两者的鉴别点在于:①肿瘤残留的增强特征类似肿瘤,门静脉期或延迟期将消退;而充血带全程持续高或等增强,不会消退。②肿瘤残留的高增强区多不规则,常位于一侧(不对称),而炎症充血形成的高增强区为消融灶周边宽度近似一致(0.4 cm～1.0 cm)的对称环形。ⅲ. 若消融灶周边增强区出现在原病灶动脉期高增强区内,需高度怀疑为肿瘤残留;若出现在原病灶增强区外,则首先考虑炎性充血带,但肿瘤亦不能排除(图4-7-2)。

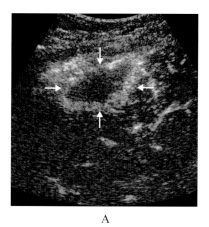 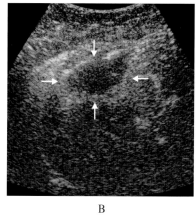 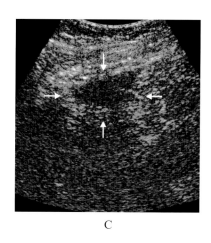

A   B   C

图4-7-2　消融灶周边充血带

A:射频消融术后1月复查,超声造影动脉期可见无增强消融灶周边均匀增厚的环形高增强带,厚约1 cm;B、C:门静脉期及延迟期该高增强区增强程度有所降低但始终存在。

③ 血管异常,常表现为与血管同步的结节样高增强。该现象为治疗导致的暂时性血供异常,如动静脉瘘等,典型特征为显著高增强与延迟期不消退,明显者甚至在灰阶超声上表现为囊性。此种情况会自行消失,亦无需追加治疗,但需要密切随访,预防动脉瘤等并发症。

【病例分析】

（1）病例一:

① 简要病史:患者男性,52岁,因左内叶小肝癌行射频消融治疗。

② 重要实验室检查结果:甲胎蛋白定量:0.79 ng/ml;乙肝表面抗原:9 340.000↑;乙肝表面抗体:2.000 IU/L;乙肝e抗原:0.118;乙肝e抗体:0.144↑;乙肝核心抗体:0.006↑。

③ 术前普通超声检查:见图4-7-3A-B。

④ 术前超声造影检查:见图4-7-3C-E。

⑤ 术后即刻超声造影检查:见图4-7-3F-G。

⑥ 术后普通超声检查:见图4-7-3H-I。

⑦ 术后超声造影检查:见图4-7-3J-L。

⑧ 术后相关影像学检查:见图4-7-3M-O。

⑨ 应用小结:该病例于射频消融术后即刻行超声造影评估,发现消融灶周边厚度均匀(1 cm)的环形高增强区,门静脉期及延迟期不消退,符合炎症充血带特征。术后长期随访中,超声造影及增强MRI均显示消融灶动脉期、门静脉期及延迟期无强化,同时环形高增强消失,考虑完全消融。

⑩ 临床价值:需要指出的是,超声造影即刻评估热消融术后疗效的临床应用价值仍然存在争议,主要是因为炎症充血反应的干扰。同时,在即刻评估的条件下,还存在消融治疗病灶区域产生的气体、全麻患者机械通气等其他干扰因素,影响超声造影的图像质量,加大了鉴别炎症充血与肿瘤残留

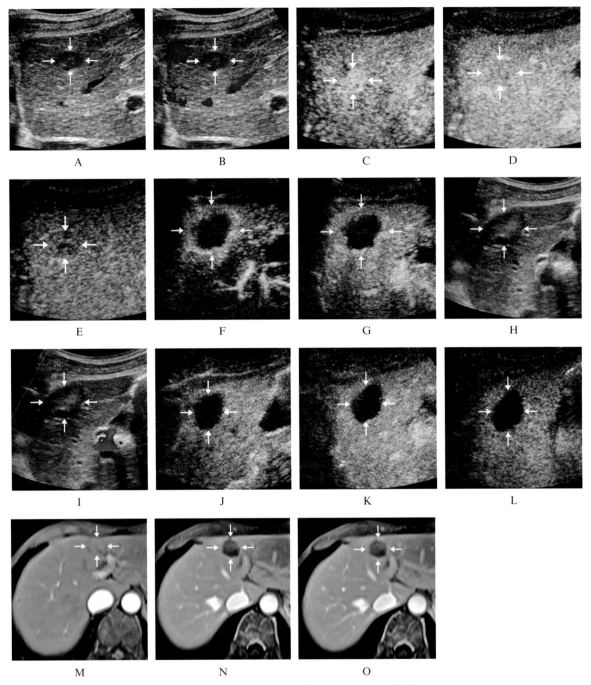

图 4 - 7 - 3　炎症充血带即刻产生,随访中逐渐消失

术前检查:A - B:灰阶超声在肝左叶 S4 见一个低回声区,大小 1.3 cm×1.0 cm,边界清晰,形态椭圆形,内部回声欠均匀。彩色多普勒超声在其内测出点状血流信号;C - E:超声造影动脉期(20 s)病灶呈稍高增强,门静脉期(73 s)病灶呈等增强,延迟期(228 s)病灶呈低增强,考虑 HCC 可能。

术后即刻检查:F - G:射频消融术后即刻超声造影显示肝内消融灶动脉期(43 s)呈周边环形高增强,内部无增强,门静脉期(64 s)环形增强区未见明显消退。

术后 3 月检查:H - I:灰阶超声在肝 S4 见一个混合回声,边界欠清晰,形态尚规则,内部回声不均匀。彩色多普勒超声在其内未测出明显血流信号;J - L:超声造影显示肝内消融灶动脉期(26 s)、门静脉期(60 s)、延迟期(125 s)均呈无增强,考虑完全消融;M - O:增强 MRI 显示肝 S4 段消融灶未见明显强化,考虑完全消融。

的难度。有研究认为,超声造影发现残留病灶特异度为 96%~97%,但敏感度只有 25%~33%。

　　根据我们的经验,超声造影即刻评估虽然存在遗漏的情况;但由于其快速、简便、特异性高,仍具有显著的临床价值。但尚不能取代术后的长期评估随访。

（2）病例二：

① 简要病史：患者男性，51 岁，肝硬化，因发现 HCC 拟行 RFA 治疗。

② 重要实验室检查结果：甲胎蛋白定量：42.70 ng/ml↑；白细胞：4.85×10^9/L；红细胞：4.94×10^{12}/L；血小板：97×10^9/L↓；中性粒细胞：75.7%；淋巴细胞：12.8%；谷内转氨酶：76.7 U/L↑；白蛋白：40 g/L；总胆红素：26.7 μmol/L↑。

③ 术前超声检查：见图 4-7-4A。

④ 术前超声造影检查：见图 4-7-4B。

⑤ 术前相关影像学检查：见图 4-7-4C-D。

⑥ 应用小结：该病例中，术后即刻超声造影发现了消融灶内的异常增强区，及时提示了肿瘤残留，为及时补充消融提供了关键信息。

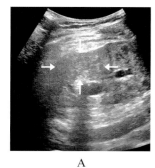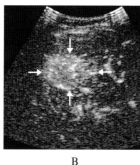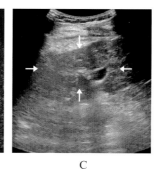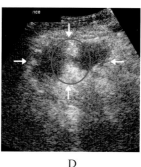

| A | B | C | D |

图 4-7-4 超声造影用于 RFA 术后即刻评估

消融术前超声检查，A：肝右叶见一个等回声区，边界欠清晰，内部回声欠均匀；B：肝内等回声病灶动脉期（25 s）呈高增强；消融术后即刻超声检查，C：灰阶超声显示肝右叶内一个等回声区，边界欠清晰，内部回声欠均匀，与术前类似；D：超声造影肝内消融灶动脉期（30 s）呈不均匀高增强，内可见异常高增强区（红色圆圈），考虑肿瘤残留。

2. 术后长期随访 一般是指治疗后 1 个月之后的影像学评估。

（1）评估标准

① 消融灶评估：消融治疗术后评价的金标准是消融术后 1 个月增强 CT 或 MRI 的扫描结果。超声造影评价肿瘤完全消融的定义为：消融灶动脉期、门静脉期及延迟期均呈无增强，并且无增强区完全覆盖原肿瘤范围，并获得 0.5 cm～1.0 cm 的安全边缘（即无增强区应超出原肿瘤外缘 0.5 cm～1.0 cm 的距离）。安全边缘是肿瘤局部进展的重要风险因素，故消融的术前规划及术后评估均应将上述范围纳入考虑。不完全消融者残存活性肿瘤多表现为病变区域消融灶一侧动脉期局部结节状高增强，门静脉期及延迟期消退为低增强。利用术后造影＋术前 CT/MRI 融合影像导航可获得更精确评估。

② 全肝及肝外评估：术后评估不应只着眼于消融灶，还应关注是否存在肝内远处复发病灶。对于转移性肝癌，还应注意肝外转移灶的情况。超声造影评估肝内远处复发具体方法同肝肿瘤的检出方法（见第六节），但其效果相对于增强 CT 或 MRI 处于劣势，尤其是对于 HCC 患者。

（2）伪像：虽然消融灶周围的炎症充血区一般在 1 个月以后可消失，但仍有可能在一部分病例中持续存在，应注意与不完全消融相鉴别。

（3）临床价值：超声造影评估消融灶有无复发的诊断能力与增强 CT 或 MRI 相当。但因超声造影难以同时观察多个病灶，在评估肝内远处复发及肝外复发时，作用不及增强 CT 或 MRI。

【病例分析】

（1）病例一：

① 简要病史：患者男性，59 岁，右半结肠癌术后 2 年余，肝转移癌射频消融术后 7 个月余，随访

中发现肿瘤标志物升高,普通超声发现原消融灶旁可疑病灶。

② 重要实验室检查结果:

第一次射频消融术后 6 月,癌胚抗原:17.34 ng/ml↑;甲胎蛋白:9.05 ng/ml↑;糖类抗原 CA199:67.71 U/ml↑。

③ 普通超声检查:见图 4 - 7 - 5A。

④ 超声造影检查:见图 4 - 7 - 5B - C。

⑤ 相关影像学检查:见图 4 - 7 - 5D - G。

⑥ 补充消融后普通超声检查:见图 4 - 7 - 5H。

⑦ 补充消融后超声造影检查:见图 4 - 7 - 5I - J。

⑧ 应用小结:该病例有右半结肠癌及肝内转移癌射频消融治疗病史,现癌胚抗原等升高,超声造影及增强 CT 均提示肝内肿瘤局部进展。在此提示下,行射频消融补充治疗达到完全消融。因此,超声造影可准确用于转移性肝癌射频消融术后局部肿瘤进展的诊断及疗效评估。

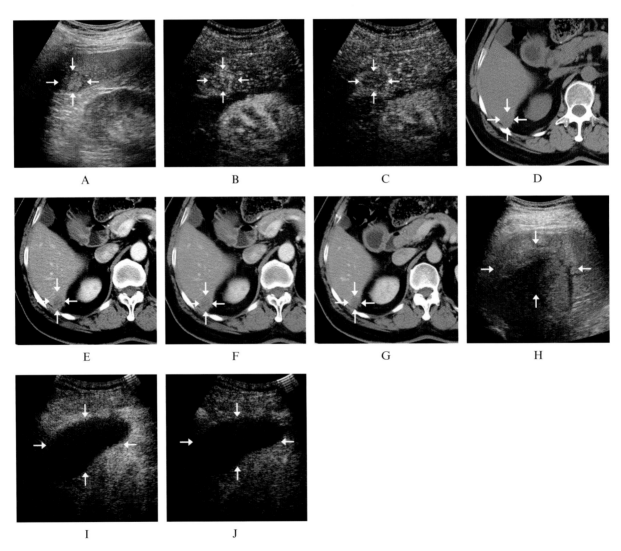

图 4 - 7 - 5 RFA 术后随访发现复发

A:射频消融术后 3 月普通超声:灰阶超声显示肝右叶原消融灶(位于另一平面)旁见一个稍高回声区,大小 2.5 cm×2.0 cm,边界清晰,形态规则,内部回声欠均匀;B-C:超声造影动脉期(26 s)呈高增强,门静脉期(40 s)消退呈稍低增强,考虑肿瘤局部进展;D-G:平扫 CT 显示肝右叶原消融灶旁见一个低密度灶,大小 1.8 cm×1.7 cm,增强后病灶轻度强化;H:补充射频消融术后 5 天灰阶超声显示肝右叶高回声区消失;I-J:超声造影提示病灶动脉期(28 s)及门静脉期(104 s)均呈无增强,提示该病灶获得完全消融。

（2）病例二：

① 简要病史：患者男性，62 岁，右肺癌术后 20 个月余、外院肝内转移瘤射频消融术后 10 月余，随访超声发现肝内原消融灶周边可疑占位，现为进一步诊治入院。

② 重要实验室检查结果：甲胎蛋白定量：3.03 ng/ml；癌胚抗原：50.93 ng/ml↑；乙肝表面抗原阴性。

③ 术前普通超声检查：见图 4 - 7 - 6A - B。

④ 术前超声造影检查：见图 4 - 7 - 6C - E。

⑤ 术前相关影像学检查：见图 4 - 7 - 6F - I。

⑥ 术后普通超声检查：见图 4 - 7 - 6J - K。

⑦ 术后超声造影检查：见图 4 - 7 - 6L - N。

⑧ 术后相关影像学检查：见图 4 - 7 - 6O - R。

⑨ 应用小结：该病例有右肺癌手术及肝转移瘤病史，现癌胚抗原升高，超声造影及增强 MRI 诊断均提示肝内肿瘤局部复发，后安排在我院行射频消融治疗。术后超声造影及增强 MRI 均显示动脉期、门静脉期及延迟期无强化，考虑完全消融。因此，超声造影可准确用于转移性肝癌诊断及评价射频消融术后局部疗效。

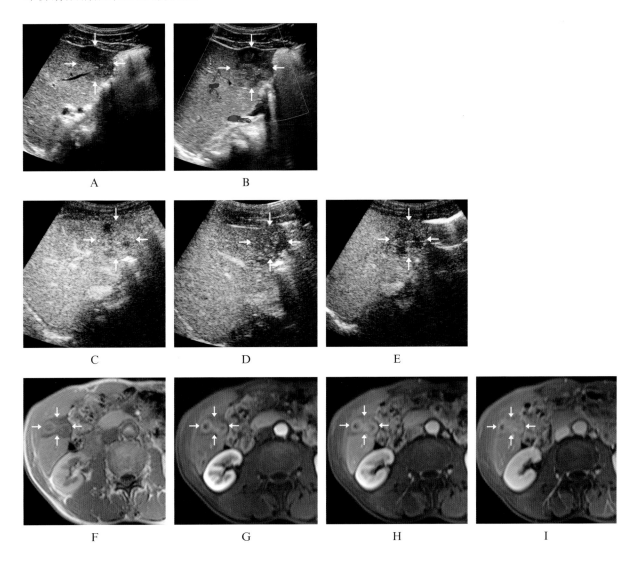

A　　　　　　　B

C　　　　　　　D　　　　　　　E

F　　　　　　　G　　　　　　　H　　　　　　　I

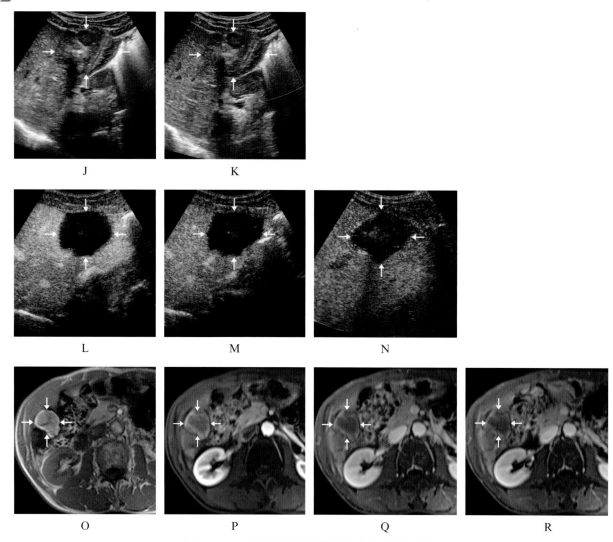

图 4 - 7 - 6　超声造影评估射频消融术后完全消融

A－B：射频消融术前普通超声：灰阶超声显示肝右叶 S5 原消融灶旁见三个低回声区相互融合，大小约 1.5 cm×1.5 cm、1.4 cm×1.0 cm、1.5 cm×1.5 cm，边界清晰，形态椭圆形，内部回声欠均匀，彩色多普勒血流：其内测出点状血流信号；C－E：射频消融术前超声造影动脉期(26 s)病灶呈不均匀等增强，内见低增强区。门静脉期(69 s)及延迟期(124 s)病灶整体呈不均匀低增强；F－I：射频消融术前增强 MRI 显示肝 S5 段见大小约 3.2 cm×1.4 cm 的异常信号灶，其边界尚清，T1WI 呈等低信号，增强后动脉期呈轻度环形强化，考虑肝恶性肿瘤；J－K：射频消融术后1月普通超声：灰阶超声显示肝右叶 S5 见一个低回声区，大小 6.5 cm×4.5 cm，边界清晰，形态欠规则，内部回声不均匀，彩色多普勒：其内未测出明显血流信号，考虑射频消融术后消融灶；L－N：射频消融术后1月超声造影显示肝内消融灶动脉期(25 s)、门静脉期(61 s)、延迟期(238 s)均呈无增强，考虑完全消融；O－R：射频消融术后3个月增强 MRI 显示肝 S5 段见大小约 3.9 cm×3.2 cm×3.4 cm 的异常信号灶，T1WI 呈等高信号，增强后未见明显强化，考虑完全消融。

（三）局部治疗后并发症的判断

1. 肝活动性出血　典型出血表现为从动脉期到延迟期可见持续的柱状或细带状高增强区自破裂处向肝表面外溢。肝内出血或挫裂伤显示局部不规则增强，延迟期则可清晰显示肝实质内低增强区。明确出血部位后，超声造影还可用于引导消融治疗止血或注射止血剂，并评价止血效果。

2. 肝梗死　在消融治疗过程中，为达到足够的消融范围，可能损伤较大的肝动脉或门静脉，从而引起局部肝梗死。大面积的肝梗死会严重消耗肝功能储备，甚至造成急性肝衰竭。然而，肝梗死的灰阶超声表现无特异性，常漏诊。超声造影能准确诊断肝梗死，具体表现为动脉期、门静脉期及延迟期三期均呈无增强的楔形区域(图 4 - 7 - 7)。

3. 肝脓肿　继发肝脓肿时可有相关表现。

【病例分析】

① 简要病史：患者男性，61岁，因 HCC 行 RFA 术后发现残留，入院行二次消融，术后1周持续乏力、纳差、低热症状，肝功能指标异常。

② 重要实验室检查：白细胞：$10.41 \times 10^9/L \uparrow$；中性粒细胞：$7.41 \times 10^9/L \uparrow$；谷丙转氨酶：192.1 U/L↑；白蛋白：33 g/L↓。

③ 术前普通超声检查：见图 4-7-7A-B。

④ 术前超声造影检查：见图 4-7-7C-E。

⑤ 术后普通超声检查：见图 4-7-7F。

⑥ 术后超声造影检查：见图 4-7-7G-I。

⑦ 术后相关影像学检查：见图 4-7-7J-L。

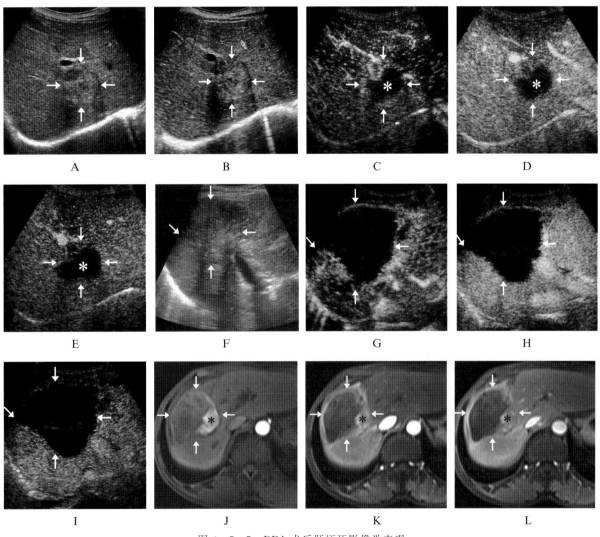

图 4-7-7　RFA 术后肝梗死影像学表现

术前检查：A：灰阶超声于肝右叶见一个等回声区，大小 1.3 cm×1.2 cm，形态椭圆形，边界清晰，内部回声欠均匀，旁边见稍高回声区，为前次消融后改变；B：彩色多普勒超声周边见点状血流信号；C-E：上述低回声区超声造影动脉期（22 s）呈高增强，门静脉期（86 s）呈稍低增强，延迟期（157 s）呈稍低增强。其旁无增强区域为前次消融灶（星号标记）。术后检查：F：灰阶超声肝右叶见一个混合回声区，大小约 7.0 cm×6.5 cm，边界欠清晰，形态欠规则，内部回声不均匀，病灶已无法显示；G：超声造影动脉期（28 s）显示楔形无增强区，范围远大于原病灶范围；H：门静脉期（86 s）持续表现为楔形无增强区；I：延迟期（186 s）持续表现为楔形无增强区；J、K、L：增强 MRI 动脉期、门静脉期及延迟期均见一片状的无强化区，形态似楔形，周边可见出血区（星型标记）。

⑧ 应用小结：该病例因肿瘤局部进展行二次消融，术前病灶仅 1.3 cm×1.2 cm，射频消融治疗后持续出现肝损表现；超声造影显示肝内楔形无增强区，远大于所需的消融范围，考虑其为梗死灶可能。综上所述，考虑射频消融损伤了肝内血管引起肝梗死，并造成相关的临床症状及生化指标异常。

4. 胆汁瘤　消融术后，灰阶超声联合超声造影还能准确发现胆管损伤形成的胆汁瘤。该并发症的灰阶超声表现为一边界清晰的混合回声区。超声造影显示其动脉期、门静脉期及延迟期三期均呈无增强。多数情况下患者无明显症状，合并感染时，可在超声引导下穿刺置管引流。

【病例分析】

① 简要病史：患者男性，58 岁，肝肿瘤 RFA 术后 2 个月复查，无明显症状。

② 重要实验室检查：无临床意义的阳性改变。

③ 术前灰阶超声表现：图 4-7-8A。

④ 术后灰阶超声表现：图 4-7-8B。

⑤ 术后超声造影表现：图 4-7-8C-D。

⑥ 相关影像学表现：图 4-7-8E-H。

⑦ 应用小结：患者 RFA 术后无症状随访，实验室检查均无明显异常，发现囊性为主的囊实混合回声区，超声造影及增强 CT 均显示为无增强，考虑 RFA 损伤胆管引起的胆汁瘤。

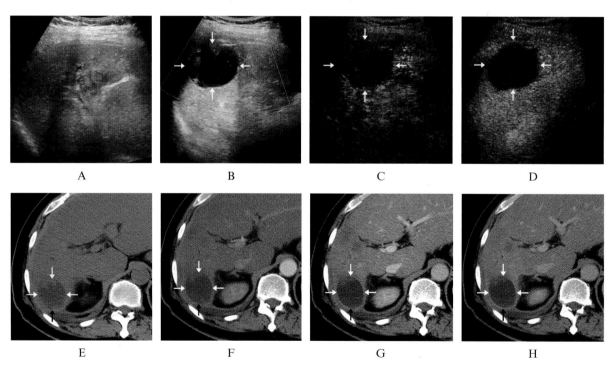

图 4-7-8　RFA 术后胆汁瘤影像学表现

A：术前肝内相应区域无囊性占位；B：RFA 术后，病灶消融针道位置出现一个囊性为主的混合回声区，大小 4.5 cm×3.8 cm。C、D：该混合回声区动脉(20 s)期至延迟期(120 s)均呈无增强；E-H：CT 平扫显示该病灶为低密度，增强后动脉期、门静脉期及延迟期该病灶均未见强化。

5. 动脉瘤　消融术后也可引医源性血管异常，如动脉瘤、动-静脉瘘等，超声造影可及时诊断（图 4-7-9）。

【病例分析】

　　① 简要病史：患者男性,55 岁,肝肿瘤 RFA 术后 1 个月,今晨突发肝区剧烈疼痛 3 小时。

　　② 重要实验室检查：无临床意义的阳性改变。

　　③ 动脉瘤普通超声表现：见图 4-7-9A-B。

　　④ 动脉瘤超声造影表现：见图 4-7-9C-E。

　　⑤ 动脉瘤消失后普通超声表现：图 4-7-9F-G。

　　⑥ 动脉瘤消失后超声造影表现：见图 4-7-9H-J。

　　⑦ 应用小结：患者肝肿瘤 RFA 术后 1 月突发肝区疼痛,需警惕手术并发症可能。灰阶超声发现巨大混合回声区,彩色多普勒探及动脉频谱,应高度怀疑动脉瘤形成。超声造影所示巨大无增强区可辅助临床快速确诊该并发症,清晰显示血肿范围,并锁定动脉破溃口的位置。

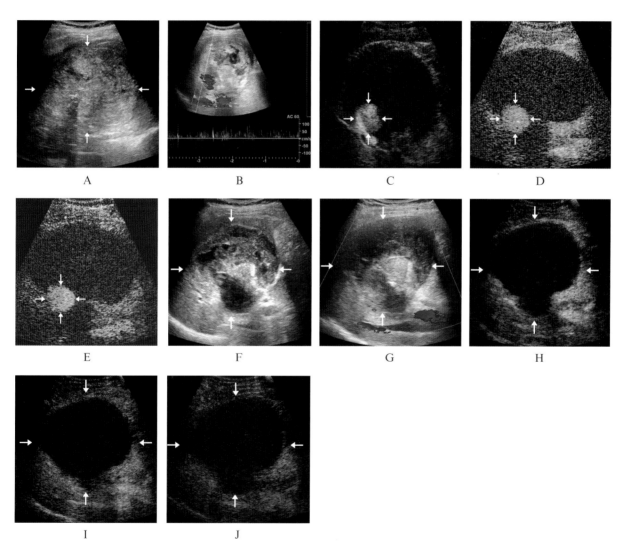

图 4-7-9　RFA 术后动脉瘤影像学表现

　　A：肝肿瘤 RFA 术后 1 个月复查,肝内发现一个混合回声区,大小 12 cm×13.5 cm,边界不清,形态规则,内部回声不均匀;B：彩色多普勒超声显示病灶区域内大部分无血流信号,局部可见彩色混杂血流信号,频谱显示为高速动脉血流频谱;C：超声造影提示动脉期(20 s)混合回声区内大部分呈无增强,箭头所指区域与肝动脉呈同步增强;D-E：门静脉期(105 s)至延迟期(196 s)增强模式同动脉期;F：经肝动脉行动脉瘤封堵术后,灰阶超声表现,混合回声范围稍缩小,内部无回声区域增大;G：彩色多普勒显示该区域内未见明显血流信号;H-J：术后超声造影显示动脉期、门静脉期及延迟期该病灶均未见增强,考虑血肿形成,瘘口封闭。

6. 血栓　射频消融术有可能损伤血管引发肝内血管血栓,灰阶超声可见消融灶附近血管内的不规则低回声区,超声造影表现为血管内的无增强区。

【病例分析】

① 简要病史:患者女性,62 岁,RFA 术后 1 个月发现血管内实性回声。

② 重要实验室检查结果:无具有临床意义的阳性改变。

③ 普通超声检查:见图 4 - 7 - 10A。

④ 超声造影检查:见图 4 - 7 - 10B - C。

⑤ 相关影像学检查:见图 4 - 7 - 10D - F。

⑥ 应用小结:该病例肝癌射频消融术后 1 个月余发现肝门静脉内不规则实性结构,超声造影及增强 MRI 均确认其无血供,首先考虑 RFA 术后血栓形成。后随访过程中发现血栓消失,进一步确认前述诊断。综上,射频消融术后需警惕损伤血管引起的血栓形成,超声造影的无增强表现可用于其与癌栓或其他占位的鉴别。

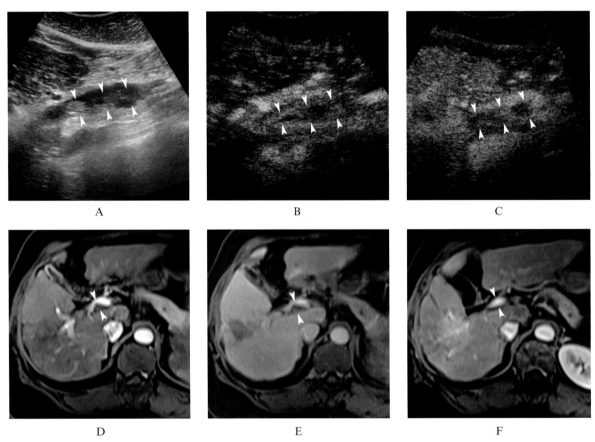

图 4 - 7 - 10　RFA 术后血栓影像学表现

　A:射频消融术后 1 个月复查,灰阶超声显示肝门静脉主干内一实性回声区,显示长度 6.5 cm,最宽处 1.3 cm,边界不清晰,形态不规则,内部回声不均匀,沿管腔分布;B:超声造影门静脉期(69 s)可见上述实性回声呈无增强;C:延迟期(163 s)仍呈无增强;D、E:同期的增强 MRI 显示门静脉主干内的低信号结构,增强后未见明显强化;F:12 月后增强 MRI 门静脉期显示实性结构消失。

(四) 其他局部治疗疗效的评估

　　TACE、HIFU 及体外放疗等其他局部治疗也是针对肝肿瘤患者的重要治疗方法。超声造影评估上述局部治疗疗效的方法,与评估热消融治疗疗效类似。完全坏死表现为超声造影的各个时期均呈无增强,肿瘤有残留或复发表现为动脉期或门静脉期有异常增强区和(或)延迟期廓清或廓清范围扩大。但需要指出的是,TACE 及体外放疗为非根治性治疗方法,往往很难达到与消融类似的完全无血供状态。

【病例分析】

(1) 病例一:

① 简要病史:患者男性,63 岁,乙肝肝硬化病史 40 余年,上腹部不适 2 年余,发现肝占位 10 天。

② 重要实验室检查结果:TACE 术前:甲胎蛋白定量: 49.63 ng/ml↑;乙肝表面抗原: 5 970.000↑;乙肝表面抗体: 2.000 IU/L;乙肝 e 抗原: 0.083;乙肝 e 抗体: 0.005↑;乙肝核心抗体: 0.005↑。TACE 术后 20 天甲胎蛋白定量: 12.37 ng/ml。

③ 术前普通超声检查:见图 4 - 7 - 11A - B。

④ 术前超声造影检查:见图 4 - 7 - 11C - E。

⑤ 术前相关影像学检查:见图 4 - 7 - 11F - I。

⑥ 术后普通超声检查:见图 4 - 7 - 11J - K。

⑦ 术后超声造影检查:见图 4 - 7 - 11L - N。

⑧ 术后相关影像学检查:见图 4 - 7 - 11O - Q。

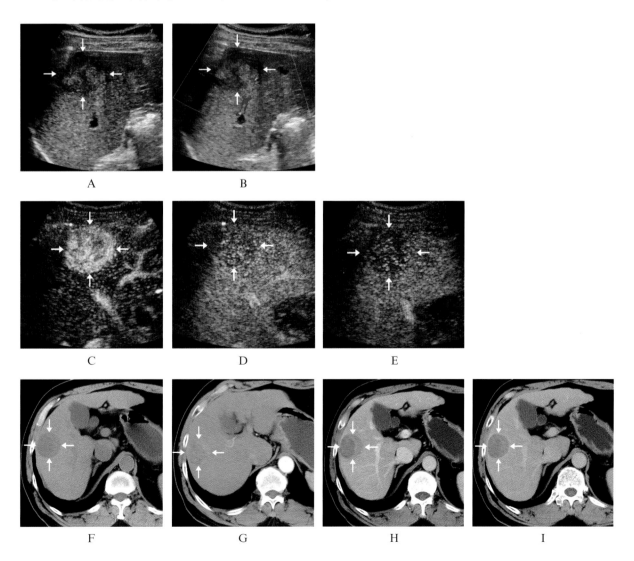

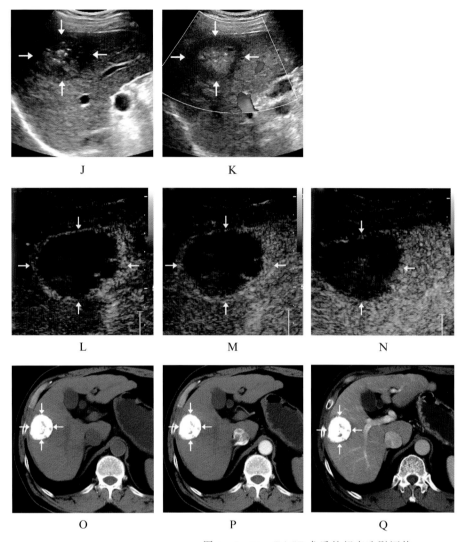

图 4 - 7 - 11　TACE 术后的超声造影评估

A - B：TACE 术前普通超声：灰阶超声发现肝右叶见一个低回声区，大小 4.4 cm×3.5 cm，边界清晰，形态椭圆形，内部回声欠均匀。行彩色多普勒超声检查，显示其内存在点状血流信号，考虑原发性肝癌可能；C - E：TACE 术前超声造影动脉期（28 s）病灶呈高增强，门静脉期（97 s）及延迟期（157 s）病灶呈低增强，考虑原发性肝癌；F - I：TACE 术前增强 CT 显示肝 S5 段见直径约 3.6 cm 的结节灶，其边界尚清，密度欠均匀，平扫 CT 值约 30HU，增强后动脉期明显强化，CT 值约 56HU，高于正常肝实质，门静脉期及延迟期病灶持续轻度强化，但低于正常肝实质，呈快进快出强化方式；J - K：TACE 术后普通超声表现，可见病灶中央点状强回声；L - N 超声造影显示肝 S5 病灶动脉期（34 s）、门静脉期（79 s）内部大部分呈无增强，内部及周边可见少量条索状增强区域，延迟期（200 s）呈低增强；O - Q：TACE 术后增强 CT 显示病灶内充满高密度碘油，但未显示条索样增强区。

⑨ 应用小结：该病例有乙肝肝硬化病史，结合甲胎蛋白升高，超声造影及增强 CT 诊断均提示原发性肝癌，TACE 术后超声造影提示肿瘤大部分坏死，甲胎蛋白也明显下降；但同时发现了残留的肿瘤血管，为下一步治疗提供指导。因此，超声造影可准确用于肝癌 TACE 后局部疗效评价。

（2）病例二：

① 简要病史：患者女性，65 岁，1 个月前确诊胰腺癌，并发现肝占位，考虑肝转移；对胰腺行 HIFU 治疗时，同期对肝脏占位予以 HIFU 治疗。

② 重要实验室检查结果：无异常发现。

③ 术后普通超声检查：见图 4 - 7 - 12A - B。

④ 术后超声造影检查：见图 4 - 7 - 12C - E。

⑤ 术后相关影像学检查：见图 4 - 7 - 11F - J。

⑥ 应用小结：患者肝 S6 发现胰腺癌肝转移，予以 HIFU 治疗。术后常规超声无法判断治疗效果，然而，超声造影显示治疗后病灶呈低增强，未见明显无增强区，提示治疗效果不佳。由此看出，超声造影可更可靠、直观地反映肝肿瘤 HIFU 治疗的疗效。

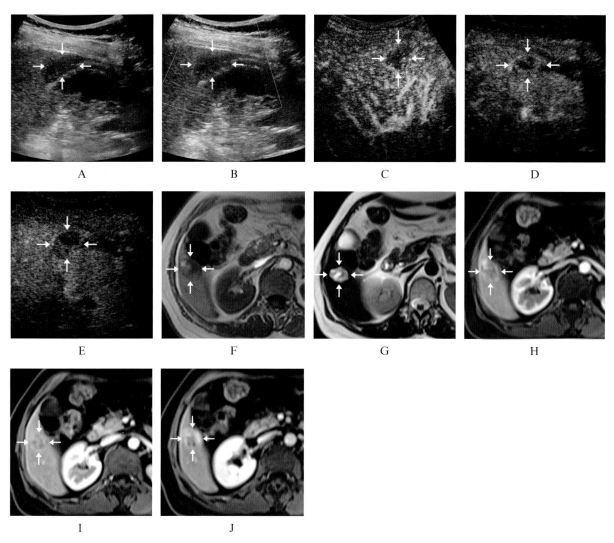

图 4-7-12　HIFU 术后超声造影评估

A：HIFU 术后 1 个月复查，灰阶超声显示肝 S6 一实性回声区，大小约 2.2 cm×1.3 cm，边界不清晰，形态不规则，内部回声不均匀；B：彩色多普勒超声显示病灶区无明显血流信号；C-E：超声造影动脉期（30 s），门静脉期（69 s）及延迟期（159 s）上述占位呈不均匀稍高增强；F-J：术后增强 MRI 的 T1、T2 及增强相均显示该病灶仍然具有血供。

二、全身治疗

肝癌全身治疗包括全身系统化疗、分子靶向治疗及中医药治疗等方法。对于失去根治性治疗机会或不能耐受手术等局部治疗的患者，全身治疗成为患者延长生存时间、改善生活质量的唯一方法。

（一）应用背景

全身系统性化疗是通过细胞毒性等原理直接杀死肿瘤细胞的一种治疗方法，是治疗转移性肝癌的常规手段。靶向药物主要是通过抑制肿瘤血管生成间接使肿瘤发生坏死，进而控制肿瘤发展

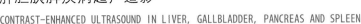

和转移,可用于原发或转移性肝肿瘤的治疗。

化疗及靶向治疗包含多种不同方案,经常需要根据疗效及耐受等情况在各种方案之间进行选择,进而改善患者预后。其中,疗效的评估可通过临床症状、生化指标(如肿瘤标志物)或影像学检查来反映。超声造影因其简便、无辐射、安全、实时动态的特性,日益被认为是一种有效的评估方法。

(二)评估方法

1. 检查方法　治疗实施前、后分别对拟评估的目标病灶行超声造影检查,注意采用相同的观察断面、前后对比两者的最大增强范围来进行疗效评估。此外还需对肝内其余部位进行扫查,观察是否有新的病灶生成。

2. 判断标准　超声造影等增强影像学技术通过反映肿瘤血供范围来评价治疗效果。根据美国国家肝脏疾病研究协会(AASLD)指南:①治疗有效时,肿瘤的增强范围缩小>30%,甚至消失。②肿瘤的增强范围缩小<30%或出现新的病灶,均考虑治疗无效。此外,利用定量分析观察灌注强度也可反映疗效。一般来说,峰值强度(详见定量分析章节)的降低意味着治疗有效。研究也发现了一些其他定量参数,如上升时间、上升斜率等亦和疗效存在相关性。

(三)局限性

1. 超声造影本质上仍然是一种间接的评估方法,即通过血供反映肿瘤的坏死状态,并预测肿瘤的进展趋势,与真实的病理改变还是存在一定差异。

2. 和 CT、MRI 相比,超声造影一次仅能观察少数病灶,当病灶数量较多时,即使反复进行也较难反映整体状况。

3. 超声显示困难部位的病灶,如膈顶、胃肠气体遮挡区,应用超声造影可能显示不清甚至无法显示病灶。

第八节　超声造影在肝移植中的应用

肝移植是目前对终末期急性或慢性肝病患者的一线治疗手段,但术后并发症可能影响供肝存活,早期发现并发症对移植肝和患者的生存极为重要。血管并发症的临床征象通常是非特异性的,往往需要使用影像学方法在出现症状前进行诊断发现。超声检查(尤其是超声造影检查)是检测血管性并发症以及长期随访的首选方法。肝移植后,超声造影可在床边或重症监护病房中使用,避免了使用 CECT 或血管造影术而带来的一些风险,因而在肝移植术前和术后评估中扮演了重要的角色。

一、肝移植术前超声造影评估

肝移植术前需了解受体门静脉、肝静脉及下腔静脉是否通畅,有无栓塞或狭窄、有无侧支循环、有无复杂血管畸形或变异等,帮助判断是否符合肝移植适应证,并为临床提供必要信息以决定手术方式。此外,肝移植前进行肝脏超声造影检查可以评估肝硬化背景下局灶性病变的性质。

超声造影可帮助显示门静脉或下腔静脉栓子的位置、性质、范围、梗阻情况,提高诊断的准确性。血栓形成尚未完全阻塞血管时表现为充盈缺损；完全阻塞时，血管内无灌注。癌栓表现为血管内异常回声，动脉期呈不均匀增强，门静脉及延迟期呈低增强。肝恶性肿瘤患者合并癌栓，是肝移植手术相对禁忌证，即使进行肝移植治疗，预后往往也不理想。

二、肝移植后肝血管并发症超声造影评估

肝移植术后无论是入肝血管还是出肝血管发生异常，都将直接影响患者移植的成功与否以及远期疗效。通过静脉注射超声造影剂，可提高血管内血流信号的显影强度，能有效评估肝血管并发症如肝动脉、门静脉、肝静脉以及下腔静脉等血管狭窄、扭曲、血栓或癌栓形成、假性动脉瘤等。

（一）移植肝动脉并发症

肝移植术后的肝动脉并发症是影响移植肝存活率及受体生存率的重要因素之一。超声造影可以清晰显示肝动脉的血流灌注情况，为早期发现肝动脉血流动力学变化提供有力的客观依据。

1. 移植肝动脉血栓形成（Hepatic artery thrombosis，HAT） 肝移植术后血管并发症最常见的是肝动脉血栓形成，也是导致移植肝失活的主要原因，据报道，HAT 的发生率为 5%～26%。虽然彩色多普勒是筛查肝动脉血栓形成最常用的方法，但影响因素较多，如发生急性排斥反应、移植早期肝水肿、肝动脉移位时，也可暂时探查不到动脉血流信号；或当血流速度缓慢、仪器的敏感性不够时，显示不了动脉血流信号。超声造影不仅能有效避免彩色多普勒超声的不足，还能直接显示肝动脉形态上的改变。如果在门静脉增强出现之前，肝内动脉树没有显像，则表明完全性肝动脉血栓形成，这个征象具有非常高的阳性预测值。使用超声造影技术不仅可提高肝动脉血栓的诊断准确性，而且大大缩短了检查所需的时间。另外，超声造影可以用来评价肝动脉闭塞溶栓治疗的情况。

2. 移植肝动脉狭窄（Hepatic artery stenosis，HAS） 移植肝动脉狭窄发生率较低，一般都在吻合口，多与手术技术有关，也可为机械性和血栓形成所致。可表现为肝外或肝内动脉串珠状或节段性狭窄，少数表现为弥漫性变细狭窄。由于肥胖、肠气干扰及切口附近皮肤肿胀等原因，普通超声显示吻合口处肝动脉血流较困难，常常不能直接显示肝动脉狭窄段。彩色多普勒超声可通过检测肝内远端肝动脉的频谱异常，如流速曲线显示阻力指数明显降低，间接提示肝动脉吻合口狭窄。

超声造影后，肝动脉血流信号增强，肝动脉的显示长度增加，肝动脉吻合口显示率提高，进而增加了诊断肝动脉狭窄的可靠性。典型者表现为狭窄段肝动脉造影剂局部缺损或显影段变细。虽然超声造影能显示血管腔的形态，但确认是否存在血流动力学上显著的狭窄，则需要结合频谱多普勒超声综合分析。

早期发现 HAS 有很重要的临床意义，及时解除狭窄可改善临床症状和实验室指标，防止发生血栓，并减少胆管并发症。

3. 移植肝动脉假性动脉瘤（Hepatic artery pseudoaneurysm，HAP） 移植肝动脉假性动脉瘤发生率为 0.8%～2%。如破裂出血，病死率可高达 70%。最常发生部位是肝动脉吻合口。未破裂的肝动脉假性动脉瘤常无临床表现，不易发现。彩色多普勒超声是移植肝假性动脉瘤的主要检查方法，但肝外型及小型动脉瘤常易漏诊，原因可能与肝动脉吻合区肠道气体干扰明显、超声检查条件相对较差有关。超声造影可实时显示造影剂进入病灶区呈现旋涡状的高增强结构，形象而直观，诊断准确率高。

（二）移植肝门静脉并发症

门静脉血栓和吻合口狭窄是肝移植术后最常见的门静脉并发症。

1. **移植肝门静脉狭窄** 移植肝门静脉狭窄主要由于门静脉吻合技术不佳或门静脉留置过长扭曲所致。彩色多普勒超声一般以可疑狭窄段前后流速相差达 3～4 倍以上,诊断门静脉显著狭窄。但供体门静脉较细时,移植肝供体与受体门静脉宽度差别较大,彩色多普勒超声也可显示门静脉吻合口湍流样血流,与狭窄难以区别。超声造影后门静脉的显示优于常规超声,可清楚显示门静脉的充盈范围和长度,有利于发现门静脉狭窄。

2. **移植肝门静脉血栓** 移植肝术后门静脉血栓的发生与受体术前的基础疾病有密切的关系,大多数晚期肝硬化受体,尤其已行门腔分流、脾切除术者,移植术后门静脉血栓的发生率增高。彩色多普勒超声表现为门静脉内血栓样回声和血流充盈缺损。门静脉栓塞后周围可出现较多的静脉侧支,可能出现假阴性。因门静脉血流速度过低、仪器调节不当、患者体位不当等因素影响,门静脉内彩色血流显示不佳又可出现假阳性。

对于不能明确诊断或需要定性诊断门静脉栓子者,应选择进行超声造影检查。超声造影时,门静脉全长可显示,不受血管弯曲、走行、粗细和血流速度快慢等因素的影响。

（三）移植肝静脉及下腔静脉并发症

吻合口狭窄、血栓形成是肝静脉系病变的主要表现,术后较少见,发生率为 0.5%～3.7%。超声造影可显示肝静脉及下腔静脉内造影剂充盈情况,反映肝静脉与下腔静脉狭窄的部位及程度,同时不受心脏搏动、血管走行方向以及彩色多普勒外溢信号的干扰。

第九节　其他肝脏超声造影新技术

一、超声造影引导肝脏穿刺

随着超声引导肝脏穿刺介入操作的普及,临床上发现有越来越多的病灶在普通超声上不能清晰地显示而无法实施穿刺操作,超声造影技术的出现有助于解决此类问题。

（一）适应证

1. 肝内等回声病灶的穿刺活检或消融治疗。
2. 肝内边界不清晰的病灶穿刺活检或消融治疗。
3. 消融后或 TACE 术后残留病灶穿刺活检或补充消融治疗。
4. 初次活检取材不满意不能明确诊断者,可在超声造影引导下针对高增强区域穿刺活检,避开坏死和缺血区域。

（二）方法及步骤

1. 穿刺前先行普通超声扫查肝脏,可根据先前的对比增强影像学检查(如增强 CT、增强 MRI),确定病灶的位置、大小、数目及增强表现,选择拟穿刺的目标病灶,确定穿刺路径;若无前期对比增强影像学检查,可先行超声造影观察,并同时选择合适的穿刺路径。

2. 完成穿刺准备工作后,即行超声造影检查。因大部分肝脏恶性肿瘤动脉期高增强持续时间较短,而门静脉期及延迟期低增强持续时间较长。因此常规首先在动脉期(10～25 s)确认病灶的确切位置及边界,并调整穿刺引导线角度,于门静脉期及延迟期(持续时间＞2 min)实时引导穿刺进针至病灶内,实施活检或治疗。超声造影引导穿刺过程中,采用灰阶和造影双幅模式显像,既可在造影模式下清晰显示病灶位置,又可在灰阶成像模式下实时、精确地观察穿刺针尖位置。

【病例分析】

① 简要病史:患者男性,74 岁,结肠癌术后 3 年,1 周前确诊肝右叶转移性肝癌,大小 1.8 cm×1.5 cm,现计划对其实施射频消融治疗。

② 重要实验室检查结果:癌胚抗原 88.59 ng/ml↑。

③ 普通超声检查:病灶无法显示,见图 4-9-1A。

④ 超声造影引导下布针:图 4-9-1B-C。

⑤ 应用小结:该患者确诊转移性肝癌,由于灰阶超声未显示病灶,无法开展热消融治疗。通过术前即刻的超声造影检查,捕捉门静脉期的低增强区以显示病灶,从而引导射频消融电极的布针。

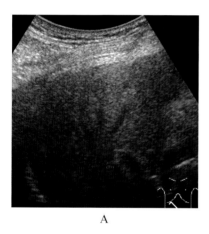 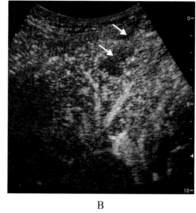 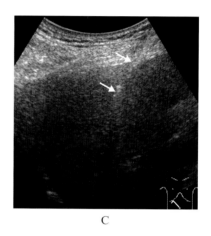

A   B   C

图 4-9-1 超声造影引导射频消融进针

A:患者有脂肪肝背景,肿瘤所在区域未见明显占位;B:超声造影门静脉期(45 s)发现低增强区;C:在其引导下同步穿刺布针。

3. 部分早期 HCC 门静脉期及延迟期造影剂廓清不明显,此时需要在动脉期完成穿刺。因动脉期持续时间较短,穿刺操作常不能及时完成。为稳妥起见,可先行一次超声造影确认病灶位置及穿刺路线;准备好穿刺器具,然后在第二次超声造影动脉期完成穿刺。

【病例分析】

① 简要病史:患者女性,59 岁,发现乙肝病史 3 年余,予以口服抗病毒药治疗,半年前体检发现甲胎蛋白升高(50 μg/L),无明显腹痛、腹胀等不适,当地医院就诊上腹部 MRI 发现肝占位(<1 cm),予以无水酒精治疗,定期超声随访,现发现甲胎蛋白再次升高。

② 重要实验室检查结果:甲胎蛋白定量 75.97 ng/ml↑。

③ 普通超声检查:见图 4-9-2A。

④ 超声造影检查:见图 4-9-2B。

⑤ 相关影像学检查:见图 4-9-2C。

⑥ 应用小结:该病例有乙肝及肝内肿瘤无水酒精治疗病史,结合甲胎蛋白再次升高,考虑肿瘤复发。但普通超声难以确定病灶位置,超声造影及增强 MRI 诊断均提示肝内肿瘤,因此,超声造影可准确定位和定性诊断普通超声难以发现的肝内占位。

4. 在超声引导肝癌热消融(射频、微波和激光消融等)时,超声造影动脉期可观察到肝脏恶性肿

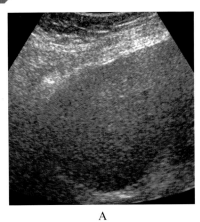
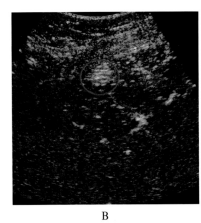
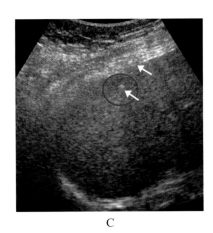

A	B	C

图 4 - 9 - 2　超声造影引导射频消融进针

A：患者肝脏肿瘤所在区域内未见明显占位；B：超声造影动脉期（22 s）发现高增强区；C：在其引导下同步穿刺布针。

瘤的供血动脉，可引导穿刺对其供血动脉进行准确消融阻断肝癌血供，随后再对肿瘤主体进行消融。肝癌供血动脉阻断后肿瘤血供减少，可降低热消融时的热沉效应，进而增大消融坏死范围，取得更佳的治疗效果。

（三）临床价值

与增强 CT 引导穿刺比较，超声造影能够清晰显示具有活性的肿瘤病变组织，具有实时、快捷、方便及无辐射等优点。对于 TACE 后的残留癌组织穿刺时，超声造影显著优于 CT，不受病灶内沉积的碘油的影响。另外，超声造影剂无明显肝肾毒性，过敏反应发生率更低，并可反复多次实施。

（四）局限性

超声造影引导穿刺有时间窗的要求，特别是动脉期穿刺，病灶显示时间只有几十秒，对穿刺者的穿刺技能要求较高。同时，该方法无法引导对超声显示盲区内病灶的穿刺。

二、三维超声造影

三维超声造影（Three-dimensional contrast enhanced ultrasound，3D - CEUS）技术将三维超声的高空间分辨率与超声造影对微循环灌注的高显示能力有机地结合在一起，实现了病灶微灌注状态的三维空间立体展示。

（一）操作方法

目前大多数主流的超声品牌中的高端机型都可以进行该项检查。操作者可利用普通探头徒手滑动扫查，也可利用专门的三维容积探头进行自动扫查，所获得图像通过软件进行重建以显示最终的三维立体信息。一般认为后一种方法可获得更好的图像质量和重复性。部分仪器还可以实时进行动态 3D - CEUS 检查，又称 4D - CEUS。具体操作方法需结合具体仪器的使用说明。除了提供空间结构等定性资料，亦可通过软件对其进行参数分析，获取定量信息。

（二）临床价值

3D - CEUS 提供的立体信息中最有价值的是病灶内的血管构筑情况。对于恶性肿瘤而言，可描述其三维空间血供特征,显示其滋养供血血管,帮助制定治疗方案(图 4-9-3)。或显示肿瘤与周边大血管的空间毗邻关系,为肿瘤精准治疗、规划安全路径提供参考。在恶性肿瘤局部治疗后的疗效评估中,3D-CEUS 与普通超声造影比较,可在 79.5% 的病例中增强检查者的诊断信心,对患者下一步的治疗方案制定产生积极作用。文献报道在肝肿瘤定性诊断方面,3D-CEUS 的敏感性及特异性分别为 83% 及 87%。与 3D-增强 CT 相比,两者间的诊断一致性为中等到优秀($\kappa=0.55\sim0.81$)。

在 3D-CEUS 图像质量影响因素方面,无论是显示肿瘤还是评估疗效,肿瘤的大小、位置以及扫查路径均不影响图像质量。在显示肿瘤方面,一些阻挡性的因素(如气体、肋骨等)会对 3D-CEUS 的图像质量产生干扰。此外,肿瘤的不同增强模式也会对 3D-CEUS 图像质量产生影响,如动脉期呈高、低或无增强的病灶,其图像质量高于呈等增强者。

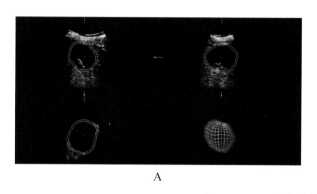
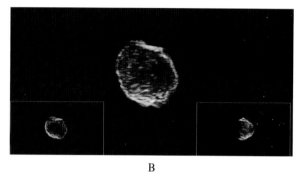

A　　　　　　　　　　　　　　　　　　　B

图 4-9-3　三维超声造影图像后处理示意

A:肝肿瘤的边界描记:虚拟器官计算机辅助分析(Virtual organ computer-aided analysis,VOCAL),通过描记肿瘤边缘(Shell 模式),用以估计肿瘤浸润范围,可以通过 A 平面(原始扫查平面,左上角)、B 平面(经重建的原始平面的垂直平面,右上角)、C 平面(重建的冠状平面,左下角)从不同角度分别观察肿瘤的轮廓勾勒是否准确,右下角的图即是 VOCAL 的结果图(网格效果);B:肝肿瘤三维超声造影后处理结果(原图可动态旋转),基于 VOCAL 处理结果,用 Render 模式来显示 3D 旋转电影模式。左下小图:往左旋转 20 度的视角;右下小图:往右旋转 20 多度的视角。

(三) 局限性

3D-CEUS 存在一些局限性,主要包括:①图像采集过程中,要求患者全程配合呼吸,以避免重建过程中出现图像扭曲变形。②3D-CEUS 对较深的病灶显示效果不佳。③病灶体积超过容积探头的自动扫查角度时,3D-CEUS 无法显示整个病灶。④病灶受肋骨或气体遮挡时会显示不完整。⑤目前 3D-CEUS 主要利用动脉期的信息,门静脉期及延迟期的临床价值尚待讨论。⑥3D-CEUS 成像效果受操作者手法及患者配合程度的影响较大。另外因图像采集的时间窗较短(5~10 s,各仪器型号不同),重复检查困难,提高了操作难度,因此临床推广受到一定程度的限制。

三、肝脏术中超声造影

肝癌治疗方式以手术切除为首选,但即便如此,术后 5 年复发率仍居高不下。生长曲线研究提示肿瘤切除时,在剩余的肝内已存在微小的转移灶,因此在肝脏肿瘤开腹手术中,往往需要用到术中超声(Intraoperative ultrasonography,IOUS)来准确查找术前未能发现的微小病灶,特别是对于位置相对较深或较小的病灶。术中超声因其分辨力高而能清晰显示病灶位置,准确提供肿瘤与周边血管的关系、病灶的深度等信息。就发现病灶而言,相对于术前超声、CT 或增强 CT,术中超声的敏感度、特异度及准确度更高,往往能检出更多的病灶,从而改变手术方案。但即便如此,仍有部分病灶不能被术中超声检出。IO-CEUS 比 IOUS、MRI、CT 等更敏感,有研究发现应用 IO-CEUS 后,有 30% 的手术因之决策发生改变。

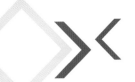
（一）适应证

1.肝肿瘤切除手术中,不可触及的肝肿瘤的检出及定位。

2.术前疑难肝脏局灶性病灶的定性诊断。

3.开腹手术联合术中消融时肿瘤的定位及确认。

4.腹腔手术中肝脏的一般探查,了解是否存在隐匿的转移灶。

（二）检查方法

1.充分评估患者的病情及术前影像学情况,预估可能存在隐匿病灶的位置。

2.术中超声紧贴肝脏按顺序进行全肝扫查,发现可疑病灶。针对可疑病灶行超声造影,造影操作及分析方法与经腹超声造影类似。

3.可疑病灶检查完毕后,探头再移动,按顺序进行全肝扫查,观察门静脉期或延迟期有无可疑病灶。

4.对延迟期探查到的低增强区需行二次超声造影再次确认其动脉期和门静脉期增强情况。

（三）注意事项

1.推荐使用具有超声造影功能的专用术中高频探头,造影剂量相对经腹超声要更高。

2.应配备2名操作者,1人手持探头入腹检查（无菌）,1人调节仪器并记录图像（有菌）,两者均应接受严格训练,熟练使用术中探头,配合默契。

3.严格消毒探头及电缆线。

4.检查者严格遵循无菌原则,手法轻柔,避免过度翻动脏器造成医源性损伤。

（四）临床价值

转移性肝癌手术过程中,相对于术前MRI/CT和术前CEUS,术中超声造影能另外发现更多的病灶,提供肿瘤血供信息以判断肿瘤性质,因此能改变手术方案,其敏感度、阳性预测值、准确度分别为99％、98％、97％。Arita等研究表明IO-CEUS在发现结直肠癌肝转移术后病灶上明显优于普通术中超声（79％ vs.21％）。

Loss等研究发现术中CEUS相对于术前影像学（增强CT/MRI剂PET-CT）能另外发现超过50％的新病灶。Hoareau J等研究表明术中超声造影可额外发现43个病灶,而其中53.5％（23/43）的病灶性质得以确认,并因此改变了这些患者的手术方案。对于术前影像学已经确认的病灶,术中超声造影的诊断价值不大。

对于某些普通超声上呈等回声、病灶较小、有肝硬化背景而无法准确显示的病灶,术中超声造影能提供更多的信息。

（五）局限性

由于术中超声探头频率较高,超声造影效果不及常规超声造影,往往需要较多的造影剂。此外,全麻患者呼吸道压力较高、肺循环压力大,这些都会影响超声造影剂微泡的稳定性,进而影响图像质量。

另外,手术切口的大小限制了操作者手持探头的活动范围。为了获得足够的观察视野,可能需要扩大切口,此时需要权衡利弊,不能为了检查而盲目扩大创伤。

【病例分析】

（1）病例一:

① 简要病史：患者男性，49 岁，因"反复乏力 2 年，右上腹不适 1 周"入院。术前诊断为肝细胞肝癌，拟开腹切除，术中无法定位肿瘤位置，遂行术中超声定位。

② 重要实验室检查结果：甲胎蛋白定量：3.08 ng/ml；乙肝表面抗原：8.5；乙肝表面抗体：0.59 IU/L；乙肝 e 抗原：0.352；乙肝 e 抗体：0.03↑；乙肝核心抗体：12.06↑。

③ 普通超声检查：见图 4-9-4A。

④ 术中超声及术中超声造影检查：见图 4-9-4B-D。

⑤ 相关影像学检查：见图 4-9-4E-I。

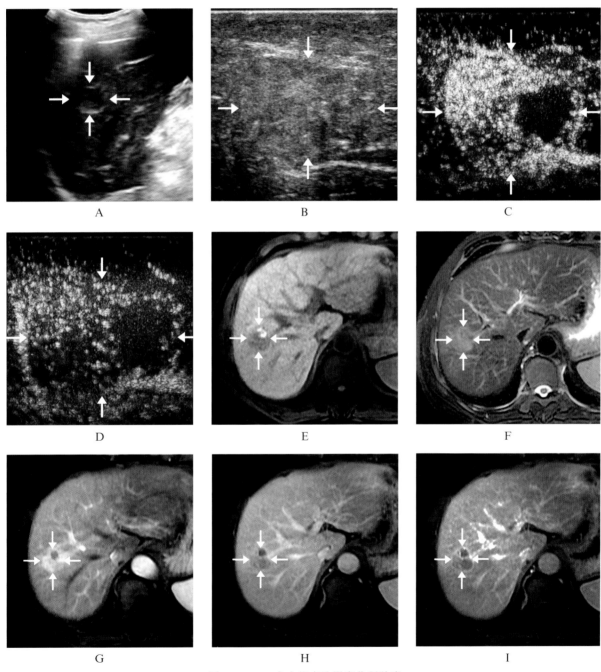

图 4-9-4　术中超声造影定位肝肿瘤

　　A：术前经腹灰阶超声显示右后叶病灶；B：术中经肝探查上述病灶，大小约 3.0 cm×2.0 cm，边界更清晰；C-D：术中超声造影，动脉期（16 s）及门静脉期（45 s）病灶分别呈高增强及低增强，内见无增强区，考虑出血；E-I：术前 MR（分别为 T1、T2，动脉期、门静脉期及延迟期）显示该病灶，考虑肝右前叶 HCC 伴出血，与术中超声造影所见符合（南通大学附属第三人民医院龚念梅主任提供）

⑥ 病理结果：术后病理诊断：（肝右叶）：肝细胞性肝癌，Ⅲ级；周围肝：慢性乙型肝炎、肝硬化（HBV－CH－G2S4）。

⑦ 应用小结：尽管术前影像学清晰显示病灶，然而在开腹手术过程中，仍然会出现无法定位的情况。在本病例中，通过术中超声可以探查肿瘤的精确位置，并通过术中超声造影确认，从而帮助外科医师了解病灶与大血管的毗邻关系，进而选择最短路径实施精准切除。

（2）病例二：

① 简要病史：患者男性，34 岁，患者于一天前常规体检行超声检查发现肝占位。术前诊断HCC，计划开腹行肿瘤切除术。

② 重要实验室检查结果：甲胎蛋白定量：1 041.10 ng/ml↑。

③ 普通超声检查：见图 4－9－5A。

④ 术中超声及术中超声造影检查：见图 4－9－5B－D。

⑤ 相关影像学检查：见图 4－9－5E－H。

⑥ 病理结果：肝细胞性肝癌，Ⅲ级。

⑦ 应用小结：本病例中，病灶亦位于肝脏较深位置。应用术中超声及术中超声造影不仅精确定位了病灶位置，同时清晰显示明了病灶所毗邻的肝动脉，为外科医师提供了病灶的丰富信息。

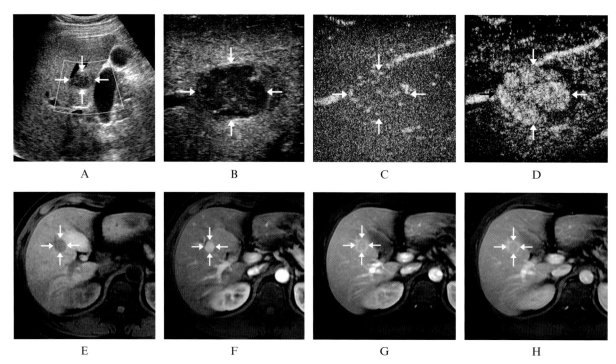

图 4－9－5　术中超声造影定位肝肿瘤并显示毗邻肝动脉

　A：术前经腹灰阶超声显示右前叶病灶；B：术中经肝探查上述病灶，大小约 2.2 cm×1.7 cm，边界清晰；C－D：术中超声造影，动脉期（12 s 及 29 s）病灶呈高增强，周边可见粗大动脉血管；E－H：术前磁共振（分别为 T1，动脉期、门静脉期及延迟期）显示该病灶，考虑为肝右前叶 HCC，与术中超声造影所见符合（南通大学附属第三人民医院龚念梅主任提供）

四、超声造影定量技术

（一）应用背景

普通 CEUS 诊断肝脏病变主要依靠检查者通过目测对动脉期、门静脉期及延迟期增强水平、增强模式等进行观察,然后做出相应的诊断。此过程受检查者的经验影响,存在一定的主观性。CEUS定量分析技术是在普通CEUS的基础上,运用软件对病灶随时间的增强程度变化过程进行量化,绘制时间-强度曲线(time-intensity curve,TIC)。然后采用软件内特定的数学模型对原始的TIC曲线进行拟合,从而得到一系列反映组织和病灶血流灌注情况的数据。CEUS定量分析提高了超声造影诊断的重复性,减少了观察者间和观察者内的差异。超声造影定量软件既可内置于超声仪器中,也有脱机工作的版本。

(二) 基本原理

目前常用于超声造影定量分析的数学模型包括:团注法模型、击破-再灌注模型和造影剂衰竭模型。

团注法模型:是目前最常用的数学模型,是通过团注造影剂后,连续测量ROI内造影剂增强程度随时间变化的数值,从而得到先上升后下降的TIC曲线。

击破-再灌注模型:血管中的微泡造影剂在低机械指数条件下可以保持实时显像,之后在高机械指数条件下可被迅速击破。击破之后造影模式再次切换至低机械指数,击破的微泡在组织内进行再灌注,从而得到组织的再灌注TIC。

造影剂衰竭模型:设定适当的高压脉冲频率,在造影过程中,微泡会在固定的时间间隔内被击破和再灌注,两者交替进行,从而得到一个峰值强度逐渐下降的TIC。

团注法是最常用的造影剂注射方法,因此团注法模型被广泛用于评价组织和病灶的血流灌注情况。

(三) 操作步骤

以脱机的超声造影定量分析软件SonoLiver为例。操作过程如下:

将常规超声图像及造影动态图像保存至机器硬盘或者以DICOM格式保存。利用定量分析软件描画出一系列感兴趣区域(Region of interest,ROI),主要包括病灶边界ROI(包括病灶和尽可能大范围的周围肝实质)、病灶ROI(目标病灶的轮廓)、参考ROI(边界ROI内描画一个周围肝实质的区域)和分析ROI(在目标病灶ROI内再描画需要分析的区域)。边界ROI范围尽可能包括整个肝脏的造影声窗,病灶ROI尽可能选取整个病灶区域,避开其边缘、大血管和坏死区,参考ROI尽可能与病灶ROI处于同等深度,避开大血管。边界ROI和病灶ROI是定量分析必需的ROI,参考ROI和分析ROI可根据需要选择性描记(图4-9-6)。

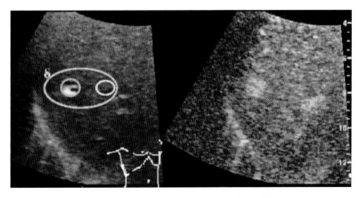

图4-9-6　定量分析ROI的选取

左侧灰阶图中,最大的椭圆形ROI为边界ROI,内部被彩色填充的ROI为病灶ROI,其右侧黄色的ROI为参考ROI。

通过软件内置数学模型拟合ROI内造影剂的灌注过程,即可得到两组TIC曲线:原始TIC曲线和拟合TIC曲线(图4-9-7)。

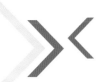

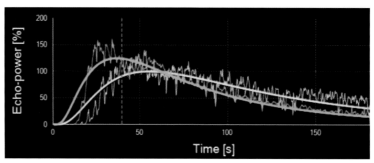

图 4 - 9 - 7 时间-强度曲线

　　78 岁女性 HCC 患者,病理为中分化 HCC;绿色曲线代表病灶灌注水平(即病灶 ROI),黄色曲线代表周围肝实质灌注水平(即参考 ROI);不平滑曲线(细)为 ROI 原始动态灌注曲线,平滑曲线(粗)为自动拟合的灌注曲线;本例病灶 ROI 的拟合质量 88.06%,参考 ROI 的拟合质量 77.26%。注:Time:时间;Echo-power:ROI 的增强水平。

　　拟合 TIC 曲线可提供一系列定量参数(表 4 - 9 - 1):

表 4 - 9 - 1　常用超声造影定量参数

定量参数	英文缩写	定　　义
曲线下面积(area under curve to infinite time)	AUC	TIC 曲线下的面积
ROI 面积(area of regions of interest)	—	所要分析的感兴趣区的面积
拟合质量(quality of fit)	QOF	软件对原始 TIC 曲线的拟合情况
上升时间(rise time)	RT	经 50% 的峰值强度做上升支的切线,该切线与 X 轴交点与经峰值与 X 轴交点的间隔
达峰时间(time to peak)	TTP	从开始增强至达峰所需的时间
平均渡越时间(mean transit time)	mTT	病灶增强的峰值强度下降一半所需的时间
峰值强度(maximum intensity)	Imax	病灶血流灌注的最大强度

　　对于每一例病灶用软件分析时,拟合质量 QOF≥75% 时,认为拟合质量良好。

　　峰值强度(IMax)反映组织的血容量;上升时间(RT)反映病灶增强水平上升速度的快慢,与病灶血供丰富程度相关;达峰时间(TTP)反映病灶增强的速度;平均渡越时间(mTT)反映病灶内造影剂廓清的快慢。这些参数从不同的角度客观地反映了组织和病灶的血流灌注情况。

　　(四) 临床应用

　　1. 肝脏局灶性病变的诊断和鉴别诊断　　大量研究表明,肝脏恶性病变的 RT、TTP、mTT 均短于周围正常肝实质,因为肝脏恶性病变的血流灌注较丰富。

　　除此之外,大部分肝脏恶性病变的 RT、TTP、mTT 均短于肝脏良性病变。比较特殊的是 HCC 与 FNH 的 RT、TTP 是一致的,因为两者均由肝动脉供血为主。而 HCC 的 mTT 比 FNH 的短,这与 HCC 门静脉期、延迟期增强消退,而 FNH 门静脉期、延迟期大多增强不消退的造影增强特点一致。

　　2. 判断靶向治疗如索拉菲尼等疗效　　研究人员发现定量 CEUS 最早可在靶向药物用药 3 天后即可判断疗效。治疗后定量 CEUS 参数的变化可预测治疗后 2 个月的疗效,并有可能预测患者的无进展生存率、总生存率,可作为抗血管治疗评估疗效的替代方法。

五、肝脏参数成像

　　CEUS 定量分析可提高 CEUS 检查的重复性,避免观察者差异,但以往定量分析所得结果均为单纯的数字信息,缺乏直观性。超声造影参数成像是一种新的影像学技术,它融合了定量分析技术和彩色编码原理,以定量分析得到的数字信息为参数,对这些数字信息进 步处理,从而将其更直观地反映出来。定量分析软件通过绘制 TIC 获得诸如上升时间、达峰时间、增强水平等多个参数,可得到各种参数成像如上升时间参数图(以上升时间为参数)、达峰时间参数图(以达峰时间为参数)、动态血管模型(dynamic vascular patterns,DVP)参数成像图(以病灶与周围肝实质的增强水平差值为参数)等,使病灶的信息更加细化、直观和深入。

(一) 动态血管模型曲线

定量分析软件可对输出的 TIC 再次处理,绘制 DVP 曲线。DVP 曲线是以时间为横轴,以病灶与周围肝实质的增强水平差值为纵轴描绘的曲线,反映病灶与周围肝实质的增强水平差值随时间的变化过程,从而使病灶的造影剂灌注变化更具针对性。根据 DVP 曲线开口的方向及与 X 轴(时间轴)的关系,DVP 曲线分为三种类型:Ⅰ型为消退型(图 4-9-7A),曲线呈开口向下的类抛物线,起始点位于原点,上升支位于 X 轴以上、下降支降至 X 轴以下;Ⅱ型为未消退型(图 4-9-7B),曲线呈开口向下的类抛物线,曲线起始点位于原点,下降支未下降至 X 轴以下;Ⅲ型为负向型(图 4-9-7C),曲线完全位于 X 轴下方,呈开口向上的类抛物线。

(二) DVP 参数图像

定量分析软件以病灶内每一像素的 DVP 值为参数,通过彩色编码的方式将病灶造影后与周围肝实质增强水平差值的变化转化为颜色的变化,构建 DVP 参数图像,DVP 分布图只出现在病灶 ROI 范围内。DVP 分布图较直观地反映了病灶的血流灌注状态。在 DVP 分布图上黄或红色表示增强水平高于周围肝实质,蓝或绿色表示增强水平低于周围肝实质,黑色表示增强水平等于周围肝实质(图 4-9-8)。

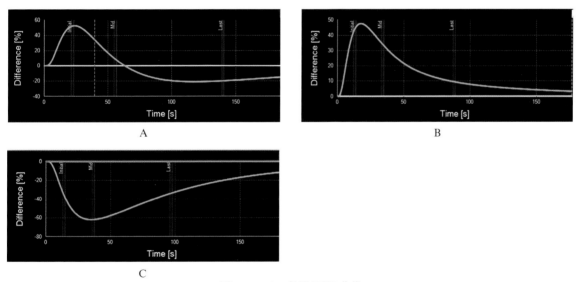

图 4-9-8　各型 DVP 曲线

A:消退型 DVP 曲线(78 岁女性 HCC 患者)注:Time:时间;Difference:病灶与周围肝实质的增强水平差值;B:未消退型 DVP 曲线(67 岁女性转移性肝癌患者,病理为甲状腺低分化癌肝转移);C:负向型 DVP 曲线(64 岁男性 HCC 患者,病理为未分化 HCC,部分肉瘤样变伴坏死)。

(三) 参量成像

参量成像技术(Parametric imaging)是一种基于原始数据造影图像的后处理模式,它依据造影剂平均到达时间而进行彩色编码,叠加显示在造影图像上,能够更直观地显示病灶内部及周边组织的造影剂灌注特征(到达时间)的细微差别,如图4-9-9,图4-9-10。

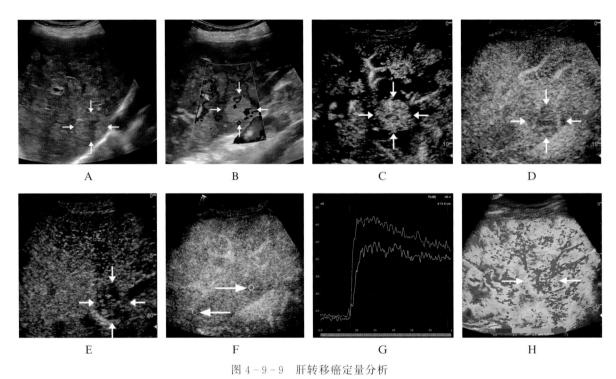

图4-9-9 肝转移癌定量分析

患者女,67岁,因中上腹不适就诊,A:肝内见弥漫分布类圆形高回声区,形态规则,边界欠清;B:彩色多普勒超声于肿块内部见少许血流信号;C:超声造影动脉期(15秒)呈快速高增强;D:门静脉期(40秒)呈略低增强;E:延迟期(142秒)造影剂进一步廓清,呈低增强;F:图内小圆圈为TIC曲线取样框;G:TIC曲线:黄色曲线代表肿块区域,增强时间快于对照区域、峰值强度明显高于对照区域;H:参量成像:由红到蓝对应造影剂到达时间由快到慢,可见肿块内部造影剂到达时间明显快于周边组织。

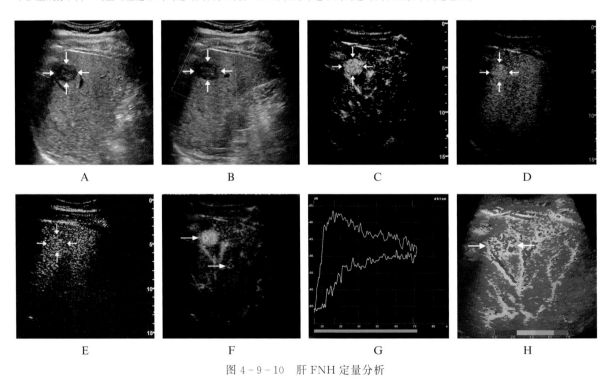

图4-9-10 肝FNH定量分析

患者男,36岁,体检发现肝内实性占位,A:肝右叶见低回声区,形态规则,边界清;B:彩色多普勒超声显示肿块内部未见明显血流信号;C:超声造影动脉期(18秒)呈快速高增强;D:门静脉期(52秒)呈略高增强;E:延迟期(155秒)呈等增强;F:图内小圆圈为TIC曲线取样框;G:TIC曲线:黄色曲线代表肿块区域,早期造影峰值强度明显高于对照区域,后期逐渐减退,几乎等于对照区域;H:参量成像:由红到蓝对应造影剂到达时间由快到慢,可见肿块内部造影剂到达时间明显快于周边组织。

第十节　新型肝脏造影剂 Sonazoid 的应用

一、概述

Sonazoid 造影剂是一种微小的、膜稳定的、充有气体微泡的注射用制剂，由磷脂包裹十氟丁烷制成，直径 1.0～5.0 μm，已在日本等国家和地区广泛应用。

二、配制、给药方式及设备要求

Sonazoid 与 SonoVue 的配制方式不同，具体配制方法如图所示（图 4 - 10 - 1A - B，注：图片由 GE 公司提供）。

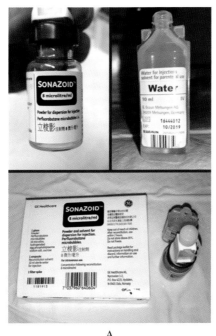

A

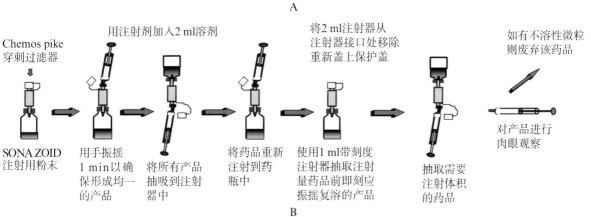

B

图 4 - 10 - 1　Sonazoid 药品及配制方法

A：药品；B：配制方法（该图片由 GE 公司提供）。

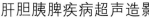
Sonazoid 与 SonoVue 给药方式相同,都是经静脉注射给药,但用量不同。SonoVue 一般每次给药 2.4 ml,Sonazoid 用量为 0.12 μl MB/kg 体重(配制后 0.015 ml/kg 体重)。为保证微泡不被破坏,经静脉注射给药时推荐的注射速率为 1ml/s。2 种造影剂注射后均用 5 ml 氯化钠(0.9%)注射溶液进行冲洗,注射速率为 1 ml/s。

SonoVue 为低机械指数造影剂,MI 不宜超过 0.2,而 Sonazoid 为中机械指数造影剂,MI 在 0.4 左右。因此在仪器调试的时候应给予足够重视,针对不同类型的造影剂要设置不同的成像条件,否则无法得到满意的超声造影图像。

三、超声造影表现及时相

与 SonoVue 造影剂相同,Sonazoid 造影剂也具有血管相,包括肝动脉期、门静脉期、延迟期,具体时间节点也基本相似。

SonoVue 造影剂注射后 5 分钟增强显像基本消失,10 分钟后基本被机体清除,肝脏内几乎无造影剂增强。而 Sonazoid 造影剂可持续增强显像 30 分钟甚至更长一段时间,据推测可能是由于 Kupffer 细胞吞噬 Sonazoid 造影剂所致。临床上一般将注入 Sonazoid 造影剂 6~10 分钟后称为血管后相(或 Kupffer 细胞相)。由于 Kupffer 细胞最快仅需 2 min 就能将 Sonazoid 造影剂吞噬,实际上血管相的延迟期肝实质的增强既有来源于肝血液循环中的游离造影剂微泡的因素,也有来源于被肝窦 Kupffer 细胞吞噬和(或)吸附的微泡的因素。

日本学者将 Sonazoid 造影剂的肝超声造影分为三个时相:血管相为主期、血管-实质相(或血管- Kupffer 混合期)和肝实质特异相(或 Kupffer 期)。但这种分期方法并未得到广泛应用。

四、临床应用

(一)肝内病灶检出

Sonazoid 造影剂长时间在体内停留更有利于术中 CEUS 检查,肝恶性肿瘤在动脉期的快速高增强及 kupffer 期的低增强能为手术医生提供更准确的肿瘤位置、轮廓及周围血管侵犯等信息。

(二)肝内病灶定性诊断

Sonazoid 与 SonoVue 造影剂在肝脏局灶性病变 CEUS 的动脉期及门静脉期表现基本一致。在 Kupffer 期,肝脏的恶性病灶表现为低增强;肝脏的良性病灶一般在 Kupffer 期呈等增强,但部分血管瘤表现为低增强。

五、安全性

Sonazoid 造影剂是一种非常安全的血管增强剂,Sonazoid 经外周静脉注射后,生命体征、血生化、血、尿常规及与血氧、心电图均无明显变化。由于 Sonazoid 造影剂包裹的脂质含氢化卵磷脂酰丝氨酸成分,所以鸡蛋过敏者慎用。

【病例分析】
(1)病例一:

① 简要病史：患者男性，32 岁，乙肝病史 20 余年。近两日无明显诱因出现呕血。CT 提示肝内占位，为进一步明确诊断行超声造影检查。

② 实验室检查：甲胎蛋白定量：>1 210 ng/ml↑；谷丙转氨酶：413.8 U/L↑；谷草转氨酶：1 116.2 U/L↑；白蛋白：26 g/L↓；红细胞：2.09×10¹²/L↓；血红蛋白：66 g/L↓。

③ 普通超声：见图 4 - 10 - 2A - B。

④ 超声造影：见图 4 - 10 - 2C - F。

⑤ 相关影像学检查：见图 4 - 10 - 2G - L。

⑥ 诊断思路分析：该患者有乙肝病史多年，普通超声提示肝硬化、肝内多发实性占位，结合其甲胎蛋白升高，初步诊断为肝细胞肝癌。超声造影该病灶动脉期增强早于正常肝实质，门静脉期呈等增强，延迟期及 kupffer 细胞相消退为低增强，这是肝细胞肝癌较典型的超声造影表现。

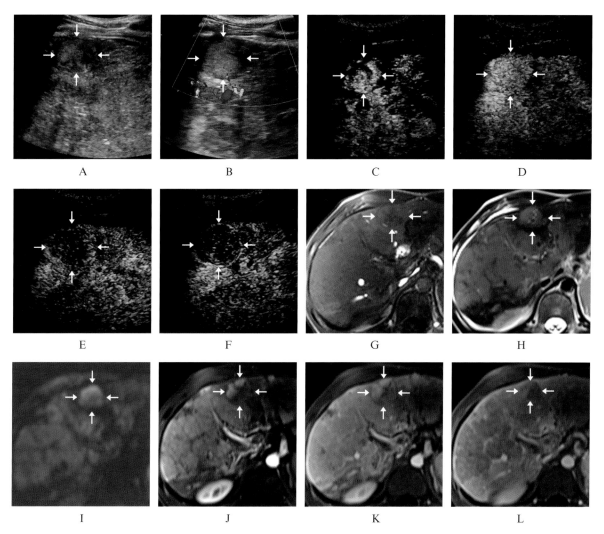

图 4 - 10 - 2　肝细胞肝癌

A：灰阶超声显示肝脏体积增大，形态饱满，肝包膜粗糙，不光滑，实质回声增粗，增强，分布不均匀，呈网格状、条索状，肝内见多个低回声区，其一大小 3.2 cm×2.8 cm，边界清晰，形态类圆形，内部回声欠均匀；B：彩色多普勒超声病灶内部见少量血流信号；C：超声造影病灶动脉期（15 s）增强早于周围肝实质，呈快速高增强；D：门静脉期（60 s）呈等增强；E：延迟期（240 s）呈低增强；F：Kupffer 细胞相（600 s）呈低增强，周边可见薄环状高增强；G - L：上腹部 MR 平扫＋增强提示肝内恶性肿瘤。

（2）病例二：

① 简要病史：患者女性，61 岁，乙状结肠恶性肿瘤术后半年余。腹部超声检查发现肝内实性

占位性病变,为进一步明确诊断行超声造影检查。

② 实验室检查:癌胚抗原:21.93 μmol/L↑;甲胎蛋白:3.71 ng/ml;谷丙转氨酶:29.1 U/L;谷草转氨酶:45.9 U/L↑;白蛋白:38 g/L;白细胞:5.64×10^9/L;红细胞:4.02×10^{12}/L;血红蛋白:145 g/L;血小板:205×10^9/L;中性粒细胞:57.1%。

③ 普通超声:见图 4 - 10 - 3A - B。

④ 超声造影:见图 4 - 10 - 3C - F。

⑤ 相关影像学检查:见图 4 - 10 - 3G - J。

⑥ 诊断思路分析:老年女性,乙状结肠恶性肿瘤术后半年余,常规超声检查提示肝内实性占位,超声造影检查该病灶动脉期呈不均匀高增强,门静脉期及延迟期呈低增强,Kupffer 细胞相呈低增强,符合转移性肝癌超声造影表现。

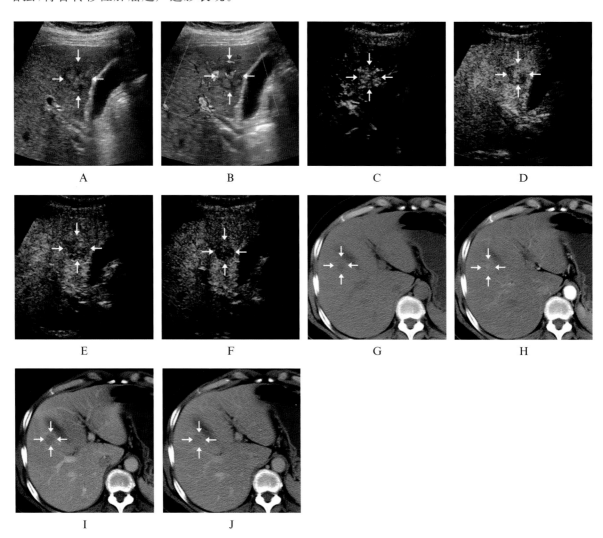

图 4 - 10 - 3 转移性肝癌

A:灰阶超声于肝右叶见一低回声区,大小 2.5 cm×1.9 cm,边界清晰,形态类圆形,内部回声欠均匀;B:彩色多普勒超声于病灶内部可见血流信号;C:超声造影动脉期(16 s)病灶呈不均匀高增强;D:门静脉期(60 s)呈低增强;E:延迟期(240 s)呈低增强;F:Kupffer细胞相(600 s)呈低增强;G - J:上腹部 CT 平扫+增强 MR 提示转移性肝瘤。

(3)病例三:

① 简要病史:患者男性,45 岁,体检发现肝血管瘤 1 个月余。普通超声提示肝右叶实性占位,考虑血管瘤可能。

② 实验室检查：无特殊异常。

③ 普通超声：见图 4 - 10 - 4A - B。

④ 超声造影：见图 4 - 10 - 4C - F。

⑤ 相关影像学检查：见图 4 - 10 - 4G - L。

⑥ 诊断思路分析：该患者体检时发现肝内血管瘤，超声造影表现为典型血管瘤增强模式，增强 MR 提示肝血管瘤，诊断不难。但应注意良性病灶如肝血管瘤在 kupffer 期亦可呈现低增强。

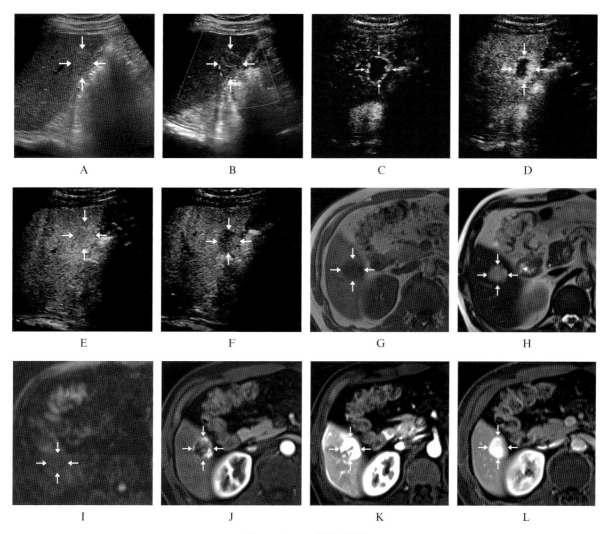

图 4 - 10 - 4 肝血管瘤

A：灰阶超声上肝右叶见一个高回声区，大小 3.2 cm×2.6 cm，边界清晰，形态规则，内部回声均匀；B：彩色多普勒显示周边见血流信号；C：超声造影动脉期（16 s）呈周边结节状高增强；D：门静脉期（40 s）增强范围扩大，呈向心性充填；E：延迟期（240 s）等增强，全瘤充填；F：Kupffer 期（600 s）呈低增强；G - L：上腹部 MR 平扫＋增强提示肝血管瘤。

第十一节 基于超声造影的肝肿瘤人工智能计算机辅助诊断

一、应用背景

随着大数据的不断累积，人工智能（artificial intelligence，AI）近年来蓬勃发展，为各行业带来深刻变

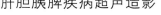
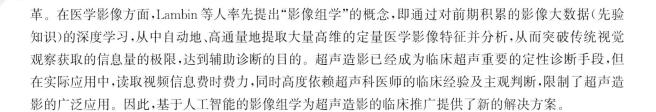

革。在医学影像方面,Lambin等人率先提出"影像组学"的概念,即通过对前期积累的影像大数据(先验知识)的深度学习,从中自动地、高通量地提取大量高维的定量医学影像特征并分析,从而突破传统视觉观察获取的信息量的极限,达到辅助诊断的目的。超声造影已经成为临床超声重要的定性诊断手段,但在实际应用中,读取视频信息费时费力,同时高度依赖超声科医师的临床经验及主观判断,限制了超声造影的广泛应用。因此,基于人工智能的影像组学为超声造影的临床推广提供了新的解决方案。

二、实施方法

超声造影的影像组学目前还是一个新的领域,以肝脏为例,其算法构建思路主要有:

(一) 曲线模拟法

严格基于时间-强度曲线(Time-Intensity Curves,TIC)相关的信息,提取表征肝肿瘤特征属性的高通量影像组学特征。该方法将整个超声造影过程纳入分析,最大程度地收集灌注信息。也正因为如此,需要从整个视频数据中计算TIC,导致计算复杂度较高。同时由于高度依赖人类先验知识,使得AI仅仅简单重复人类的思维模式,智能性不足。

(二) 静态读图法

先由人工选取动脉期(Arterial Phase,AP)、门静脉期(Portal Venous Phase,PVP)和延迟期(Late Phase,LP)三个时相的静态CEUS图像,再由AI在前期学习的基础上,对选定图像通过多视图学习(Multi-View Learning)。通过这种方法来有效地融合多视图特征或综合多个单视图分类器进行分析。该方法简洁易用,能快速给出结论。

(三) 视频截取法

前期学习典型病例的特征性静态图像,在动态视频中自动识别并提取类似特征性的图像。该方法与读图法的前期训练完全相同,不同点在于视频截取法是在动态视频上完成诊断分析,不需要提供静态截图,大大减少重复劳动。该方法可以看成是方法二的高级延续,但仍停留在概念阶段,尚缺乏有效的实现途径。

三、临床应用

根据同济大学附属第十人民医院前期利用静态读图法进行的相关研究,基于46例良性肝肿瘤和47例肝癌选择对应于动脉期、门静脉期和延迟期的三幅典型的CEUS图像,分别从病灶区域提取影像组学特征,形成三个视图特征;将三幅CEUS图像特征进行两两组合形成三个特征对,即动脉期-门静脉期图像特征对(A&P对)、动脉期-延迟期图像特征对(A&L对)、门静脉期-延迟期图像特征对(P&L对),然后采用深度典型相关分析(deep canonical correlation analysis,DCCA)算法分别对三个图像对进行特征融合学习,产生六个视图特征。将新的六视图特征与原始的三个视图特征一起送到多核学习(multiple kernel learning,MKL)分类器进行分类,提取共计为66维的影像组学特征维度,如表示肝肿瘤的纹理等属性:平均值、标准差、变异系数、偏度、峰度、直方图熵、面积比、组合面积比和分位数等。最终,该算法的准确度和敏感度分别达到$91.5\% \pm 6.0\%$和$95.8\% \pm 5.8\%$,曲线下面积达到0.94(图$4-11-1$)。

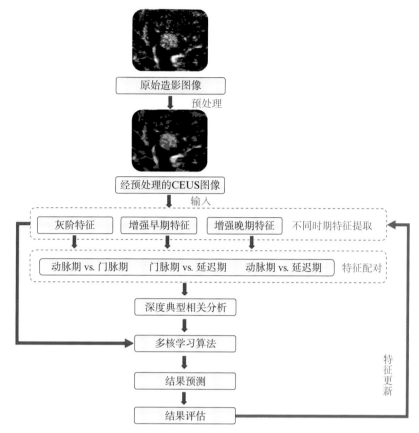

图 4-11-1　基于 DCCA+MLK 对超声造影静态图像进行人工智能分析流程

四、局限性

目前基于影像组学的超声造影分析还是一个崭新的领域,现有的研究还只是一些初步的探索。从超声图像的特点来说,只有基于动态视频的图像分析才能最终改变常规的诊断流程,目前技术水平尚不能实现。此外,影像组学发展的方向到底是开发疑难病例的专家会诊系统,还是针对初诊病例的快速筛查,目前还没有定论。

第十二节　基于超声造影的肝脏多模态影像融合技术

超声融合成像与磁场导航技术(Fusion imaging and magnetic navigation)是一种近年来引入临床的超声诊断及介入治疗辅助技术。该技术系通过专用融合成像设备及软件,将 CT、MRI、PET-CT 成像的容积数据与超声实时影像进行融合,实现超声影像与 CT、MRI、PET-CT 影像实时、同步、同切面显像的一种成像技术。除了普通超声外,近年来超声造影也逐渐用于与 CT、MRI、PET-CT 等成像方式的融合。融合成像技术可综合超声和增强 CT、MRI、PET-CT 的优势,是超声精准化的重要发展方向。

一、适应证

1. 受肠气、肺气或肋骨遮挡,超声难以显示的肝内病灶。

2. 常规超声上边缘欠清晰的等回声病灶。

3. CT 或 MRI 可清晰显示,但灰阶超声难以显示的病灶。

4. 消融(射频消融,微波消融,激光消融等)或 TACE 等局部治疗后,灰阶超声不能鉴别的肿瘤残留病灶。

5. 消融手术中,体积较大、需多次布针消融的病灶。因灰阶超声图像易被消融过程中产生的大量气体干扰而不能清晰显示病灶,因此后续布针受到严重影响。此时可通过融合成像模式引导,根据术前增强 CT 或增强 MRI 的提示,在与之匹配的超声图像上锁定病灶位置,降低消融过程中气体干扰的影响,实施精准的布针。

6. 消融术后安全边缘评估:通过术后超声造影与术前增强 CT/或增强 MRI 图像的融合,根据术后超声造影上无增强区是否覆盖术前增强 CT 或增强 MRI 上病灶增强范围的情况,评估局部疗效。并通过术后无增强区边缘超出术前病灶边缘的距离,评估是否获得足够安全边缘。

二、工作原理

通过磁场发生装置,在肝脏周围制造一个人造的恒定磁场。利用磁场内各点磁力线的向量性特征(方向与场强各不相同),建立一个各点独立的空间坐标系。包括肝肿瘤在内的整个肝脏及邻近器官均在磁场内与某个坐标点相对应。在此坐标系的基础上,将超声或超声造影图像与导入的 MRI、CT、PET - CT 图像进行匹配,实现超声或超声造影图像与所导入的 MRI、CT、PET - CT 图像的精确同步显示(图 4 - 12 - 1)。

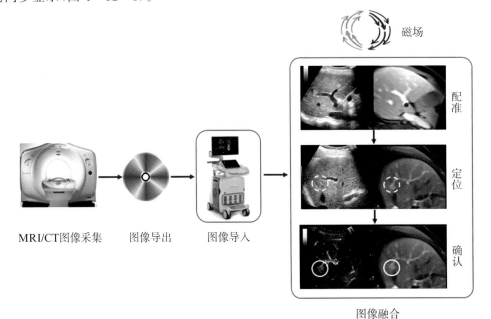

图 4 - 12 - 1　多模态影像融合的流程

三、操作步骤

(一) 检查前准备

(1) 完成常规超声、增强 MRI 或 CT、PET - CT 等检查,获取同一患者近期增强 MRI、CT 或

PET－CT 容积成像的数字信息资料,确定可疑病灶。

（2）完成 DICOM 格式的文件刻录及仪器调试,通过数据存储设备将其导入超声仪器中。

（3）告知患者注意事项,如检查过程中保持静止,必要时需屏住呼吸。

（4）选用一台具有容积成像与磁场导航功能的超声仪,配备腹部超声探头及专用磁场感应接收装置(即磁场发生器和接收器),接收器通过线缆与磁场发生器相连接,并将接收器安装于超声探头和/或穿刺针具上,磁场发生器和接收器距离小于 40 cm 为宜。

（二）配准

精准的配准是融合成像技术的关键步骤。目前主要采用体内标志物进行配准,原理为:三点一面,点线一面。步骤如下:

（1）锁定初始平面:通过肝轮廓或大血管作为标志物,锁定初始的平面,常用肝左叶门静脉矢状部横切面作为初始平面。

（2）配准初始平面内的标志物:利用仪器特有对位方法及磁场感应装置对位置信息的反馈,反复定位常用标志物(门静脉矢状部、肝右静脉、肝内血管的分支、胆囊颈部、肝囊肿、肝内胆管结石等),利用导航软件的定位功能确保标志物在 MRI、CT 或 PET－CT 图像与超声图像上显示一致。

（3）配准病灶平面:移动探头至 CT、MRI 或 PET－CT 可见病灶处,按初始平面配准方法,配准病灶所在平面内的标志物。

（4）确定病灶:启动双幅测量及 Overlay 功能,反复微调,圈定病灶在超声图像上的可能位置。实现超声与 CT、MRI 或 PET－CT 图像的高精度融合,从而在同一显示器上实现 CT、MRI 或 PET－CT 与超声图像的实时、同步的显示。最后实施超声造影来确认病灶准确位置。

四、应用场景

1. 检出普通超声上显示不清晰的肝脏病灶,并予以定性诊断。
2. 消融术前规范进针路径、布针方案及拟消融范围。
3. 消融术中辅助超声引导下的肝肿瘤介入操作。
4. 消融术后采用基于超声造影的融合影像方法评估消融范围。
5. 消融术后采用基于超声造影的融合影像方法评估消融安全边缘。

五、注意事项

1. 磁场发生器、患者身体、检查床等,检查全程不可移动。
2. 探头位于磁场发生器下方,靠近操作者一侧,直线距离＜40 cm(屏幕上的信号指示为绿色)。
3. 检查中与患者保持良好沟通,配合呼吸。
4. 因融合影像可能存在一定的误差,检查结果仍主要以实际超声图像为准。

六、临床价值

根据同济大学附属第十人民医院一组资料,在射频消融术前,超声造影＋增强 CT/MRI 融合成像在发现肝癌病灶上显著优于灰阶超声＋增强 CT/MRI 融合成像(病灶检出率:95.7% vs.

70.0%),以及单纯的灰阶超声(病灶检出率:95.7% vs.35.7%)。而在射频消融术后,术后超声造影+术前增强 CT/MRI 融合成像显示消融灶的成功率也显著优于单纯的灰阶超声(100% vs. 44.7%),以及灰阶超声+术前增强 CT/MRI 融合成像(100% vs.76.6%)。

此外,我们也发现术后超声造影+术前增强 CT/MRI 融合成像可作为消融后疗效评估和安全边缘评估的理想方法。通过这种方法,发现在安全边缘不足的病例中,4 人有 2 人在随访中复发(2/4,50%)。而 43 例达到足够安全边缘的病例中,仅有 1 例在随访中出现复发(1/43,2.3%)。

在射频消融术后随访过程中,我们也发现术后超声造影+PET-CT 融合成像能发现一些普通的融合成像方法不能发现的新病灶或局部进展病灶。

七、局限性

首先,融合成像技术具有明显的操作者依赖性,需要较长的学习周期,熟练掌握需要一定的过程。其次,部分病灶融合成像后仍然不能明确显示,可能与病灶处于超声的盲区,或超声造影呈等增强所致。融合成像尽管理论上是精确的,但仍存在一定的系统误差,应用时应该注意,不能完全脱离普通超声去看待融合后的图像。最后还需指出,目前尚缺乏统一的操作规范。

八、外定标导航融合成像系统

传统内定标导航系统具有操作者经验要求较高、操作步骤较复杂、耗时等缺点,而新式外定标导航系统是一种可自动配准对位的系统,在患者进行 CT/MRI/PET-CT 检查前体表贴上导航示踪器(图 4-12-2),然后在进行融合成像时可自动读取这些位置信息,以实现超声与 CT、MRI、PET-CT 图像自动配准。

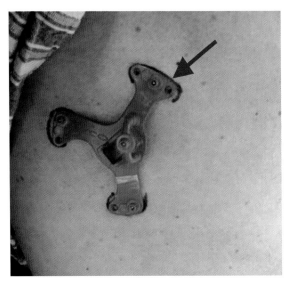

图 4-12-2　外定标导航示踪器固定于体表

具体操作步骤如下:

1. 准备　前期准备步骤与内定标系统类似,不同之处在于在进行 CT、MRI、PET-CT 检查前需要将导航示踪器固定于靶目标附近,再进行扫描(扫描区必须涵盖导航示踪器),在 CT、MRI、PET-CT 检查后可临时移除示踪器,但需在患者体表做标记(圆孔位置)。

2.自动匹配融合过程(以 GE LogiQE9 仪器为例)

(1)激活容积导航(VNAV)功能前,将 General Purpose Sensor 线与导航示踪器相连,示踪器贴在原标记处,General Purpose Sensor 线另一端连接在超声机器上。

(2)激活 VNAV 功能并导入 CT、MRI 或 PET‐CT DICOM 数据,在 VNAv Setup 菜单中的"Active Tracker"选择"4"。

(3)系统自动识别图像中的标记并匹配融合。若系统未能很好地达到自动匹配融合,可进行手动校正。

小结:

新式外定标系统有以下几个优点:1.可快速、准确将超声与 CT、MRI 或 PET‐CT 图像自动配准;2.将原接在探头上的接收器内置于探头上,因此应用外定标系统融合成像更简便、快捷;3.从理论上讲,适用于全身各脏器病灶定位。但是,也有以下缺点:1.需提前预知并在患者体表贴导航示踪器并且做好标记;2.融合成像操作时需将示踪器贴到原标记处,手术中操作时不能很好固定,这些都会影响融合的准确性。

【病例分析】

(1)病例一:

① 简要病史:患者男性,59 岁,肝癌 RFA 术后半年复查发现甲胎蛋白升高。

② 实验室检查:甲胎蛋白:78 ng/ml↑。

③ 普通超声检查:肝硬化背景,灰阶及彩色多普勒超声检查可见消融区回声紊乱,均未见明显占位。

④ 相关影像学检查:增强 MRI 发现消融灶旁动脉期高增强区,怀疑肿瘤局部进展。

⑤ 灰阶超声/增强 MRI 融合:配准平面,锁定病灶区域,见图 4‐12‐3A。

⑥ 超声造影/增强 MRI 融合:检出病灶,见图 4‐12‐3B 和图 4‐12‐3C。确认为肿瘤局部进展。

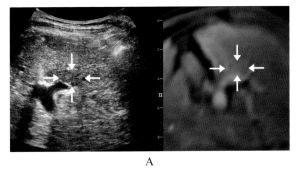
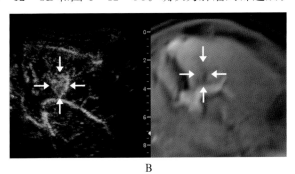

A   B

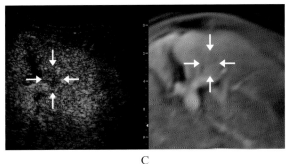

C

图 4‐12‐3 融合影像导航检出 HCC 消融后局部进展

A:完成灰阶超声和增强 MRI 影像的配准融合,锁定灰阶超声上与增强 MRI 所示可疑部位的对应区域;B:观察增强 MRI 可疑部位的对应区域,超声造影动脉期(26 s)呈高增强;C:门静脉期(96 s)呈低增强。

（2）病例二：

① 简要病史：患者男性，65 岁，乙肝后肝硬化 30 年，肝癌病史 10 年，经手术、射频、TACE 等治疗后近期复查，发现肝占位。

② 实验室检查：未发现具有临床意义的阳性改变。

③ 普通超声检查：肝硬化，肝萎缩，灰阶及彩色多普勒超声检查均未见明显占位。

④ 相关影像学检查：增强 MRI 发现 S4 异常信号病灶，考虑 HCC 可能，见图 4-12-4A。

⑤ 灰阶超声/增强 MRI 融合：配准平面，锁定病灶区域，见图 4-12-4B。

⑥ 超声造影/增强 MRI 融合：检出病灶，见图 4-12-4C 和图 4-12-4D。确认肝内复发的新病灶。

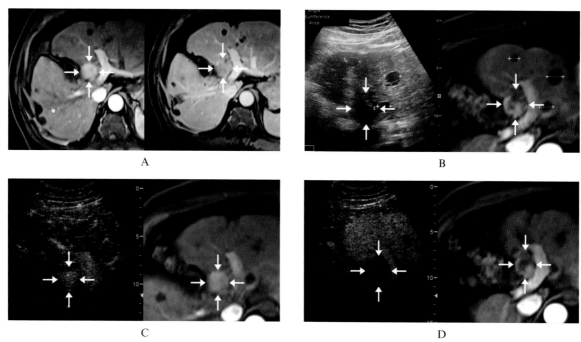

图 4-12-4　融合影像导航检出具有肝硬化背景的深部 HCC

A：增强 MRI 发现 S4 可疑病灶；B：利用囊肿配准平面，完成灰阶超声和增强 MRI 影像的融合，锁定灰阶超声上与增强 MRI 所示可疑部位的对应区域；C：超声造影观察增强 MRI 可疑部位的对应区域，动脉期（25 s）呈高增强；D：门静脉期（69 s）呈低增强。

（3）病例三：

① 简要病史：患者女性，58 岁，结肠癌术后 CEA 升高。

② 实验室检查：CEA：55 ng/ml↑。

③ 普通超声检查：正常肝背景，灰阶及彩色多普勒超声检查均未见明显占位。

④ 相关影像学检查：增强 MRI 发现右前叶动脉期异常高信号区，考虑转移性肝癌可能。

⑤ 灰阶超声/MRI 融合：配准平面，大致锁定病灶可能区域，见图 4-12-5A。

⑥ 超声造影/MRI 融合：检出病灶，见图 4-12-5B。确认转移性肝癌部位大小。

⑦ 灰阶超声/MRI 融合：引导射频电极穿刺，见图 4-12-5C。

⑧ 超声造影/MRI 融合：RFA 术后即刻疗效评估，见图 4-12-5D。确认消融范围完全覆盖原病灶，获得完全消融。

（4）病例四：

① 简要病史：患者女性，62 岁，患 HCC 在外院行 RFA 术后 1 个月，术后发现甲胎蛋白进行性升高。

② 实验室检查：AFP：202 ng/ml↑。

③ 普通超声检查：见图 4-12-6A 和图 4-12-6B。

④ 灰阶/MRI 融合：见图 4-12-6C。

⑤ 超声造影/MRI 融合：检出病灶，见图 4-12-6D。

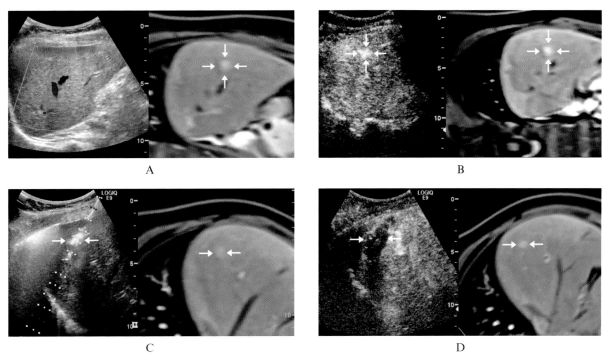

图 4-12-5　融合影像检出等回声的转移性肝癌，辅助引导 RFA 穿刺并评估疗效

　　A：增强 MRI 发现 S5 可疑病灶，病灶区域呈均匀等回声，灰阶超声及彩色多普勒超声均未明确显示病灶；B：超声造影观察增强 MRI 可疑部位的对应区域，动脉期(22 s)呈高增强；C：辅助引导射频电极布针进行 RFA 治疗；D：RFA 术后，辅助确定病灶位置，即刻评估消融范围。

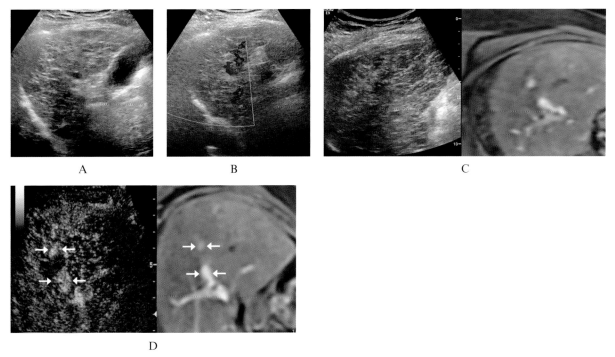

图 4-12-6　融合影像检出肝硬化背景下 RFA 不完全消融

　　A-B：肝硬化背景下，灰阶超声及彩色多普勒超声均未见明显病灶及消融灶；C：将灰阶超声与增强 MRI 配准，锁定增强 MRI 所示异常信号区对应部位，灰阶超声仍未明确显示病灶；D：超声造影融合增强 MRI，检出原消融灶旁动脉期(26 s)两个高增强区，与 MRI 上病灶一一对应证实原肿瘤消融不全。

（5）病例五：

① 简要病史：患者女性，55 岁，结肠癌术后肝转移，行多次 RFA 治疗。

② 实验室检查：CEA：13.79 ng/ml↑；CA724：57.64 ng/ml↑；CA199：32.12 ng/ml↑。

③ 相关影像学检查：PET - CT 发现原 S8 消融灶呈高代谢状态。增强 MRI 未见明显异常。

④ 灰阶/PET - CT 融合：见图 4 - 12 - 7A。

⑤ 超声造影/PET - CT 融合：见图 4 - 12 - 7B。

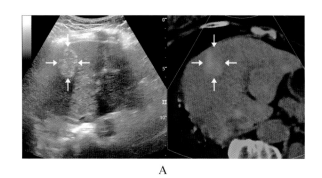
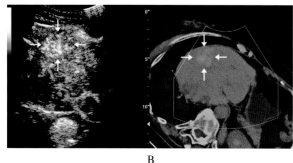

A   B

图 4 - 12 - 7 　超声/PET - CT 融合检出转移性肝癌复发

A：灰阶/PET - CT 融合后，发现 S8 高代谢状态的原消融灶在灰阶超声上呈高回声；B：超声造影/PET - CT 融合后，显示该高回声动脉期（29 s）呈高增强，后证实为肿瘤复发。

第十三节　肝脏超声造影报告书写

肝脏超声造影结束后通常应单独出具一份造影报告。报告内容应包括：对肝脏及目标病灶普通超声表现的描述、造影剂的名称及用量、超声造影表现的详细描述（包括病灶和肝组织的增强开始时间、三个时相病灶的增强水平、造影剂分布特征以及增强模式）以及超声造影诊断结果。

一、报告书写原则

报告第一部分首先应报告常规超声的检查所见，应包括：①肝脏整体情况：肝脏体积、形态、回声、包膜，以及肝内血管、胆管情况等。②病灶局部情况：病变部位（应精确到某一段）、数目、大小、回声、形态、血流等情况。

第二部分描写有关超声造影检查报告的内容，应包括：①造影剂种类、用量、注射方法。②若有多个病灶，推荐分别独立描述每个病灶的增强特点。③所描述病灶的具体增强表现：病灶和肝组织的增强的开始时间（病灶开始增强时间比周围肝组织快、慢或同步）、各期（动脉期、门静脉期、延迟期）的增强表现：增强水平、血管构筑特征、造影剂分布特征以及增强模式等。④提出超声造影诊断。此时需结合患者病史、灰阶超声表现、相关影像学检查结果等信息来综合诊断，必要时可提出后续诊疗的建议。

二、报告模板

见附录 4。

参 考 文 献

1. 曹兵生,梁萍,董宝玮.彩超对肝脏囊性病变的鉴别诊断价值.中国超声医学杂志,2005,21(1)：38～40.

2. 周永昌,郭万学.超声医学.第4版.北京：科学技术文献出版社,2004.

3. 冯丽萍.肝包虫病的超声声像图特征及其诊断价值.中国医学影像学杂志,2009,1(17)：69～71.

4. 许尔蛟,谢晓燕.超声造影检查在肝炎、肝硬化中的应用.影像诊断与介入放射学,2006,(05)：258～261.

5. 李亚峰,顿国亮,李涛.超声造影肝弥漫性病变的血流动力学表现及价值.中国临床医学影像杂志,2008,(06)：406～408.

6. 邓旦,廖明松,吴晓波.门静脉癌栓与血栓的超声造影研究.中国普外基础与临床杂志,2008,(11)：868～869.

7. 周平,李瑞珍,刘浔阳.超声造影在门静脉栓子良恶性鉴别诊断中的价值.中国超声医学杂志,2006,(08)：616～618.

8. 王文伟,马桂英,彭雪亮.二维和彩色多普勒超声诊断门静脉海绵样变性的价值与体会.中国超声医学杂志,2006,(11)：849～851.

9. 梁峭嵘,张惠琴,梁彤.超声造影在肝脾外伤非手术治疗中的作用.中国超声医学杂志,2009,25(10)：971～973.

10. 薛恒,苗立英,王金锐.肝内血管异常引流的超声及超声造影表现.中国医学科学院学报,2014,36(05)：534～537.

11. 陈志辉,李荣杰,严昆,等.超声造影对肝恶性肿瘤射频消融后医源性动静脉瘘的诊断价值.中华医学超声杂志(电子版),2016,13(07)：490～495.

12. 刘吉斌,王金锐.超声造影显像.北京：科学技术文献出版社,2010.

13. 李文秀,唐杰,吕发勤,等.超声造影引导肝脾脏外伤的微创止血治疗.中国医学影像技术,2008,24(6)：908～911.

14. Ghulam M，Siddeque A，Muhammad N，et al. Role of ultrasound in the diagnosis of hepatic hydatid cyst. J Med Sci，2010,18(3)：132～134.

15. Lin A C，Yeh D Y，Hsu Y H，et al. Diagnosis of pyogenic liver abscess by abdominal ultrasonography in the emergency department. Emerg Med J，2009,26(4)：273～275.

16. Heneghan H M，Healy N A，Martin S T，et al. Modern management of pyogenic hepatic abscess：a case series and review of the literature. BMC Res Notes，2011,24(4)：80.

17. Catahno O，Sandomenico F，Raso M M，et al. Low mechanical index contrast-enhanced sonographic findings of pyogenie hepatic abscesses. Am J Roentgenol，2004,182(2)：447～450.

18. Lee N K，Kim S，Lee J W，et al. CT differentiation of pyogenic liver abscesses caused by Klebsiella pneumoniae vs non-Klebsiella pneumoniae. Br J Radiol，2011,84(1002)：518～525.

19. Kunze G，Staritz M，Khler M. Contrast-enhanced ultrasound in different stages of pyogcnic liver abscess. Ultrasound Med Biol，2015,41(4)：952～959.

20. Sparchez Z. Complications after percutaneous liver biopsy in diffuse hepatopathies. Rom J Gastroenterol，2005,14(4)：379～384.

21. Song H P，Yu M，Zhang M，et al. Diagnosis of active hemorrhage from the liver with contrast-enhanced ultrasonography after percutaneous transhepatic angioplasty and stent placement for

Budd-Chiari syndrome. J Ultrasound Med，2009,28(7)：955～958.

22. Rybicki B A，Iannuzzi M C. Epidemiology of sarcoidosis：recent advances and future prospects. Semin Respir Crit Med，2007,28(1)：22～35.

23. Ayyala U S，Padilla M L. Diagnosis and treatment of hepatic sarcoidosis. Curr Treat Options Gastroenterol，2006,9(6)：475～483.

24. Sheeran P S，Matsunaga T O，Dayton P A. Phase change events of volatile liquid perfluoroearbon contrast agents produce unique acoustic signatures. Phys Med Biol，2014,59(2)：379～401.

25. Kudo M，Izumi N，Kokudo N，et al. Management of hepatocellular carcinoma in Japan：Consensus-based clinical practice guidelines proposed by the Japan Society of Hepatology(JSH) 2010 updated version. Dig Dis，2011,29(3)：339～364.

26. Landmark K E，Johansen P W，Johnson J A，et al. Pharmacokinetics of perflurobutane following intravenous bolus injection and continuous infusion of sonazoid in healthy volunteers and in patients with reduced pulmonary diffusing capacity. Ultrasound Med Biol，2008,34(3)：494～501.

27. Hvattum E，Uran S，Sandbeak A G，et al. Quantification of phosphatidylserine，phosphatidic acid and free fatty acids in an ultrasound contrast agent by normal-phase high-performance liquid chromatography with evaporative light scattering detection. J Pharm Biomed Anal，2006,42(4)：506～512.

28. Kindberg G M，Tolleshaug H，Roos N，et al. Hepatic clearance of Sonazoid perfluorobutance microbubbles by Kupffer cells dose not reduce the ability of liver to phagocytose or degrade albumin microspheres. Cell Tissue Res，2003,312(1)：49～54.

29. Yanagisawa K，Moriyasu F，Miyahara T，et al. Phagocytosis of ultrasound contrast agent microbubbles by Kupffer cells. Ultrasound Med Biol，2007,33(2)：318～325.

30. Chen L D，Xu H X，Xie X Y，et al. Intrahepatic cholangiocarcinoma and hepatocellular carcinoma：differential diagnosis with contrast-enhanced ultrasound. Eur Radiol，2010,20(3)：743～753.

31. Chen L D，Xu H X，Xie X Y，et al. Enhancement pattern of intrahepatic cholangiocarcinoma：comparison between contrast-enhanced ultrasound and contrast-enhanced computed tomography. Br J Radiol，2008,81(971)：881～889.

32. Xu H X，Lu M D，Liu G I，et al. Imaging of peripheral cholangiocarcinoma using low mechanical index contrast-enhanced sonography and SonoVue：initial experience. J Ultrasound Med，2006,25(1)：23～33.

33. Rossi S，Ghittoni G，Ravetta V，et al. Contrast-enhanced ultrasonography and spiral computed tomography in the detection and characterization of portal vein thrombosis complicating hepatocellular carcinoma. Eur Radiol，2008,18(8)：1749～1756.

34. Forner A，Vilana R，Ayuso C，et al. Diagnosis of hepatic nodules 20mm or smaller in cirrhosis：Prospective validation of the noninvasive diagnostic criteria for hepatocellular carcinoma. Hepatology，2008,47(1)：97～104.

35. Moriyasu F，Itoh K. Efficacy of perflubutane microbubble-enhanced ultrasound in the characterization and detection of focal liver lesions：phase 3 multicenter clinical trial. Am J Roentgenol，2009,193(1)：86～95.

36. Xu H X，Wang Y，Liu L N，et al. Parametric imaging with contrast-enhanced ultrasound：usefulness for characterization of dynamic effects of microvascularization for hepatocellular carcinoma and focal nodular hyperplasia. Clin Hemorheol Micro，2013,55(3)：375～389.

37. Lin M X，Xu H X，Lu M D，et al. Diagnostic performance of contrast-enhanced ultrasound for complex cystic focal liver lesions：blinded reader study. Eur Radiol，2009，19(2)：358～369.

38. Zheng S G，Xu H X，Lu M D，et al. The role of contrast-enhanced ultrasound in follow-up assessment after percutaneous ablation therapy for hepatocellular carcinoma. World J Gastroenterol，2013，19(6)：855～865.

39. Liu L N，Xu H X，Zhang Y F，et al. Hepatocellular carcinoma after ablation：the imaging follow-up scheme. World J Gastroenterol，2013，19(6)：797～801.

40. Singal A，Volk M L，Waljee A，et al. Meta-analysis：surveillance with ultrasound for early-stage hepatocellular carcinoma in patients with cirrhosis. Aliment Pharmacol Ther，2009，30(1)：37～47.

41. Hirota M，Kaneko T，Sugimoto H，et al. Intrahepatic circulatory time analysis of an ultrasound contrast agent in liver cirrhosis. Liver Int，2005，25(2)：337～342.

42. Albrecht T，Blomley M J，Cosgrove DO，et al. Non-invasive diagnosis of hepatic cirrhosis by transit-time analysis of an ultrasound contrast agent. Lancet，1999；353(9164)：1579～1583.

43. Iijima H，Moriyasu F，Tsuchiya K，et al. Decrease in accumulation of ultrasound contrast microbubbles in non-alcoholic steatohepatitis. Hepatol Res，2007，37(9)：722～730.

44. Song Z Z，Huang M，Jiang T A，et al. Diagnosis of portal vein thrombosis discontinued with liver tumors in patients with liver cirrhosis and tumors by contrast-enhanced US：A pilot study. Eur J Radiol，2010，75(2)：185～188.

45. Dănilă M，Sporea I，Popescu A，et al. The value of contrast enhanced ultrasound in the evaluation of the nature of portal vein thrombosis. Med Ultrason，2011，13(2)：102～107.

46. Ibn Majdoub Hassani K，Mohsine R，Belkouchi A，et al. Post-traumatic arteriovenous fistula of the hepatic pedicle. J Vasc Surg，2010，147(5)：e333～e336.

47. Qin S，Chen Y，Liu X Y，et al. Clinical Application of contrast-enhanced ultrasound using high-frequency linear probe in the detection of small colorectal liver metastases. Ultrasound Med Biol，2017，43(12)：2765～2773.

48. Vialle R，Boucebci S，Richer J P，et al. Preoperative detection of hepatic metastases from colorectal cancer：Prospective comparison of contrast-enhanced ultrasound and multidetector-row computed tomography(MDCT). Diagn Interv Imaging，2016，97(9)：851～855.

49. Taimr P，Jongerius V L，Pek C J，et al. Liver Contrast-enhanced ultrasound improves detection of liver metastases in patients with pancreatic or periampullary cancer. Ultrasound Med Biol，2015，41(12)：3063～3069.

50. Wong G L，Xu H X，Xie X Y. Detection of focal liver lesions in cirrhotic liver using contrast-enhanced ultrasound. World J Radiol，2009，1(1)：25～36.

51. Bo X W，Xu H X，Guo L H，et al. Ablative safety margin depicted by fusion imaging withpost-treatment contrast-enhanced ultrasound and pre-treatment CECT/CEMRI after radiofrequency ablation for liver cancers. Br J Radiol，2017，90(1078)：20170063.

52. Xu H X，Weskott H P，Liu J B，et al. Contrast-enhanced ultrasound. BioMed Research International，2015，2015：865028.

53. Bo X W，Xu H X，Sun L P，et al. Bipolar radiofrequency ablation for liver tumors：comparison of contrast-enhanced ultrasound with contrast-enhanced MRI/CT in the posttreatment imaging

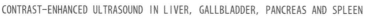
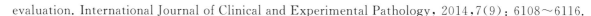
evaluation. International Journal of Clinical and Experimental Pathology，2014，7(9)：6108～6116.

54. Xu H X，Lu M D，Xie X H，et al. Treatment response evaluation with three-dimensional contrast-enhanced ultrasound for liver cancer after local therapies. Eur J Radiol，2010，76(1)：81～88.

55. Xu H X，Lu M D. The current status of contrast-enhanced ultrasound in China(invited paper，review). J Med Ultrason，2010，37(3)：97～106.

56. Xu H X，Lu M D，Xie X H，et al. Three-dimensional contrast-enhanced ultrasound of the liver：experience of 92 cases. Ultrasonics，2009，49(3)：377～385.

57. Qin S，Chen Y，Liu X Y，et al. Clinical application of contrast-enhanced ultrasound using high-frequency linear probe in the detection of small colorectal liver metastases. Ultrasound Med Biol，2017，43(12)：2765～2773.

58. Taimr P，Jongerius V L，Pek C J，et al. Liver contrast-enhanced ultrasound improves detection of liver metastases in patients with pancreatic or periampullary cancer. Ultrasound Med Biol，2015，41(12)：3063～3069.

59. Westwood M，Joore M，Grutters J，et al. Contrast-enhanced ultrasound using SonoVue®(sulphur hexafluoride microbubbles) compared with contrast-enhanced computed tomography and contrast-enhanced magnetic resonance imaging for the characterisation of focal liver lesions and detection of liver metastases：a systematic review and cost-effectiveness analysis. Health Technol Assess，2013，17(16)：1～243.

60. Wong G L，Xu H X，Xie X Y. Detection of focal liver lesions in cirrhotic liver using contrast-enhanced ultrasound. World J Radiol，2009，1(1)：25～36.

61. Ren J，Wu T，Zheng B W，et al. Application of contrast-enhanced ultrasound after liver transplantation：Current status and perspectives. World J Gastroenterol，2016，22(4)：1607～1616.

62. Berstad A E，Brabrand K，Foss A. Clinical utility of microbubble contrast-enhanced ultrasound in the diagnosis of hepatic artery occlusion after liver transplantation. Transpl Int，2009，22(10)：954～960.

63. Rennert J，Dornia C，Georgieva M，et al. Identification of early complications following liver transplantation using contrast enhanced ultrasound(CEUS). First results. J Gastrointestin Liver Dis，2012，21(4)：407～412.

64. Lu Q，Zhong X F，Huang Z X，et al. Role of contrast-enhanced ultrasound in decision support for diagnosis and treatment of hepatic artery thrombosis after liver transplantation. Eur J Radiol，2012，81(3)：e338～e343.

65. Zheng R Q，Mao R，Ren J，et al. Contrast-enhanced ultrasound for the evaluation of hepatic artery stenosis after liver transplantation：potential role in changing the clinical algorithm. Liver Transpl，2010，16(6)：729～735.

66. Hom B K，Shrestha R，Palmer S L，et al. Prospective evaluation of vascular complications after liver transplantation：comparison of conventional and microbubble contrast-enhanced US. Radiology，2006，241(1)：267～274.

67. Woo D H，Laberge J M，Gordon R L，et al. Management of portal venous complications after liver transplantation. Tech Vasc Interv Radiol，2007，10(3)：233～239.

68. Vaidya S，Dighe M，Kolokythas O，et al. Liver transplantation：vascular complications. Ultrasound Q，2007，23(4)：239～253.

69. Ren J，Lu M D，Zheng R Q，et al. Evaluation of the microcirculatory disturbance of biliary ischemia after liver transplantation with contrast-enhanced ultrasound：preliminary experience. Liver Transpl，2009，15(12)：1703～1708.

70. Ren J，Zheng B W，Wang P，et al. Revealing impaired blood supply to the bile ducts on contrast-enhanced ultrasound：a novel diagnosis method to ischemic-type biliary lesions after orthotropic liver transplantation. Ultrasound Med Biol，2013，39(5)：753～760.

71. EI Kaffas A，Sigrist R M S，Fisher G，et al. Quantitative three-dimensional dynamic contrast-enhanced ultrasound imaging：first-in-human pilot study in patients with liver metastases. Theranostics，2017，7(15)：3745～3758.

72. Xu E J，Lv S M，Li K，et al. Immediate evaluation and guidance of liver cancer thermal ablation by three-dimensional ultrasound/contrast-enhanced ultrasound fusion imaging. Int J Hyperthermia，2017，10：1～7.

73. Loss M，Schneider J，Uller W，et al. Intraoperative high resolution linear contrast enhanced ultrasound(IOUS) for detection of microvascularization of malignant liver lesions before surgery or radiofrequeny ablation. Clin Hemorheol Microcirc，2012，50(1～2)：65～77.

74. Greenbaum L D. Foreword to guidelines and good clinical practice recommendations for contrast enhanced ultrasound(CEUS) in the liver-update 2012. Ultraschall Med，2013，34(1)：7.

75. Piscaglia F，Venturi A，Mancini M，et al. Diagnostic features of real-time contrast-enhanced ultrasound in focal nodular hyperplasia of the liver. Ultraschall Med，2010，31(3)：276～282.

76. Xu H X，Liu G J，Lu M D，et al. Characterization of focal liver lesions using contrast-enhanced sonography with a low mechanical index mode and a sulfur hexafluoride-filled microbubble contrast agent. J Clin Ultraaound，2006，34(6)：261～272.

77. Shiraishi J，Sugimoto K，Moriyasu F，et al. Computer-aided diagnosis for the classification of focal liver lesions by use of contrast-enhanced ultrasonography. Med Phys，2008，35(5)：1734～1746.

78. Gatos I，Tsantis S，Spiliopoulos S，et al. A new automated quantification algorithm for the detection and evaluation of focal liver lesions with contrast-enhanced ultrasound. Med Phys，2015，42(7)：3948～3959.

79. Lambin P，Rios-Velazquez E，Leijenaar R，et al. Extracting more information from medical images using advanced feature analysis. Eur J Cancer，2012，48(4)，441～446.

80. Gillies B，Kinahan P，Hricak H. Radiomics：images are more than pictures，they are data. Radiology，2016，278(2)：563～577.

81. Zhang Q，Xiao Y，Suo J，et al. Sonoelastomics for breast tumor classification：a radiomicsapproach with clustering-based feature selection on sonoelastography. Ultrasound Med Biol，2017，43(5)：1058～1069.

82. Bo X W，Xu H X，Wang D，et al. Fusion imaging of contrast-enhanced ultrasound and contrast enhanced CT or MRI before radiofrequency ablation for liver cancers. Br J Radiol，2016，89(1067)：20160379.

83. Rennert J，Georgieva M，Schreyer A G，et al. Image fusion of contrast enhanced ultrasound (CEUS) with computed tomography(CT) or magnetic resonance imaging(MRI) using volume navigation for detection，characterization and planning of therapeutic interventions of liver tumors.

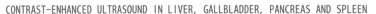

Clin Hemorheol Microcirc，2011，49(1～4)：67～81.

84. Dong Y，Wang W P，Mao F，et al. Application of imaging fusion combining contrast-enhanced ultrasound and magnetic resonance imaging in detection of hepatic cellular carcinomas undetectable by conventional ultrasound. J Gastroenterol Hepatol，2016，31(4)：822～828.

85. Zhao C K，Xu H X，Guo L H，et al. A primary hepatic angiosarcoma mimicking intrahepatic cholangiocarcinoma on conventional ultrasound and contrast-enhanced ultrasound：A case report and review of literatures. Clin Hemorheol Microcirc，2017，66(1)：7～14.

86. Guo L H，Xu H X. Contrast-Enhanced Ultrasound in the diagnosis of hepatocellular carcinoma and intrahepatic cholangiocarcinoma：controversy over the AASLD guideline. Biomed Res Int，2015，2015：349172.

87. Yue W W，Wang S，Xu H X，et al. Parametric imaging with contrast-enhanced Ultrasound for differentiating hepatocellular carcinoma from metastatic liver cancer. Clin Hemorheol Microcirc，2016，64(2)：177～188.

88. Wang Z，Xu H X，Xie X Y，et al. Imaging features of hepatic angiomyolipomas on real-time contrast-enhanced ultrasound. Br J Radiol，2010，83(989)：411～418.

89. Liu L N，Xu H X，Lu M D，et al. Percutaneous ultrasound-guided thermal ablation for liver tumor with artificial pleural effusion or ascites. Chinese Journal of Cancer，2010，29(9)：830～835.

90. Nie F，Xu H X，Lu M D，et al. Anti-angiogenic gene therapy for hepatocellular carcinoma mediated by microbubble-enhanced ultrasound exposure：An in vivo experimental study. J Drug Target，2008，16(5)：389～395.

91. Xu H X，Xie X Y，Lu M D，et al. Contrast-enhanced sonography in the diagnosis of small hepatocellular carcinoma ≤2 cm. J Clin Ultrasound，2008，36(5)：257～266.

92. Xu H X，Xie X Y，Lu M D，et al. Unusual Benign Focal Liver Lesions：Findings on Real-time Contrast-Enhanced Sonography. J Ultrasound Med，2008，27(2)：243～254.

93. Xu H X，Liu G J，Lu M D，et al. Characterization of small focal liver lesions using real-time contrast-enhanced sonography：diagnostic performance analysis in 200 patients. J Ultrasound Med，2006，25(3)：349～361.

94. Claudon M，Dietrich C F，Choi B I，et al. Guidelines and good clinical practice recommendations for contrast enhanced ultrasound(CEUS) in the liver-update 2012：a WFUMB－EFSUMB initiative in cooperation with representatives of AFSUMB，AIUM，ASUM，FLAUS and ICUS. Ultraschall，2013，34(1)：11～29.

95. Sidhu P S，Cantisani V，Dietrich C F，et al. The EFSUMB guidelines and recommendations for the clinical practice of contrast-enhanced ultrasound(CEUS) in non-hepatic applications：update 2017(short version). Ultraschall Med，2018，39(2)：154～180.

96. Battaglia V，Cervelli R. Liver investigations：updating on US technique and contrast-enhanced ultrasound(CEUS). Eur J Radiol，2017，96：65～73.

97. Wu M，Li L，Wang J，et al. Contrast-enhanced US for characterization of focal liver lesions：a comprehensive meta-analysis. Eur Radiol，2018，28(5)：2077～2088.

◇ 第五章　胆囊及胆管超声造影

胆道系统疾病发生率高,多数为常见病。超声具有无辐射、经济、简便、实时、动态等优势,在大多胆道系统疾病的诊断及鉴别诊断、指导及监测治疗、疗效评估等方面发挥着重要作用,已成为胆道疾病诊断及治疗中首选的影像学检查方法之一。但对于部分胆道系统疾病,普通超声难以做出正确判断。例如,对于不随体位改变的胆泥与胆囊癌鉴别困难;对于部分胆囊隆起性病变,普通超声难以鉴别良恶性。因此,常需借助增强 CT、增强 MR 和超声造影等方式对胆道系统疾病进一步诊断。此外,大多数胆囊及胆管恶性肿瘤发现时往往已是晚期,因此进一步提高早期诊断能力非常关键。

超声造影在肝脏等多领域的临床应用价值已得到认可,但在胆道系统的应用及报道相对较少。目前超声造影在胆囊方面已有初步研究,通过观察胆囊病变的血管形态及增强表现,提示超声造影对于部分病变具有一定的诊断及鉴别诊断价值。

第一节　胆囊超声造影

一、胆囊超声造影检查方法

胆囊是一个空腔脏器,位于肝脏右叶脏面的胆囊窝内,为梨形的囊性器官。胆囊可分为胆囊颈、胆囊体和胆囊底三部分。胆囊壁从外到内有外膜层、肌层和黏膜层组成,厚度一般小于 0.3 cm。胆囊、胆囊管由胆囊动脉和肝固有动脉的分支供血。此外,肝内也有一些小动脉经胆囊床参与胆囊壁的供血。

(一) 胆囊超声造影适应证

为了保证胆囊 CEUS 能发挥更大的作用,避免不适当或过度开展胆囊 CEUS,建议对符合以下适应证的患者实施胆囊 CEUS 检查:

1.胆囊隆起性病变(息肉、腺瘤、癌等)的定性诊断,如:

(1) 胆囊良性息肉样病变(胆固醇性息肉、局限型腺肌增生症、腺瘤)与息肉型胆囊癌的鉴别。

(2) 胆囊内不移动的胆泥、血凝块或声影不明显的结石,不能明确其性质。

2.胆囊厚壁型良性病变(胆囊炎、胆囊腺肌增生症等)与厚壁型胆囊癌鉴别。尤其注意在允满型胆囊结石合并胆囊壁增厚,以及胆囊壁局限性增厚时排除胆囊癌。

3. 常规超声疑似胆囊炎急性发作并穿孔,CEUS 可帮助明确诊断。

4. 急性胆囊炎疑似周围肝脏或腹腔内积液或脓肿,CEUS 可帮助明确诊断。

5. 胆囊癌浸润范围及肝转移情况的判断。

(二) 检查前准备

1. 患者准备

(1) 检查前患者空腹 8 小时以上,避免使用影响胆囊收缩的药物,以保证胆囊内有足够的胆汁充盈、同时不受肠气的干扰。

(2) 排除禁忌证,了解受检者临床及实验室检查等资料,签署知情同意书。

(3) 建立外周静脉通道。

(4) 患者体位一般采用平卧位。必要时可根据实际情况采取左侧卧位或右侧卧位以观察病灶随体位改变的变化情况。

2. 仪器及造影剂准备 配备低机械指数特异对比成像模式的高端彩色成像仪,目前主流的带有 CEUS 功能的超声仪器均能完成胆囊的 CEUS 检查。探头一般选用普通腹部凸阵探头,频率范围 2～5 MHz。为了更清楚观察胆囊底部病变或息肉样病变基底部特征,可选用高频的线阵探头,此时可适当增加造影剂用量。

(三) 检查技术

1. 扫查方向 多选用右侧第 6 或第 7 肋间斜向扫查,显示胆囊及病灶最大断面,对胆囊内隆起性病变应注意同时显示病变基底部。也可根据实际情况选择纵向扫查或横向扫查。

2. 仪器调节 常规超声检查确定感兴趣区,固定好探头后进入造影检查模式。适当调节频率,一般低频探头穿透力较好,高频探头分辨力较好。适当调节增益,增益不宜过低,否则会抑制造影效果降低图像质量。为尽可能减少对微泡破坏,其他可视情况调节线密度、帧频等参数。

3. 胆囊超声造影检查方法

(1) 常规超声检查:先对胆囊行常规超声扫查,观察和记录胆囊大小、胆囊壁厚度及其完整性,胆囊腔内病变的数目、大小、部位、回声、血供、与囊壁的关系、基底部等特点。怀疑恶性病变时,应常规扫查肝脏、邻近肠道、邻近胆管、肝门、后腹膜淋巴结以了解有无转移情况。根据常规超声上的特点选择目标病灶,确定最佳扫查方向。为了更清楚观察胆囊底部病变或息肉样病变基底部特征,可选用高频线阵探头。

(2) 造影条件设置:进入造影检查模式,一般选用低机械指数实时超声造影成像条件,MI 小于0.2 为宜。因胆囊病变多数较小,推荐采用双幅成像模式,必要时可使用局部放大功能。

(3) 实施造影检查:固定探头,显示胆囊及病灶最大断面,感兴趣区置于屏幕中央,调节聚焦点,使其置于观察目标底部水平。扫查中注意与患者的呼吸配合,必要时嘱其屏气,尽量保证观察部位位于图像正中。

多采用经肘前静脉团注给药,声诺维® 一般推荐用量 1.0 ml 或以上(所用仪器不同剂量可有所区别,但同一仪器条件基本固定)。注射造影剂的同时启动计时器,观察病灶和胆囊壁增强情况及动态变化过程,对胆囊连续观察不少于 2 min。之后扫查全肝,了解有无合并肝脓肿、肝内浸润或肝内转移,整个造影过程不少于 3 min。造影中启动存储功能,根据检查目的,按照预定方案存储动态图像。

如延迟期扫查全肝发现可能合并肝脓肿、肝内浸润或肝内转移,建议针对肝内目标病灶再次注射造影剂观察这些可疑病灶在动脉期、门静脉期的增强特征,进一步明确诊断。

(四) 胆囊超声造影图像分析

1. CEUS 时相 胆囊 CEUS 的时相分期尚无定论,部分文献以肝脏分期作为参考,分为动脉期、门静脉期及延迟期,但此分期方法存在明显缺陷,即胆囊并无门静脉供血,因此也就不存在门静脉期。目前多数文献并未划分胆囊 CEUS 时相,或以 25～40 s 为界分为增强早期、增强晚期。比较简洁的分期方法是将注入造影剂开始至第 30 s 定义为增强早期(动脉期),第 31 s 至不少于 180 s 定义为增强晚期(静脉期)。

2. 参照对象 因胆囊为空腔脏器,壁菲薄,实际应用中不易观察病变与胆囊壁的增强水平差异,所以一般仍以周围肝实质为参照。

3. 超声造影表现

(1) 增强开始时间:指病灶、胆囊壁及周围肝组织开始增强的时间,即造影剂的到达时间。

(2) 增强水平:一般与同一深度周围肝实质增强水平对照,分为无增强(图 5-1-1A)、低增强(图 5-1-1B)、等增强(图 5-1-1C)及高增强(图 5-1-1D),分别代表内部无造影剂进入、增强水平低于、等于及高于周围肝实质。当病灶内部增强水平不均匀时应以内部最高增强水平为准,即使该增强部分范围较小。而对于内部增强水平不均匀的特征则应在造影剂分布特征中加以描述。

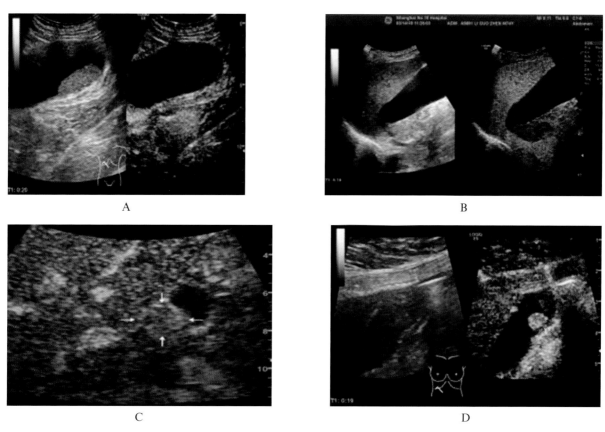

A

B

C

D

图 5-1-1 胆囊 CEUS 不同增强水平

A:无增强;B:低增强;C:等增强;D:高增强。

(3) 病变内血管:增强早期造影剂刚进入时,部分胆囊病变内部可以观察到血管构筑形态,特别在微血管成像模式等特殊模式下显示的血管构筑形态更为清晰。这些血管形态一般可分为点状(图 5-1-2A)、短棒状(图 5-1-2B)、树枝状(图 5-1-2C)等。

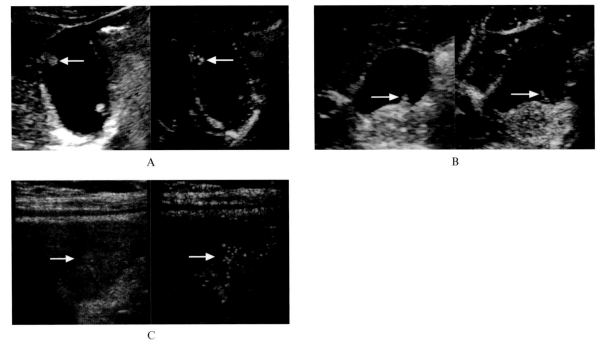

图 5-1-2 病变内血管构筑形态
A：点状；B：短棒状；C 树枝状。

（4）造影剂分布特征：一般以增强早期病灶内部的造影剂分布特征为准。造影剂在病变内的分布情况有以下几种主要类型：①均匀增强（图 5-1-3A）：病灶内增强水平一致；②不均匀增强（图 5-1-3B）：病灶内部可见不同增强水平的区域，各种增强水平的比例及分布不一；③周边环状增强（图 5-1-3C）：病灶边缘呈环形增强，环带呈均质、规整的增强或环带不规整的增强，中央部分为低或无增强，多见于局限性胆囊腺肌增生症或局限性胆囊壁炎症、胆囊壁脓肿等。

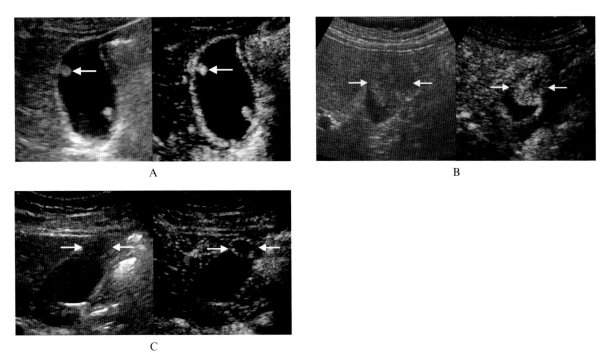

图 5-1-3 造影剂分布特征
A：均匀增强；B 不均匀增强；C：环形增强。

（5）囊壁完整性：分为完整（图5-1-4A）和不完整（图5-1-4B）。胆囊壁完整时在增强早期可清晰显示胆囊内壁及外壁的线样结构连续、完整。胆囊壁不完整是指胆囊壁的完整性被破坏，包括内壁或外壁的完整性。常表现为：外壁显示不清，并与肝组织无法区分；或胆囊内壁显示不清，与肿物无法区分；或内壁、外壁均显示不清。胆囊壁完整多见于良性病变，不完整的情况多见于胆囊癌或一些炎性病变。尤其应注意观察胆囊病变基底附着处的胆囊壁是否完整。

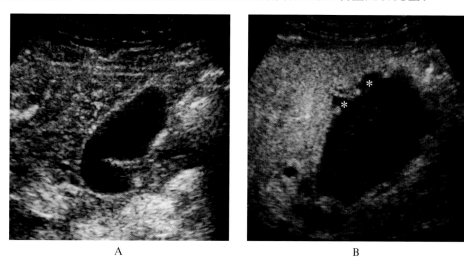

图5-1-4　囊壁完整性
A：胆囊壁完整；B：胆囊壁不完整（＊胆囊壁缺损部分）。

（6）增强模式：主要反映增强水平或造影剂分布形态随时间的演变过程。一般胆囊病变造影剂的分布特征随时间演变变化不大，故主要观察病变区域增强水平的变化。从增强早期到增强晚期的变化主要有：高增强→高增强；高增强→等增强；高增强→低增强；等增强→等增强；等增强→低增强；低增强→低增强；或持续无增强等多种形式（见表5-1-1）。

表5-1-1　增强模式变化

增强早期	增强晚期
高	高
高	等
高	低
等	等
等	低
低	低
低	低

(五) 胆囊超声造影图像观察内容

综上所述，胆囊超声造影需观察以下内容：

1.胆囊壁、胆囊病变区域开始增强的时间、达峰时间、增强变高、变等及变低的时间。

2.病变的增强水平、造影剂的分布特征。

3.病变内部血管构筑形态。

4.囊壁及病变增强水平及造影剂分布特征随时间的变化。

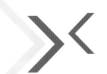

5. 病变基底部胆囊壁的连续性和完整性,胆囊壁各层次结构的显示情况。

6. 胆囊病变的边界及其与周围肝实质的关系。

7. 胆囊病变周围肝实质的增强水平、造影剂分布特征及变化情况及有无转移或直接浸润征象。

8. 增强晚期及延迟期扫查肝脏,观察有无转移。

9. 如延迟期扫查全肝发现可能合并肝脓肿、肝内浸润或肝内转移,建议针对肝内目标病灶再次注射造影剂观察这些可疑病灶在动脉期、门静脉期及延迟期的增强特征。

二、正常胆囊超声造影表现

注入造影剂后,增强早期正常胆囊壁呈迅速、明显的高增强,较肝实质增强时间早。囊壁呈均匀的亮线状增强,囊壁厚薄不一,连续且完整。与周围肝实质分界清晰。有时能观察到胆囊内壁与外壁呈线状高增强,内、外壁之间的组织增强程度稍低,因此由内至外表现为"高→等→高"的三层结构。增强晚期胆囊壁逐渐消退呈等或低增强。胆囊腔内始终呈无增强(图 5-1-5)。

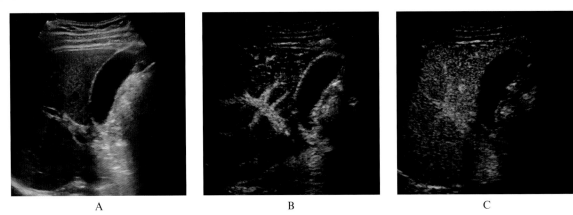

图 5-1-5　正常胆囊灰阶超声及超声造影声像图
A:胆囊灰阶超声声像图;B:超声造影增强早期(20 s);C:超声造影增强晚期(97 s)。

三、胆囊病变的超声造影

（一）胆囊炎

1. 概述　胆囊炎(Cholecystitis)分为急性胆囊炎(Acute cholecystitis)和慢性胆囊炎(Chronic cholecystitis)。

急性胆囊炎是由胆囊管梗阻(胆囊结石、肿瘤或寄生虫等)、胰液反流或细菌感染等原因引起的一种急性炎症性病变。梗阻性胆囊炎的机制为:胆囊管梗阻后,胆囊内胆汁潴留致胆囊内压力增高,胆汁酸刺激胆囊黏膜,黏膜出现水肿、充血、渗出等炎性反应。非梗阻性胆囊炎的机制为:由多种因素协同产生,多与应激、胰液反流、创伤和手术等相关。根据炎症的不同程度,临床上分为三种类型:单纯性胆囊炎、坏疽性胆囊炎和化脓性胆囊炎。急性胆囊炎是常见的急腹症之一,常在油腻饮食后诱发。临床症状表现为右上腹持续性疼痛并阵发性加剧,可伴有右肩部放射痛、发热、恶心和呕吐等。体格检查可有右上腹压痛、Murphy 征阳性、皮肤轻度黄疸等。实验室检查白细胞计数可升高。急性胆囊炎治疗方案视病情可选择保守治疗或超声引导下经肝胆囊穿刺引流治疗。

慢性胆囊炎可由急性胆囊炎反复迁延而来,也可由于长期胆囊结石慢性刺激和化学损伤造成。炎症的反复刺激致胆囊壁增厚、纤维组织增生、慢性炎性细胞浸润,最终导致胆囊收缩功能减退、胆囊萎缩、体积变小。临床症状常无特异性,患者可有急性胆绞痛病史,以及腹胀、厌油腻和打嗝等消化不良症状。

2. 普通超声

(1)灰阶超声:急性胆囊炎:①胆囊体积增大、形态饱满,其中胆囊横径增大(常大于 4 cm)更有诊断价值。②胆囊壁弥漫性增厚呈高回声,中间见间断或连续的弱回声,胆囊壁呈"双边征"改变,此征象是由于胆囊壁水肿、出血和炎性细胞浸润等改变所致。③胆囊腔内胆汁浑浊,可见稀疏或密集的细小光点,呈絮状或斑片状,后方无声影,随体位改变可移动。④80％伴有胆囊结石,后方伴声影,随体位改变可移动。⑤超声 Murphy 征阳性:探头置于胆囊区时有触痛,或者探头深压胆囊区并嘱患者深吸气,患者触痛加剧伴突然屏气。⑥当急性胆囊炎穿孔时,肿大的胆囊突然变小,胆囊壁连续性中断,局部膨出或缺损,胆囊周围可见局限性积液。

慢性胆囊炎:在疾病早期,胆囊体积可无明显改变。随着病程延长,胆囊壁增厚(可呈不均匀增厚)、回声增高、毛糙。当慢性胆囊炎急性发作时,胆囊壁可出现"双边征"。反复炎性发作使胆囊体积缩小,胆汁透声差,可见云雾状或团块状的胆泥或炎性坏死物质回声,改变体位时可见其缓慢移动,形态可发生变化。慢性胆囊炎多合并胆囊结石,囊腔内可见团状强回声后伴声影,当囊腔内充满结石时,可出现典型的"WES"征:囊壁、结石和声影。因长期慢性炎症,致胆囊与周围肝实质分界不清。脂餐试验显示胆囊收缩差或者无功能。

(2)彩色多普勒超声:急性胆囊炎时胆囊壁血流信号丰富且流速明显高于正常,若胆囊动脉有血栓形成,血流阻力指数增高。慢性胆囊炎时胆囊壁一般血流信号稀少或无血流信号。

3. 超声造影　急性胆囊炎:增强早期,胆囊壁内层先增强,随着时间延长,增厚的胆囊壁呈均匀高增强,早于周围肝实质。典型增厚的胆囊壁增强可见 3 层结构:内侧的黏膜层和外侧的浆膜层连续,呈高增强,中间水肿区呈低增强,即"双轨征"。胆囊壁与周围组织分界清晰。胆囊内呈无增强,当合并胆囊结石、胆泥沉积或血块形成时,仍表现为持续的无增强。增强晚期,胆囊壁消退早于周围肝实质,呈低增强。急性胆囊炎或慢性胆囊炎急性发作伴有穿孔时,可见高增强的胆囊壁连续性中断,中间可见无增强带。

慢性胆囊炎:增强早期,胆囊壁增厚区呈均匀高增强,胆囊壁层次不清,与周围组织分界不清。胆囊腔内呈无增强。增强晚期,呈稍低增强。

4. 鉴别诊断

(1)胆囊壁增厚:急性胆囊炎胆囊壁增厚需与其他原因引起胆囊壁增厚相鉴别,如急性病毒性肝炎、肝硬化和低蛋白血症等,后者胆囊一般并不明显肿大,病史与临床表现也不同。某些慢性胆囊炎也可以表现为胆囊壁增厚、壁内出现暗带,但慢性胆囊炎往往胆囊壁厚而囊腔小。

(2)弥漫型胆囊腺肌增生症:慢性胆囊炎需要和弥漫型胆囊腺肌症相鉴别,弥漫型胆囊腺肌症表现为胆囊壁弥漫型增厚,壁内可见无回声小囊腔是其特点。

(3)厚壁型胆囊癌:慢性胆囊炎需要和厚壁型胆囊癌相鉴别,厚壁型胆囊癌胆囊壁多局限性增厚,黏膜层与肝脏分界不清。慢性胆囊炎囊壁多均匀增厚,黏膜层光滑,与肝脏分界较明显。超声造影上胆囊癌增强早期呈快速高增强,早于周围肝实质,迅速消退呈低增强,囊壁连续性中断,此特点可用于两者鉴别。

5. 临床价值　急性胆囊炎一般无需超声造影检查。超声造影对于鉴别慢性胆囊炎与胆囊癌有较高的临床价值。慢性胆囊炎由于反复炎症反应致胆囊壁不均匀增厚,与周围组织分界不清,易与胆囊癌混淆。当伴有胆囊内胆泥沉积时,灰阶超声上表现为实性低回声,此时易误诊为胆囊癌。慢性胆囊炎超声造影上表现为:增强早期囊壁呈均匀高增强,且囊壁连续、完整,囊内实性低回声如胆泥沉积表现为无增强。而胆囊癌超声造影上表现为:增强早期病变区呈不均匀快速高增强,胆囊壁连续性中断、层次不清。超声造影可明显提高鉴别诊断能力。

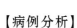
【病例分析】

（1）病例一：

① 简要病史：患者男性，48 岁，进食油腻食物后出现右上腹痛 1 个月余，伴有恶心呕吐，无寒战高热。急诊给予抗炎、解痉、止痛治疗后腹痛减轻。

② 重要实验室检查：白细胞：$7.21×10^9$/L；中性粒细胞：58.0%；C-反应蛋白：36.0 mg/L；谷丙转氨酶：120.1 U/L↑；谷草转氨酶：61.8 U/L↑；癌胚抗原：2.81 ng/ml；甲胎蛋白：4.81 ng/ml；糖类抗原 CA199：12.92 U/ml。

③ 普通超声：见图 5-1-6A-B。

④ 超声造影：见图 5-1-6C-D。

⑤ 相关影像学检查：见图 5-1-6E-H。

⑥ 病理结果：见图 5-1-6I。

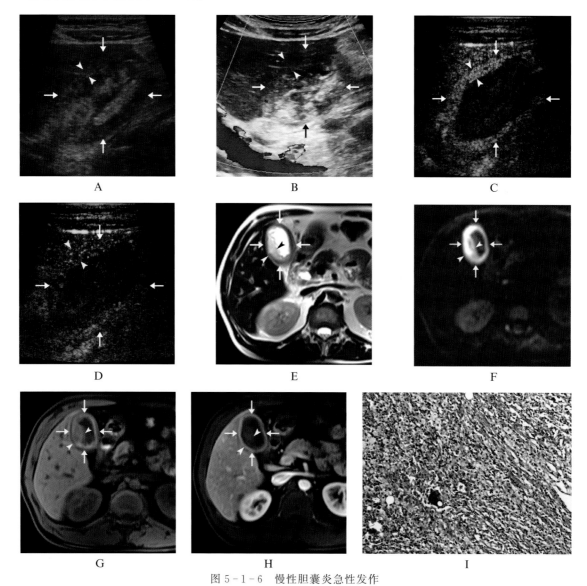

图 5-1-6　慢性胆囊炎急性发作

A：灰阶超声上胆囊轮廓模糊，正常胆囊内腔消失。胆囊壁毛糙，壁厚 0.5 cm，胆汁透声差，腔内可见絮状物；B：彩色多普勒超声显示胆囊壁未见明显血流信号；C：超声造影增强早期（28 s）囊壁增强早于肝实质，呈高增强；D：增强晚期（132 s）囊壁增强较肝实质消退早，呈低增强；E-H：上腹部 MR 平扫＋增强提示胆囊壁明显增厚；I：手术病理证实为慢性胆囊炎急性发作伴多核巨细胞反应。

⑦ 诊断思路：普通超声提示胆囊壁增厚，胆囊腔内可见絮状物回声，超声造影显示胆囊壁均匀增厚、连续，呈"双轨征"增强模式，胆囊腔内絮状物无增强，结合患者进食油腻食物后出现右上腹痛1月余，伴有恶心呕吐等病史资料，可以明确诊断急性胆囊炎。

（2）病例二：

① 简要病史：患者女性，38 岁，进食油腻食物后出现上腹部胀痛伴恶心呕吐一日余，伴腰部放射痛，无发热。患者 3 年前体检提示胆囊结石，既往有上腹部疼痛发作 3 次。

② 重要实验室检查：白细胞：12.42×10⁹/L↑；中性粒细胞：84.2%↑；C-反应蛋白：36.0 mg/L；谷丙转氨酶：25.6 U/L；谷草转氨酶：14.5 U/L。

③ 普通超声：见图 5-1-7A-B。

④ 超声造影：见图 5-1-7C-D。

⑤ 相关影像学检查：见图 5-1-7E。

⑥ 病理结果：见图 5-1-7F。

⑦ 诊断思路：普通超声提示胆囊壁增厚，与周围肝实质分界不清，胆囊腔内可见结石。超声造影显示胆囊壁增厚、连续，超声造影增强早期，胆囊壁与邻近的肝实质呈同步高增强，增强晚期胆囊壁呈低增强，邻近肝实质呈等增强，胆囊壁与邻近肝实质分界清晰。结合患者进食油腻食物后出现上腹部胀痛伴恶心、呕吐、腰部放射痛，白细胞计数升高等病史资料，可诊断为急性胆囊炎。邻近肝实质的增强模式亦是急性胆囊炎引起的炎性反应的典型表现，可与肿瘤性病变浸润肝脏相鉴别。

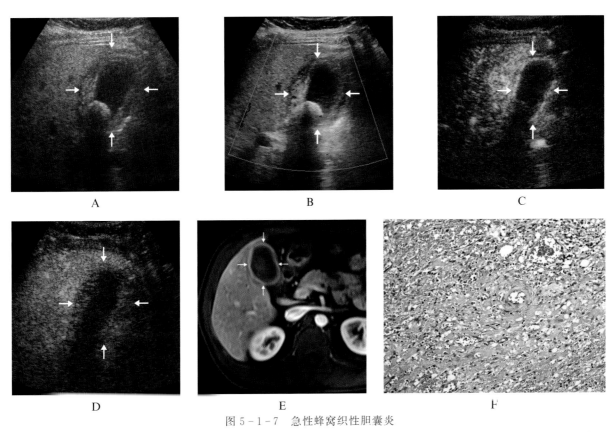

A　　　　　　　　　　　B　　　　　　　　　　　C

D　　　　　　　　　　　E　　　　　　　　　　　F

图 5-1-7　急性蜂窝织性胆囊炎

A：灰阶超声上胆囊壁增厚，最厚处厚约 12 mm，与相邻的肝实质分界不清，胆囊腔内可见强回声的胆囊结石；B：彩色多普勒超声显示胆囊壁见星点状血流信号；C：超声造影增强早期（14 s）胆囊内壁见明显的线状高增强，相邻的肝实质亦呈高增强；D：增强晚期（129 s）胆囊壁呈低增强，邻近的肝实质呈等增强；E：上腹部 MR 显示胆囊壁稍增厚，胆囊窝见明显渗出；F：手术后病理证实为急性蜂窝织性胆囊炎，胆囊结石。

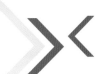
（二）胆囊壁脓肿

1. 概述　胆囊壁脓肿（Gallbladder abscess）多由急性或慢性化脓性胆囊炎发展而来。大体标本上见胆囊壁增厚,局部壁内可见小脓腔形成。临床表现与胆囊炎相似,患者可出现右上腹疼痛、发热、轻度黄疸等表现,实验室检查可见血常规白细胞计数升高。

2. 普通超声

（1）灰阶超声：胆囊壁增厚,壁内局部可见无回声区,胆囊壁连续性中断、层次不清,与周围肝组织分界不清。囊壁旁肝组织内可见低回声或混合回声结构,与胆囊分界不清,代表周围肝实质受炎症浸润或脓肿形成。

（2）彩色多普勒超声：胆囊壁内无明显血流信号。

3. 超声造影　病灶区的胆囊壁增强早期呈快速高增强,增强晚期呈稍低增强,脓腔无回声区超声造影全程无增强。其余胆囊壁增强模式同慢性胆囊炎。如胆囊穿孔伴肝脓肿形成时,局部胆囊壁连续性中断,肝脓肿增强早期呈不均匀高增强,增强晚期呈低增强。余胆囊壁层次清楚、完整。

4. 鉴别诊断

（1）胆囊腺肌增生症：典型征象是增厚的胆囊壁内可见多个小的无回声区。当脓肿多发时,两者较难鉴别。需结合患者临床症状及实验室检查。

（2）胆囊癌：早期多表现为胆囊壁上的低-等回声病灶。当慢性胆囊炎囊壁不均匀增厚时需与之鉴别,超声造影上胆囊癌增强早期呈快速高增强,早于周围肝实质,之后迅速消退呈低增强,囊壁连续性中断,此特点可用于两者鉴别。

5. 临床价值　当胆囊壁内脓肿的脓腔较小显示欠清时,主要表现为胆囊壁增厚,此时与慢性胆囊炎及胆囊癌不易区分。超声造影可帮助鉴别胆囊壁脓肿、慢性胆囊炎和胆囊癌。若胆囊壁多发小脓肿时,即使是超声造影也不易与胆囊腺肌增生症鉴别,需结合其临床表现或实验室检查协助诊断。

【病例分析】

① 简要病史：患者女性,75 岁,无明显诱因出现右上腹痛 5 天,发热,体温最高 37.8℃。

② 重要实验室检查：白细胞：9.2×10⁹/L;中性粒细胞：84.9%↑;C-反应蛋白：140.0 mg/L↑;谷丙转氨酶：166.5 U/L↑;谷草转氨酶：61.8 U/L↑;癌胚抗原：1.52 ng/ml;甲胎蛋白：1.67 ng/ml;糖类抗原 CA199：463.4 U/ml↑。

③ 普通超声：见图 5-1-8A-B。

④ 超声造影：见图 5-1-8C-D。

⑤ 病理结果：见图 5-1-8E。

⑥ 诊断思路：普通超声提示胆囊增大,增厚胆囊壁内可见无回声区,超声造影显示增厚胆囊壁增强早期呈高增强,增强晚期呈低增强,壁内无回声区始终呈无增强。邻近肝实质呈典型的炎性反应性增强模式：动脉期呈高增强,门静脉期及延迟期呈等增强。结合患者无明显诱因出现右上腹痛、发热、体温升高、C-反应蛋白升高等病史,可明确诊断急性胆囊炎,同时考虑合并胆囊壁脓肿形成。

（三）胆囊腺肌增生症

1. 概述　胆囊腺肌增生症（Gallbladder adenomyomatosis）是胆囊壁的一种非肿瘤性、非炎症性的良性病变。病因及发病机制尚不明确,部分学者认为由于胆囊内压力升高致黏膜上皮内陷,也有学者认为由于胆囊结石或慢性胆囊炎长期刺激所致。其基本病理特征是黏膜上皮及肌层增生,

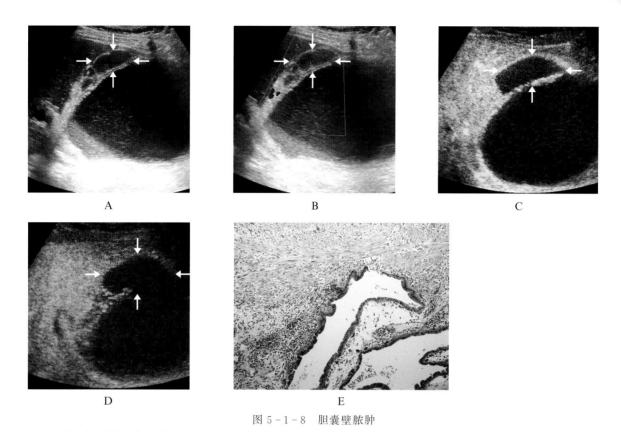

图 5 - 1 - 8 胆囊壁脓肿

A：灰阶超声上胆囊增大，大小约 14.5 cm×7.2 cm，胆囊壁增厚，与肝脏相邻处胆囊壁局部增厚，厚约 6.2 cm×1.6 cm，增厚的囊壁内见多个无回声区；B：彩色多普勒超声胆囊壁见星点状血流信号；C：超声造影增强早期（20 s）胆囊壁及邻近肝实质同步快速高增强；D：增强晚期（172 s）胆囊壁呈低等增强，邻近肝实质呈等增强，脓腔呈无增强；E：手术后病理证实为慢性胆囊炎急性发作，伴脓肿形成。

黏膜内陷或穿过增厚的肌层形成罗-阿窦（Rokitansky – Aschoffsinuses）。罗-阿窦与胆囊腔相通，内常有胆汁、结石、胆泥等。根据病变范围，可分为三型：局限型、弥漫型和节段型。局限型最常见，呈肿块样增厚，又称腺肌瘤，多位于胆囊底部。弥漫型：相对少见，胆囊壁弥漫性增厚，可达正常胆囊壁厚的 5 倍，壁内可见扩张的罗-阿窦。节段型：多发生在胆囊体、颈部，累及胆囊的一部分，受累区域的胆囊壁明显增厚。本病多见于成年女性，常合并胆囊结石、胆囊炎。临床上无特异性表现，常表现为恶心、纳差、上腹部不适等症状，部分患者在进食脂肪性食物后症状加重。

2．普通超声

（1）灰阶超声：最常见胆囊壁上小点状强回声，后方伴彗星尾征。伴或不伴胆囊壁增厚。

典型者表现为胆囊壁局限性、节段性或弥漫性增厚。局限型者，胆囊底部或体部呈圆锥帽状增厚。节段型者，显著增厚的肌层呈三角形向腔内突出，形成所谓"三角征"。弥漫型者，胆囊壁呈弥漫性向心性增厚，内部凹凸不平，胆囊内腔狭窄。增厚的胆囊壁内可见罗-阿窦呈小囊状的低回声或无回声区。

合并小结石时，囊腔内可见强回声，后方伴声影。合并胆囊炎时则出现相应的超声表现。

（2）彩色多普勒超声：增厚的胆囊壁内可见少量血流信号或无明显血流信号。

3．超声造影 病变周围的胆囊壁在增强早期表现为黏膜层和浆膜层呈高增强，黏膜层与浆膜层连续性完整。病变处增强早期表现为稍高增强或等增强，增强程度可稍低于周围胆囊壁。病变内部可见罗-阿窦形成的多个小的无增强区，典型者呈"蜂窝状"改变。

部分病灶增强早期表现为周边环状高增强，内部低或无增强。

增强晚期多减退为稍低增强。

4. 鉴别诊断

（1）慢性胆囊炎：当胆囊腺肌增生症超声表现不典型时，易与慢性胆囊炎混淆。但两者对脂餐试验反应不同，胆囊腺肌增生症脂餐试验胆囊收缩亢进，而慢性胆囊炎相反。

（2）胆囊癌：胆囊癌和胆囊腺肌增生症均表现出胆囊壁增厚，有时普通超声鉴别困难。超声造影可帮助鉴别两者，超声造影显示胆囊癌的囊壁连续性破坏，层次不清，而胆囊腺肌增生症胆囊壁内外膜连续、完整。胆囊腺肌增生症囊壁常见小的无增强区，胆囊癌一般无此征象。

5. 临床价值　增厚的胆囊壁内可见小囊样结构是胆囊腺肌增生症的特征性表现，对该病具有较高的诊断价值。而超声造影主要用于与胆囊癌鉴别。本病是否有恶变倾向尚无定论，有学者认为胆囊腺肌增生症是胆囊癌的危险因素，因此临床上发现本病需要密切随访。

【病例分析】

（1）病例一：

① 简要病史：患者男性，39 岁，10 天前进食后出现右上腹疼痛不适、隐痛。于外院行 CT 检查提示胆囊腺肌增生症、胆囊炎。

② 重要实验室检查结果：谷丙转氨酶：19.5 U/L；谷草转氨酶：21.4 U/L；癌胚抗原：2.27 ng/ml；甲胎蛋白：4.36 ng/ml；糖类抗原 CA199：9.05 U/ml。

③ 普通超声：见图 5-1-9A-B。

④ 超声造影：见图 5-1-9C-D。

⑤ 病理结果：见图 5-1-9E。

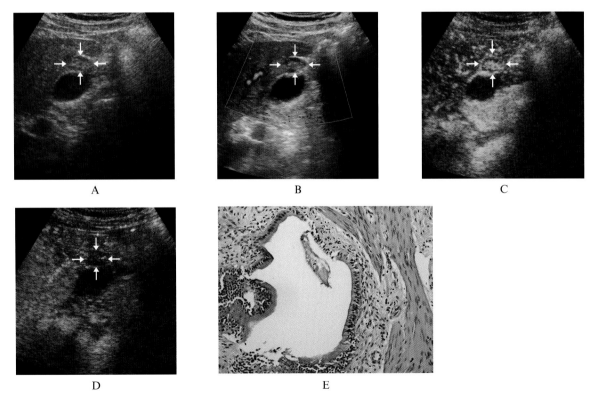

图 5-1-9　胆囊腺肌增生症

A：灰阶超声上胆囊底部局部囊壁增厚，呈结节状，大小约 2.2 cm×1.8 cm，胆囊壁光滑，内呈等回声；B：彩色多普勒超声显示局限型增厚的胆囊壁内未见明显血流信号；C：超声造影增强早期（20 s）增厚胆囊壁呈稍高增强，增强程度稍低于周围正常胆囊壁的高增强；周边呈环状高增强；D：增强晚期（129 s）病变呈低增强，胆囊壁光滑，与周围肝组织分界清晰；E：手术后病理证实为慢性胆囊炎伴局部腺肌增生症。

⑥ 诊断思路：普通超声及超声造影均显示局限型增厚的胆囊壁光滑，与周围肝实质分界清晰，患者年轻，仅有右上腹疼痛不适，为隐痛，实验室检查结果均阴性，外院 CT 亦提示胆囊腺肌增生症，故可明确诊断胆囊腺肌增生症。

（2）病例二：

① 简要病史：患者女性，69 岁，体检发现胆囊底部实性结节，无临床症状。

② 重要实验室检查结果：阴性。

③ 普通超声：见图 5 - 1 - 10A - B。

④ 超声造影：见图 5 - 1 - 10C - D。

⑤ 病理结果：见图 5 - 1 - 10E。

⑥ 诊断思路：普通超声提示胆囊底部可见"圆锥帽状"低回声结构，超声造影显示该结构增强早期呈稍高增强，增强晚期呈低增强，胆囊壁光滑、连续，与周围组织结构分界清晰，患者无临床症状，体检时偶然发现，实验室检查结果均为阴性，可与肿瘤性病变及炎性病变相鉴别。

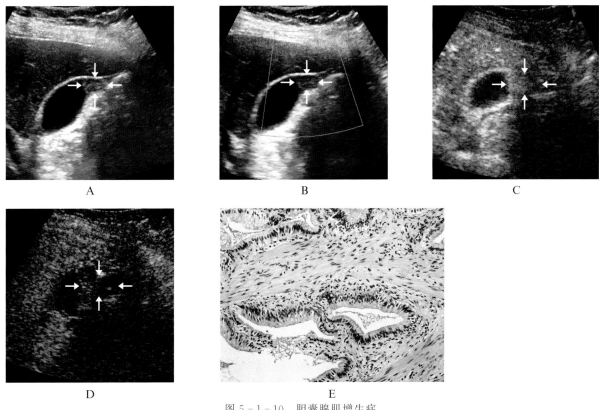

图 5 - 1 - 10　胆囊腺肌增生症

A：灰阶超声上胆囊底部可见低回声结构，呈"圆锥帽状"，大小约 2.4 cm×1.2 cm；B：彩色多普勒超声显示局限型增厚的胆囊底部未见明显血流信号；C：超声造影增强早期（14 s）呈均匀稍高增强；D：增强晚期（120 s）呈低增强，胆囊壁连续；E：手术后病理证实为慢性胆囊炎伴腺肌增生症。

（四）胆囊息肉

1. 概述　胆囊息肉（Gallbladder polyp）严格来说不是一种具体的疾病和病理学分类，而是影像学上显示的一类胆囊息肉样病变或隆起样病变的简称，为胆囊壁向腔内凸起的病变。胆囊息肉分为非肿瘤性和肿瘤性息肉两大类，其中以非肿瘤性息肉更多见。非肿瘤性息肉没有恶变的潜能，常见的包括胆固醇性息肉（胆囊胆固醇沉着症）、局限型胆囊腺肌增生症和炎性息肉等。肿瘤性息肉包括胆囊腺瘤和胆囊腺癌等。

一般所说的胆囊息肉多指的是非肿瘤性息肉。其中胆固醇性息肉最常见,由于胆固醇局部代谢紊乱,胆汁内胆固醇含量升高并沉积于胆囊壁后被巨噬细胞吞噬,导致局部黏膜增生,向黏膜表面凸起形成小黄色颗粒。病理特征是黄色、多发、小、质脆有蒂,常呈桑椹状,易与黏膜分离。

胆囊炎性息肉是由于胆囊长期受到炎症刺激所形成的肉芽肿,由慢性炎症细胞和成纤维细胞组成。一般临床症状轻微,如上腹部隐痛,也可无症状,多数是在超声检查时发现。

2.普通超声

(1)灰阶超声:胆固醇性息肉常多发,多位于胆囊体部。病灶呈球形、桑椹状或乳头状高回声团附着于胆囊壁上,带细蒂或基底部窄,不随体位改变而不移动,后方无声影。体积较小,一般不超过 1 cm。

炎性息肉少见,数目常不止一个,基底宽,无蒂,多合并胆囊炎、胆囊结石。

(2)彩色多普勒超声:多数病灶内部无明显血流信号,当息肉内部见明显动脉性血流信号时要高度警惕腺瘤性息肉或结节型胆囊癌。

3.超声造影 增强早期,息肉与胆囊壁呈同步均匀等增强,早于周围肝实质。增强晚期,呈均匀低增强,消退早于周围肝实质。

息肉与胆囊壁分界清晰,基底部胆囊壁连续、完整,黏膜及外膜呈线状高增强。

息肉内部的血管在增强早期多呈点状高增强,息肉较大者可见线状或短棒状的高增强的血管,从胆囊壁延伸至息肉内。

4.鉴别诊断 胆囊息肉样病变超声检查的目的主要是鉴别息肉良恶性,其性质与大小密切相关。因此一般直径<0.5 cm 的息肉首先考虑胆固醇性息肉。直径<1 cm 者,胆固醇性息肉可能性大。直径 1 cm～1.3 cm 者,胆囊腺瘤可能性大。而直径>1.3 cm 者,恶变风险大。息肉较大时,与胆囊腺瘤及息肉型胆囊癌鉴别困难,此时超声造影上增强早期病灶内部血管构筑形态、胆囊壁的连续性和层次是否清晰会对诊断提供帮助。

5.临床价值 超声检查的临床意义:①检出息肉样病变。②判断息肉是肿瘤性还是非肿瘤性。③由于胆囊息肉样病变的良恶性与息肉大小密切相关,故可给患者提供指导,直径<1 cm 者,胆固醇性息肉可能性大,需 6 个月超声随访。直径>1 cm 者,恶变风险大(癌变发生率 3%～13%),建议手术切除。

胆囊息肉多数靠常规超声已能确诊,较大的胆囊息肉在超声造影上表现与腺瘤及息肉型胆囊癌相近,鉴别存在困难,仔细观察增强早期病灶内部血管构筑、基底部囊壁的连续性和层次可能会对诊断提供帮助。同时还需与局限型胆囊腺肌增生症、附壁结石、不活动的胆泥等鉴别。

【病例分析】

(1)病例一:

① 简要病史:患者女性,48 岁,体检发现胆囊息肉样病变。

② 重要实验室检查:白细胞:$8.40×10^9$/L;中性粒细胞:68.1%;谷丙转氨酶:17.2 U/L;谷草转氨酶:21.6 U/L;癌胚抗原:1.78 ng/ml;甲胎蛋白定量:3.91 ng/ml;糖类抗原 CA199:7.49 U/ml;糖类抗原 CA724:16.50 U/ml。

③ 普通超声:见图 5-1-11A-B。

④ 超声造影:见图 5-1-11C-D。

⑤ 病理结果:见图 5-1-11E。

⑥ 诊断思路：超声造影显示胆囊壁内高回声结节增强早期呈高增强,增强晚期呈低增强,其附着的胆囊壁光滑、无增厚,与周边胆囊壁呈同步等增强,结合患者无明显症状,体检时首次发现,实验室检查均为阴性,可诊断为胆囊息肉,建议定期随访。

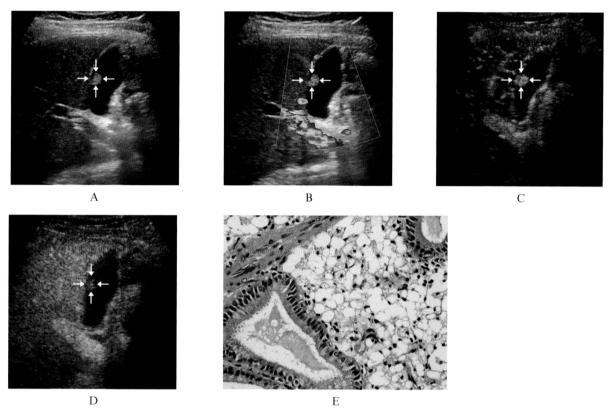

图 5 - 1 - 11　胆囊胆固醇性息肉

A:灰阶超声上胆囊壁见一高回声,大小约 1.2 cm×1.0 cm,不随体位改变而移动,后方无声影;B:彩色多普勒超声显示病变内部未见明显血流信号;C:超声造影增强早期(20 s)胆囊息肉与胆囊壁呈同步均匀高增强,早于肝实质;D:增强晚期(54 s)消退早于肝实质,呈低增强;E:手术后病理证实为慢性胆囊炎伴胆固醇性息肉形成。

（2）病例二：

① 简要病史：患者女性,47 岁,体检发现胆囊息肉样病变。

② 重要实验室检查：白细胞：$5.05×10^9$/L;中性粒细胞：71.2%;谷丙转氨酶：13.6 U/L;谷草转氨酶：18.1 U/L;癌胚抗原：0.42 ng/ml;甲胎蛋白：2.94 ng/ml;糖类抗原 CA199：7.99 U/ml;糖类抗原 CA724：7.31 U/ml。

③ 普通超声：见图 5 - 1 - 12A - B。

④ 超声造影：见图 5 - 1 - 12C - D。

⑤ 病理结果：见图 5 - 1 - 12E。

⑥ 诊断思路：超声造影显示胆囊壁上高回声结节增强早期呈高增强,增强晚期呈低增强,其基底部附着处胆囊壁光滑、无增厚,与周边胆囊壁呈同步等增强。结合患者无明显症状,体检时首次发现,实验室检查均为阴性,该结节直径小于 1 cm,可诊断胆囊息肉,建议定期随访。

（五）胆囊腺瘤

1. 概述　胆囊腺瘤（Gallbladder adenoma）来自于胆囊黏膜上皮,是胆囊最常见的良性肿瘤。根据结构特征,病理上分为管状型、乳头状型和管状乳头状型。乳头状腺瘤通常有蒂,乳头状或分

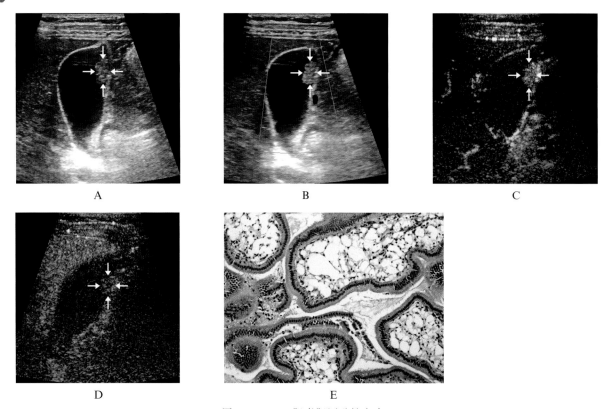

图 5-1-12　胆囊胆固醇性息肉

　　A：灰阶超声上胆囊壁上可见稍高回声结节，大小约 0.8 cm×0.9 cm，形态规则，后方无声影，改变体位不移动；B：彩色多普勒超声显示病变内部未见明显血流信号；C：超声造影增强早期（11 s）息肉样病变及其附着的胆囊壁呈高增强，基底部附着处胆囊壁完整、连续；D：增强晚期（103 s）病变呈低增强；E：手术后病理证实为慢性胆囊炎伴胆固醇性息肉形成。

支状，多单发，也可多发。胆囊腺瘤有 19.3%～58.8% 的恶变倾向，尤其是乳头状腺瘤被认为是癌前病变，腺瘤恶变概率随体积增大而增高。胆囊腺瘤以中老年女性多见，可无任何临床症状，若伴有胆囊炎、胆囊结石，可出现相应的症状。

　　2.普通超声

　　（1）灰阶超声：胆囊腺瘤多单发，可发生在胆囊的任何部位，以体部最为常见。胆囊腔内可见自胆囊壁向腔内隆起的圆形或乳头状结节，直径多大于 1 cm，呈等回声或高回声。基底部较宽，偶见有蒂。表面光滑，形态规则，内部回声均匀，后方无声影，改变体位不移动。当直径大于 1.3 cm 时应考虑恶变倾向。

　　（2）彩色多普勒超声：腺瘤较大时，彩色多普勒超声在病灶内部多检出点状或线状血流信号，从腺瘤基底部伸入至瘤内，呈动脉性或静脉性血流频谱。腺瘤发生恶变时，多普勒频谱呈高速、高阻型动脉血流频谱。

　　3.超声造影　增强早期病灶呈均匀高增强，可见病灶内部细小血管，自基底部伸入至病灶内部。造影剂消退缓慢，增强变低时间平均为 50 s 以上，增强晚期逐渐减退为低或等增强。基底部腺瘤附着处胆囊壁连续性完整，未见中断。

　　4.鉴别诊断

　　（1）胆囊癌：胆囊腺瘤需要与结节型胆囊癌鉴别，超声造影时胆囊腺瘤附着处的胆囊壁连续、完整，胆囊壁层次清晰；而胆囊癌呈不均匀增强，囊壁连续性中断，胆囊壁层次不清。

　　（2）胆囊息肉：胆囊腺瘤的超声造影表现与胆囊息肉基本相同，但胆囊腺瘤直径较大，基底附着处多较宽。

5. 临床价值　由于胆囊腺瘤有恶变倾向,因此良、恶性的鉴别尤为重要。病变大小对诊断具有一定的参考意义,直径 1 cm～1.3 cm 以腺瘤可能性大,直径＞1.3 cm 应首先考虑胆囊癌。腺瘤附壁处基底部明显增宽且局部囊壁层次不清时应警惕癌变的可能。CEUS 较灰阶超声能更清楚地显示病灶内部血管构筑形态及囊壁连续性的信息,能更好地进行良恶性鉴别。

【病例分析】

（1）病例一:

① 简要病史:患者女性,58 岁,右上腹不适 2 周余来院就诊。

② 重要实验室检查:白细胞:5.67×10^9/L;中性粒细胞:77.4%↑;C-反应蛋白:3.3 mg/L;谷丙转氨酶:11.3 U/L;谷草转氨酶:15.5 U/L;癌胚抗原:1.52 ng/ml;甲胎蛋白定量:3.75 ng/ml;糖类抗原 CA199:4.5 U/ml;糖类抗原 CA724:8.93 U/ml。

③ 普通超声:见图 5-1-13A-B。

④ 超声造影:见图 5-1-13C-D。

⑤ 相关影像学检查:见图 5-1-13E-F。

⑥ 病理结果:见图 5-1-13G。

⑦ 诊断思路:胆囊腺瘤增强模式多为增强早期呈稍高增强,增强晚期多呈等或低增强,增强模式与胆囊息肉相似,不易与胆囊息肉鉴别,如直径大于 1 cm,宽基底,可考虑胆囊腺瘤。因胆囊腺瘤有恶变倾向,超声造影应着重观察其附着处胆囊壁的厚度及增强模式,当其附着处的胆囊壁增厚,出现异常高增强,囊壁层次不清,应提示恶变可能。

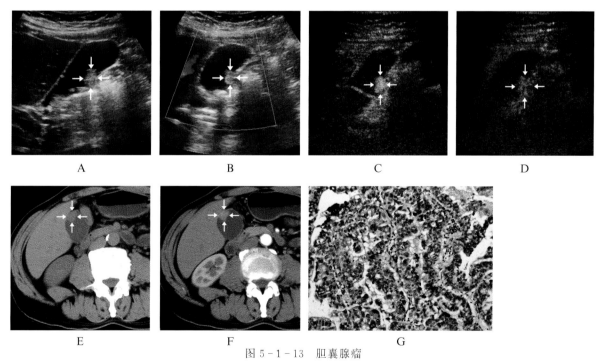

图 5-1-13　胆囊腺瘤

A:灰阶超声上胆囊腔内见自胆囊壁向腔内突起的高回声结节,大小约 1.4 cm×1.2 cm,呈类圆形,后方无声影,改变体位不移动,有宽基底;B:彩色多普勒超声显示病变内部未见明显血流信号;C:超声造影增强早期(18 s)病灶呈快速均匀高增强;D:增强晚期(129 s)病变呈低增强,基底部附着处胆囊壁连续性完整,未见中断;E-F:上腹部 MR 平扫＋增强提示胆囊底部占位;G:手术后病理证实为胆囊管状腺瘤。

（2）病例二:

① 简要病史:患者女性,63 岁,进食后出现中上腹痛不适 8 个月余,腹痛加重 1 月伴右肩部放射痛。

② 重要实验室检查：白细胞：$4.62\times10^9/L$；中性粒细胞：78.2%↑；C-反应蛋白：7.9 mg/L；谷丙转氨酶：7.8 U/L；谷草转氨酶：12.7 U/L。

③ 普通超声：见图5-1-14A-B。

④ 超声造影：见图5-1-14C-D。

⑤ 相关影像学检查：见图5-1-14E。

⑥ 病理结果：见图5-1-14F。

⑦ 诊断思路分析：胆囊内高回声结节附壁，随体位改变不移动，超声造影该结节增强早期呈高增强，增强晚期呈低增强，其附着处胆囊壁光滑、连续、无中断，考虑良性息肉样病变。

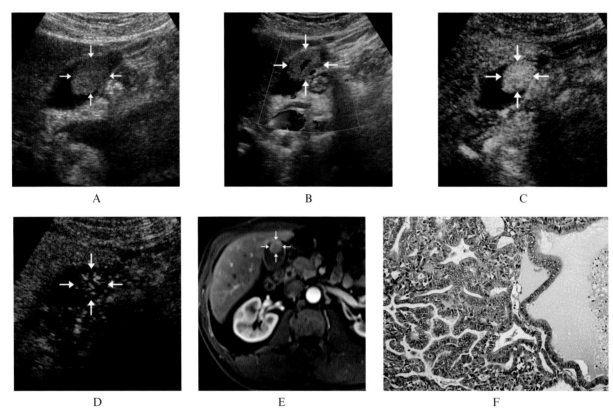

图5-1-14　胆囊腺瘤

A：灰阶超声上胆囊腔内见自胆囊壁向腔内突起的高回声结节，大小约4.0 cm×2.8 cm，呈圆形，后方无声影，改变体位不移动，有宽基底；B：彩色多普勒超声显示病变中央见血流信号；C：超声造影病灶增强早期(18 s)呈快速均匀高增强；D：增强晚期(129 s)病灶呈低增强，基底部附着处胆囊壁连续性完整，未见中断；E：上腹部MR提示胆囊底部占位；F：手术后病理证实为胆囊管状腺瘤。

（六）胆囊神经鞘瘤

1.概述　胆囊神经鞘瘤（Schwannoma of the gallbladder）又名雪旺细胞瘤、神经膜瘤，可见于成人。常发生于脊髓、颅内及周围神经干上。本病为良性肿瘤，多单发，生长较慢，呈圆形或椭圆形，包膜完整。大体切面呈灰白至灰黄色，可有囊性变及黏液变。

原发于胆囊的神经鞘瘤极少见，临床症状及体征无特异性，临床诊断较困难。临床以手术切除为主，术后病理可明确诊断。本病一般预后较好，但手术切除不彻底者可复发，复发后可再次行手术治疗。

2.普通超声

（1）灰阶超声：表现为圆形或类圆形低回声结节，部分病灶内部回声不均匀，内可伴有囊性变，边界清晰,可见包膜,侧方见声影,后方回声无增强。直径多为 2～3 cm,少数可达 10 cm 以上。

(2)彩色多普勒超声:瘤内可见少许血流信号。

3.超声造影　胆囊神经鞘瘤是良性病变,极为少见。超声造影主要表现为增强早期呈高增强,增强晚期呈低增强,边缘光滑,与周围组织结构分界清晰。

4.鉴别诊断

(1)胆囊腺肌增生症:典型的胆囊腺肌增生症超声造影可见病灶内部多个无增强区,呈蜂窝状,与胆囊神经鞘瘤易于鉴别。如胆囊神经鞘瘤伴有囊性变,两者亦不易鉴别。而不典型的胆囊腺肌增生症与胆囊神经鞘瘤增强方式相似,不易鉴别。

(2)胆囊癌:两者增强方式相似,增强早期呈高增强,增强晚期呈低增强,胆囊癌边缘不光滑,多数与周围组织结构分界不清。胆囊神经鞘瘤有包膜,边缘光滑,与周围组织结构分界清晰。

(3)胆囊腺瘤:胆囊腺瘤无包膜,胆囊神经鞘瘤有包膜,边缘光滑,两者增强方式相似,不易鉴别,胆囊腺瘤有恶变倾向。

5.临床价值　该病无特异性临床症状及体征,灰阶超声无特异性征象,故临床诊断较难,一般通过病理明确诊断。

【病例分析】

① 简要病史:患者男性,54 岁,胆囊炎病史 20 年余,常感右上腹持续性隐痛,体检发现胆囊占位 3 天。

② 重要实验室检查:谷丙转氨酶:16.1 U/L;谷草转氨酶:19.1 U/L;白蛋白:50 g/L;白细胞:6.86×10^9/L;红细胞:4.96×10^{12}/L;血红蛋白:159 g/L;血小板:198×10^9/L;中性粒细胞:78.5% ↑。

③ 普通超声:见图 5 - 1 - 15A - B。

④ 超声造影:见图 5 - 1 - 15C - D。

⑤ 相关影像学检查:见图 5 - 1 - 15E - H。

⑥ 病理结果:见图 5 - 1 - 15I。

⑦ 诊断思路分析:胆囊神经鞘瘤发病率极低,非常少见,超声造影缺乏经验,但其是良性病变,有包膜,与周围组织结构分界清晰,结合常规超声及超声造影可倾向考虑良性病变。

(七) 胆囊癌

1.概述　胆囊癌(Gallbladder carcinoma)是起源于胆囊黏膜上皮细胞的恶性肿瘤,多与慢性胆囊炎及胆囊结石慢性刺激所致的黏膜上皮细胞突变有关。根据肿瘤大体表现分为:结节型、蕈伞型、厚壁型、混合型和实块型。大多数肿瘤呈浸润性蕈伞样生长,典型的乳头状癌表现为大块的腔内息肉样病变,且多数位于胆囊底。病理类型中腺癌最常见,占 98% 左右,少数为鳞癌,其他如黏液细胞癌、未分化癌等少见。

胆囊癌是胆道最常见的恶性肿瘤,女性多见。大部分合并慢性胆囊炎和胆囊结石,因此早期常无特异性临床症状。大多数患者确诊时已有肝脏转移或远处转移,出现上腹部疼痛、黄疸、纳差等,预后较差。有相当一部分因胆囊结石胆囊炎就诊后偶然发现,称为"意外型胆囊癌"。肿瘤多发生在胆囊底部,其次为体部和颈部。大多数胆囊癌实验室检查中肿瘤标志物 CA199 升高,但特异性不高,可辅助诊断。肿瘤可向胆囊腔内突起呈隆起性生长,也可沿胆囊壁呈浸润性生长。胆囊可因肿瘤生长不规则增大,也可正常或缩小。

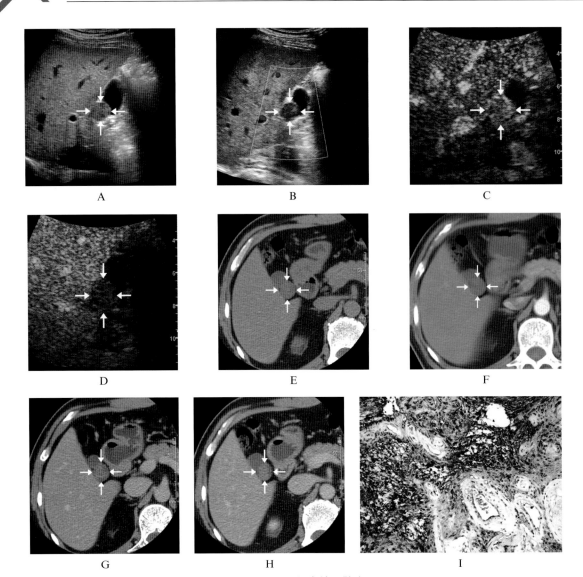

图 5 - 1 - 15　胆囊神经鞘瘤

A：灰阶超声上胆囊大小正常，胆囊壁内见一稍低回声区，大小 2.0 cm×1.9 cm×2.3 cm，边界清，形态类圆形，后方声影不明显，改变体位移动不明显；B：彩色多普勒超声显示病灶内部未见明显血流信号；C：超声造影提示增强早期（26 s）结节呈等增强，周边稍高增强；D：增强晚期（60 s）呈低增强；E - H：上腹部 CT 平扫＋增强提示胆囊颈部等密度占位，增强后轻度强化；I：手术后病理证实为胆囊神经鞘瘤。

2. 普通超声

（1）灰阶超声

结节型：为胆囊癌的早期表现。肿瘤呈低回声或中等回声，呈乳头状向胆囊腔内突起，体积一般较小，直径多为 1 cm～2.5 cm，可单发或多发。基底较宽，病灶表面凹凸不平。不随体位改变而移动。病灶所附着部位的胆囊壁受侵犯，连续性中断。

厚壁型：胆囊壁呈局限性或弥漫性不均匀增厚，外壁不光滑，内壁粗糙不规则，增厚处囊壁回声多呈不均匀。早期多位于胆囊颈部，逐渐向体部及底部浸润，晚期整个胆囊壁僵硬，胆囊腔狭窄。

蕈伞型：病变常多发，也可单发。病灶呈蕈伞状自胆囊壁突入胆囊腔内，多呈低或中等回声，内部回声不均匀，病灶形态不规则，表面凹凸不平。基底部较宽，与病变相连处胆囊壁连续性中断。病灶内部常伴有强回声的结石。

混合型：此种类型较常见。多表现为厚壁型和结节型或蕈伞型同时存在，即不均匀增厚的胆囊壁伴有乳头状或蕈伞状肿块向胆囊腔内突出。

　　实块型：为胆囊癌晚期表现。胆囊肿大、形态不规则,胆囊腔被低回声实性肿块填充,内部回声不均匀,胆囊腔变小甚至消失。由于病灶向周边浸润生长,胆囊轮廓显示不清并与周围肝脏组织分界不清。部分病灶内部有结石时可表现为肿块内出现强回声团伴后方声影。

　　胆囊癌易向周围组织浸润生长,易侵犯胆囊床的邻近肝脏组织。远处肝组织内亦可有实性低回声的转移灶。当累及肝静脉或门静脉后,其内可见癌栓。淋巴结转移多位于肝门部周围及腹膜后,可见上述部位淋巴结肿大。

　　(2) 彩色多普勒超声：病灶内见杂乱、不规则的丰富血流信号,呈高速高阻型的动脉血流频谱。

　　3. 超声造影　大多数胆囊癌增强早期呈迅速不均匀高增强,较周围肝实质快,可显示病灶内部丰富的滋养血管,血管构筑多呈不规则状或树枝状,排列紊乱。之后迅速减退为低增强,增强消退时间在 $20\sim40\,s$ 之间,早于胆囊良性病变。胆囊癌浸润至周围肝脏组织时,表现为胆囊外壁的线状高回声中断,胆囊周围的肝实质可见异常增强。晚期胆囊癌可转移至肝脏,动脉期表现为病灶边缘呈环状高增强,内部呈低增强。病灶迅速消退,门静脉期及延迟期可见肝内圆形低增强区,多呈"黑洞征"。不同类型的胆囊癌增强特点亦有差异。

　　结节型胆囊癌体积较小,呈均匀增强的椭圆形或圆形病灶,边界清楚,局限于胆囊腔内,基底部胆囊壁受到侵犯时,胆囊壁增厚,连续性中断,囊壁层次紊乱。部分浆膜层可保持连续性完整。

　　蕈伞型胆囊癌体积较大,增强早期呈现快速不均匀高增强,病灶常侵犯周围肝实质,边界不清,胆囊壁连续性中断,层次不清,病灶较大时胆囊腔消失。增强晚期呈低增强,肿瘤边界显示更清楚,浸润范围更明确。

　　厚壁型胆囊癌表现为胆囊壁明显不均匀增厚,壁厚多超过 1 cm。增强早期增厚的囊壁呈迅速高增强,胆囊壁正常"双轨征"消失,层次显示不清。增强晚期囊壁呈低增强,边界清晰。受侵犯的周围肝实质在增强晚期亦呈低增强。

　　混合型胆囊癌具有厚壁型胆囊癌和结节型或蕈伞型胆囊癌的特征。

　　实块型胆囊癌增强早期病灶呈快速不均匀高增强,与周围肝实质分界不清,胆囊壁层次不清,胆囊腔可被实性肿块填充。增强晚期迅速消退,肿块边界显示更清楚,侵犯范围更加明确。

　　4. 鉴别诊断

　　(1) 结节型胆囊癌：需与胆囊息肉样病变鉴别。结节型胆囊癌的基底较宽,表面凹凸不平,病灶直径常大于 1 cm。超声造影上增强早期病灶呈快速高增强,增强晚期快速消退。而胆囊息肉的蒂较细,表面平滑,病灶直径常小于 1 cm。超声造影上病灶与胆囊壁呈同步增强,增强消退较胆囊癌慢。病灶大小可辅助两者鉴别。

　　(2) 蕈伞型胆囊癌：需与稠厚的胆泥沉积、声影不明显的泥沙样结石和血凝块相鉴别。胆泥沉积等可随体位改变移动,超声造影上完全不增强,两者较易鉴别。

　　(3) 厚壁型胆囊癌：需与慢性胆囊炎相鉴别。两者都可表现为胆囊壁不均匀增厚,慢性胆囊炎胆囊壁连续无中断,胆囊壁光滑,超声造影上增强早期胆囊壁呈均匀高增强。而厚壁型胆囊癌胆囊壁连续性中断,多为局限性增厚,层次不清,增强早期病灶呈快速高增强,增强晚期消退较快。胆囊壁的连续性及壁内回声可帮助鉴别诊断。

　　(4) 实块型胆囊癌：当胆囊腔被肿块占据,胆囊轮廓消失时,向周围肝脏浸润,需与肝内肿瘤以及邻近肠道肿块鉴别。

　　5. 临床价值　超声造影较普通超声可以更准确地鉴别胆囊良恶性病变。还可准确鉴别胆囊癌与胆囊内凝血块、胆泥团等。对于已侵犯肝实质形成较大肿块者,普通超声上肿块边界常显示不清,但超声造影可明确其浸润范围。

【病例分析】

（1）病例一：

① 简要病史：患者男性，59岁，无明显诱因下出现右上腹痛10天余，呈胀痛，未予重视，后疼痛无缓解。外院腹部CT平扫＋增强提示：胆囊占位性病变伴肝门部淋巴结肿大。

② 重要实验室检查：白细胞：7.17×10^9/L；中性粒细胞：69.8％；C-反应蛋白：3.3 mg/L。谷丙转氨酶：14.3 U/L；谷草转氨酶：18.0 U/L；癌胚抗原：2.26 ng/ml；甲胎蛋白定量：3.43 ng/ml；糖类抗原CA199：306.6 U/ml。

③ 普通超声：见图5-1-16A-B。

④ 超声造影：见图5-1-16C-D。

⑤ 相关影像学检查：见图5-1-16E-G。

⑥ 病理结果：见图5-1-16H。

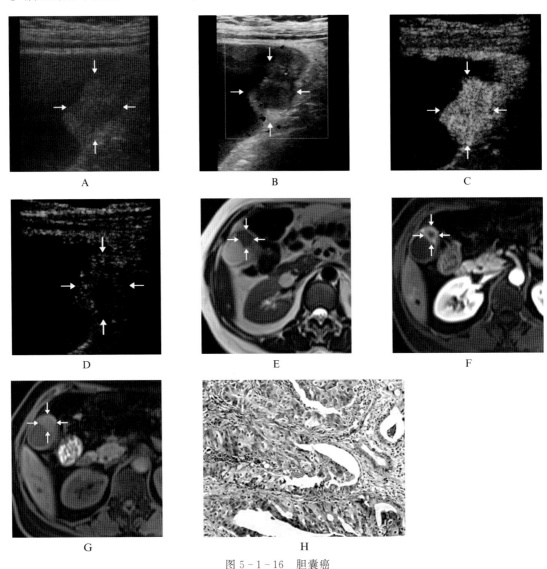

图5-1-16　胆囊癌

A：高频灰阶超声于胆囊底部见低回声结节，大小约4.2 cm×1.8 cm，椭圆形，内部回声不均匀；B：彩色多普勒超声于结节内见星点状血流信号；C：超声造影增强早期（31 s）病灶呈均匀快速高增强；D：增强晚期（186 s）呈低增强，早于肝实质消退，其附着处胆囊壁层次不清；E-G：上腹部MR平扫＋增强：胆囊壁局限性明显增厚，T2WI呈低信号，T1WI压脂像呈稍高信号，增强后呈明显环形强化，中央可见无强化区；H：手术后病理证实为胆囊低分化腺癌。

⑦ 诊断思路：胆囊内附壁结节,直径大于 1.5 cm,超声造影增强早期呈高增强,增强晚期呈低增强,基底部宽,其附着处胆囊壁层次不清,结合患者右上腹持续胀痛,CA199 升高,肝门部淋巴结肿大,可考虑胆囊癌。

(2) 病例二：

① 简要病史：患者女性,58 岁,无明显诱因下出现右上腹痛 5 天余,伴腰背部放射痛。外院腹部 CT 提示胆囊底部占位。

② 重要实验室检查：白细胞：5.63×10^9/L;中性粒细胞：42.4%;C-反应蛋白：3.3 mg/L;谷丙转氨酶：24.1 U/L;谷草转氨酶：20.1 U/L;癌胚抗原：0.20 ng/ml;甲胎蛋白：8.86 ng/ml;糖类抗原 CA199：11.29 U/ml;糖类抗原 CA724：8.87 U/ml。

③ 普通超声：见图 5-1-17A-B。

④ 超声造影：见图 5-1-17C-D。

⑤ 病理结果：见图 5-1-17E。

⑥ 诊断思路：胆囊底部结节,直径大于 1.5 cm,超声造影增强早期呈高增强,增强晚期呈稍高增强,其附着的胆囊壁增厚、结构紊乱,故应考虑胆囊癌。

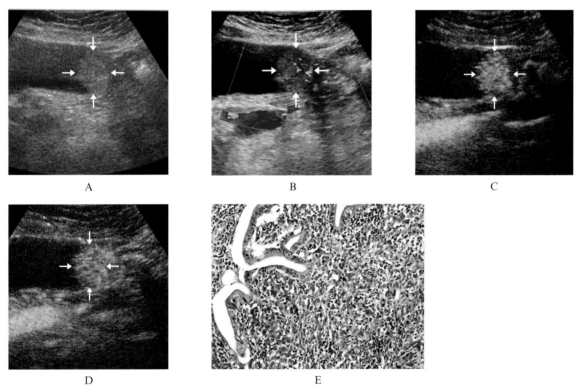

A　　　　　　　　　　B　　　　　　　　　　C

D　　　　　　　　　　E

图 5-1-17　胆囊癌腺瘤伴癌变

A:灰阶超声于胆囊底部见等回声结节,大小约 3.2 cm×3.0 cm,边界清晰,形态欠规则;B:彩色多普勒超声于结节内见少量血流信号;C:超声造影增强早期(20 s)病灶呈高增强;D:增强晚期(134 s)呈稍高增强;E:手术后病理证实为胆囊管状乳头状腺瘤伴癌变。

(3) 病例三：

① 简要病史：患者女性,68 岁,无明显诱因下出现间歇性右上腹痛 7 月余,呈阵发性隐痛。外院腹部 CT 平扫提示胆囊占位性病变。

② 重要实验室检查：白细胞：7.25×10^9/L;中性粒细胞：71.7%;C-反应蛋白：3.3 mg/L。谷丙转氨酶：53.7 U/L;谷草转氨酶：23.0 U/L;癌胚抗原：2.87 ng/ml;甲胎蛋白定量：3.61 ng/ml;糖类抗原 CA199：556.4 U/ml。

③ 普通超声：见图 5 - 1 - 18A - B。

④ 超声造影：见图 5 - 1 - 18C - D。

⑤ 病理结果：见图 5 - 1 - 18E。

⑥ 诊断思路：胆囊底体部局部壁增厚，壁不光滑，内部回声不均匀。超声造影提示增厚的囊壁增强早期呈高增强，增强晚期呈低增强，与周围肝脏分界不清，结合患者右上腹阵发性隐痛，CA199升高，可考虑胆囊癌。

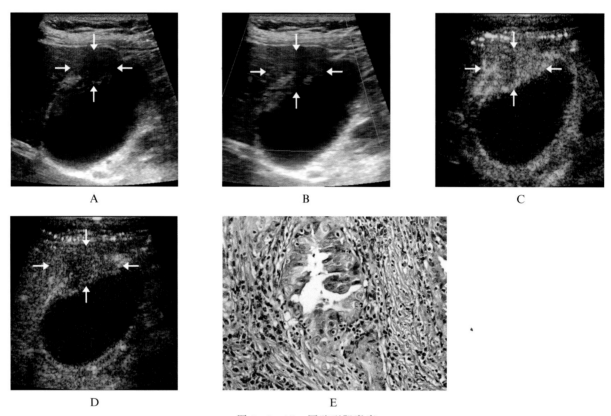

图 5 - 1 - 18　厚壁型胆囊癌

A：灰阶超声见胆囊底体部局部囊壁增厚，范围约 4.0 cm×1.6 cm，与肝分界不清；B：彩色多普勒超声于增厚胆囊壁内未见明显血流信号；C：超声造影增强早期(24 s)增厚的囊壁呈高增强，与周围肝脏分界不清；D：增强晚期(84 s)病灶呈低增强，累及周围肝脏；E：手术后病理证实为胆囊腺癌。

（八）胆囊结石及胆泥

1. 概述　胆囊结石(Cholecystolithiasis)是指发生在胆囊内的结石。目前认为胆囊结石是由肥胖、胆囊收缩功能障碍及糖尿病等多种因素导致的胆囊疾病。根据结石的化学成分，通常分成三类：胆固醇结石、胆色素结石及混合性结石。胆固醇结石主要成分为胆固醇，钙含量少，呈椭圆形或圆形，常单发。X线平片上常不显影。胆色素结石主要成分为胆色素，常多发，常发生在胆管内，发生于胆囊内者较少，X线平片上常不显影。混合性结石主要成分由胆固醇、胆色素和钙盐组成，常多发，X线平片上常不显影。

胆囊结石常与胆囊炎同时存在，互为因果。好发于肥胖的中年女性。患者长期可无自觉症状，合并慢性胆囊炎时表现为右上腹不适隐痛、和消化不良等症状，胆囊结石嵌顿时可出现右上腹剧烈绞痛伴有右肩部放射痛。如果继发感染可出现化脓性胆囊炎，需要及时诊治。长期的胆囊结石可诱发胆囊癌，应引起警惕。

胆泥(Biliary sludge)是由于胆囊慢性炎症、长期禁食及胆管梗阻所致的胆汁瘀滞,胆汁沉积物附着于胆囊腔内形成。显微镜下胆泥由胆固醇结晶、钙盐、钙胆红素、细胞碎片和糖蛋白等物质组成。常伴有胆囊炎,临床可无症状,亦可表现为上腹部疼痛。部分胆泥沉积物可随抗炎治疗及解除胆道梗阻后炎症消退而消失。

2.普通超声

(1)灰阶超声

① 典型的胆囊结石声像图上具有以下特征性表现:胆囊内可见强回声,后方伴声影,改变体位可移动。

② 不典型胆囊结石声像图

a.泥沙样胆囊结石:主要成分为胆色素,直径较小,宛如泥沙大量堆积在胆囊体底部。声像图上表现为沿胆囊壁分布的均质的强回声带,后方伴淡声影,甚至不明显。

b.充满型胆囊结石:结石可充满或占据大部分胆囊腔,胆囊腔的无回声区消失,胆囊失去正常的轮廓和形态。声像图可表现为特征性的"WES征",即胆囊壁的弱回声包绕中间的结石的强回声,后方伴有宽大的声影。

c.胆囊颈部结石:结石未嵌顿时,在周围胆汁的衬托下,强回声的结石显示清晰,后方伴声影。当结石嵌顿时,周围无胆汁的衬托,强回声的结石显示不清,但后方伴声影。

d.胆囊壁内结石:胆囊壁增厚,壁内可见单发或多发的点状强回声,后方伴声影,改变体位时结石不移动。

胆泥表现为不规则的低、等或高回声区,内部可见细小强回声光点,常位于胆囊底部或体部,后方无声影。改变体位部分可缓慢移动、形态可发生变化。

(2)彩色多普勒超声:胆囊结石及胆泥内未见明显血流信号。但可见闪烁伪像,可帮助与胆囊占位鉴别。

3.超声造影　胆囊结石和胆泥在增强早期与增强晚期均为无增强。

4.鉴别诊断　典型的胆囊结石和胆泥普通超声较易诊断。不典型胆囊结石需要与胆囊的其他病变相鉴别。部分胆泥不随体位改变而移动,较难与胆囊肿物相鉴别。充满型胆囊结石因胆囊腔的无回声区消失,需注意增厚的囊壁与胆囊癌鉴别。此外,胆囊结石合并胆泥时也应除外胆囊癌的可能。此时超声造影可发挥重要作用,超声造影上胆囊癌增强早期多呈不均匀高增强,增强晚期迅速消退。而胆囊结石和胆泥则呈全程无增强。

胆囊周围肠管内的气体及其声影,在声束厚度效应下似位于胆囊腔内而易误诊为胆囊结石。诊断泥沙型胆囊结石须先排除旁瓣伪象,变换扫查断面和部位即可鉴别。

5.临床价值　当胆囊充盈较好时,胆囊结石较易诊断。尤其对于X线平片上不能显示的胆囊结石,超声具有较好的优势。对于不典型胆囊结石需要和胆囊肿块鉴别时,超声造影具有较高的临床价值。

【病例分析】

(1)病例一:

① 简要病史:患者女性,56岁,无不适。

② 重要实验室检查:白细胞:$4.55×10^9$/L;中性粒细胞:60.5％;C-反应蛋白:3.3 mg/L;谷丙转氨酶:21.0 U/L;谷草转氨酶:15.8 U/L。肿瘤标志物指标正常。

③ 普通超声:见图5-1-19A-B。

④ 超声造影：见图 5-1-19C-D。

⑤ 相关影像学检查：见图 5-1-19E。

⑥ 病理结果：见图 5-1-19F。

⑦ 诊断思路：普通超声检查提示胆囊腔内强回声团，随体位改变不移动，超声造影主要观察结石周围是否存在肿瘤性病变，经变换体位及多角度扫查，强回声团三期均呈无增强，囊壁亦无特殊改变，基本上可以排除肿瘤性病变。

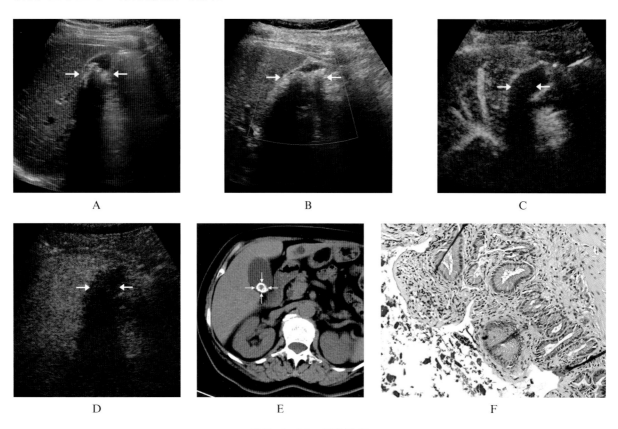

图 5-1-19　胆囊结石

A：灰阶超声于胆囊内见强回声，范围约 4.6 cm×1.1 cm，后方伴声影，改变体位不移动；B：彩色多普勒超声于病灶内部未见血流信号；C：超声造影增强早期(22 s)病灶呈无增强；D：增强晚期(122 s)呈无增强；E：上腹部 CT 平扫：胆囊腔内见环形致密影，边界清晰，考虑胆囊结石可能；F：手术后病理证实为胆囊胆固醇沉着症，胆石症。

(2) 病例二：

① 简要病史：患者女性，56 岁，中上腹胀痛半个月余。

② 重要实验室检查：白细胞：4.98×10⁹/L；中性粒细胞：63.7%；C-反应蛋白：3.02 mg/L；谷丙转氨酶：29.4 U/L；谷草转氨酶：23.5 U/L。肿瘤标志物指标正常。

③ 普通超声：见图 5-1-20A-B。

④ 超声造影：见图 5-1-20C-D。

⑤ 病理结果：手术证实为胆泥沉积。

⑥ 诊断思路：普通超声检查胆囊腔内可见高回声团，随体位改变不移动，超声造影增强早期及增强晚期均呈无增强，符合胆泥表现。

(九) 超声造影诊断胆囊良恶性病变的价值

对于胆囊良恶性病变的鉴别诊断，超声造影较普通超声具有优势。尤其对于鉴别慢性胆囊炎和

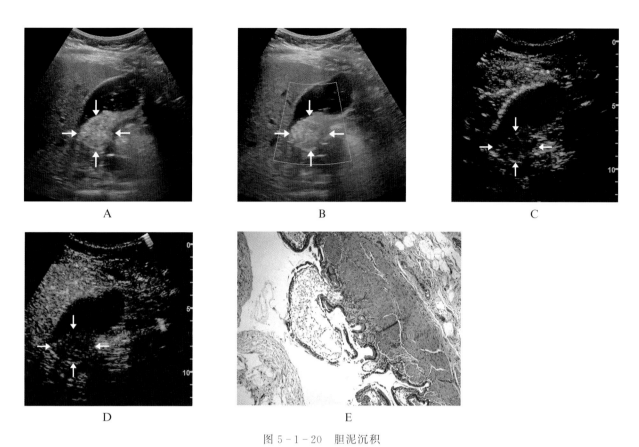

图 5 - 1 - 20　胆泥沉积

A：胆囊颈部内见高回声团，范围为 3.9 cm×3.0 cm，后方无声影，改变体位可移动；B：彩色多普勒超声病灶内部未见血流信号；C：超声造影增强早期（19 s）病灶呈无增强；D：增强晚期（67 s）呈无增强；E：术后病理提示慢性胆囊炎。

厚壁型胆囊癌，胆泥和胆囊肿瘤，普通超声有时较难，此时注入造影剂后可迅速明确诊断。根据上海同济大学附属第十人民医院牵头国内多家医院完成的胆囊 CEUS 多中心研究结果显示，胆囊癌的危险因素主要包括患者年龄以及 CEUS 的征象如病灶内血管构筑、造影剂廓清时间和胆囊壁的连续性。对于胆囊息肉样病变，尽管 CEUS 对诊断的敏感性及观察者之间的一致性有明显提高。但对于直径<1 cm 的胆囊息肉样病变，胆囊 CEUS 似乎并未提供更多帮助。因此对于此类病变，不提倡过度开展 CEUS 检查。对于表现为厚壁型的胆囊病变，局部胆囊壁增厚、CEUS 黏膜层不连续和外膜不连续是厚壁型胆囊癌的危险因素。因此，胆囊良恶性疾病的鉴别要点可归纳如下表（表 5 - 1 - 2）。

表 5 - 1 - 2　胆囊良恶性病变鉴别要点

超声及 CEUS 所见	良性病变	恶性病变
大小	较小，常<2 cm	较大，常>2 cm
边界	清楚	不清
病变内造影剂分布特征	均匀	不均匀
病变内血管构筑	无，点状	短线状、条状或树枝状
增强变低时间	较慢，常>50 s	较快，常<35 s
病变基底部胆囊壁完整性	连续、完整	连续性中断、不完整
与周围组织（肝脏）关系	分界清晰	侵犯周围组织
肝脏转移	无	可有

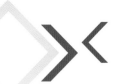

第二节　肝内胆管病变超声造影

一、肝内胆管病变超声造影检查技术

（一）肝内胆管超声造影检查方法

肝内胆管超声造影检查方法基本同肝脏超声造影，先对肝脏及病变行普通超声检查，确定目标病灶，记录病灶的数目、部位、大小、形态、回声和血供特点等，然后探头固定于目标病灶的位置，调节机械指数及增益，聚焦点置于靶病灶底部的位置，使膈肌隐约可见。切换至造影成像模式之后注入造影剂，同时启动计时器，对病灶连续观察 2 min，延迟期扫查全肝至 5 min 或更长时间。使用造影剂剂量为 1.0～2.4 ml，注射方法同前。

（二）肝内胆管超声造影观察内容

在超声造影模式下，主要观察以下内容：
1. 病变及周围肝实质开始增强时间。
2. 目标病灶增强时间与周围肝实质的比较。
3. 记录目标病灶增强变高、变等和变低时间。
4. 目标病灶动脉期增强水平及其变化。
5. 目标病灶动脉期增强形态。
6. 目标病灶门静脉期和延迟期增强水平及其变化。
7. 目标病灶内血管及周边滋养血管的显示。
8. 包膜、周围肝实质显现情况。
9. 增强范围的变化。

二、正常肝内胆管超声造影表现

正常肝内胆管多无扩张，少数情况下可显示管壁回声。超声造影时，正常肝内胆管壁动脉期与肝脏同步等增强，因胆管缺乏门静脉血供，一般比周围肝实质消退快。胆管腔呈无增强。

三、肝内胆管病变的超声造影

（一）肝内胆管炎、胆管周围炎

1. 概述　肝内胆管炎（Intrahepatic cholangitis）、胆管周围炎（Pericholangitis）多因胆道感染引起胆管壁水肿、糜烂和纤维化，使胆管狭窄。病理上将胆管炎分成三型：慢性增生性胆管炎（最多见）、化脓性胆管炎（较少见）和慢性肉芽肿胆管炎（最少见）。慢性增生性胆管炎多由细菌感染、胆汁成分变化及淤滞、结石的机械性刺激所致。基本病变为纤维化、腺体增生和炎症细胞浸润。主要临床症状为 Charcot 三联征，即腹痛、黄疸和发热。

2. 普通超声

(1) 灰阶超声：多数慢性肝内胆管炎均合并胆管结石,普通超声上仅能显示肝内胆管结石。胆管周围炎在普通超声上回声不一,低回声或混合回声,形态不规则,边界不清晰。

(2) 彩色多普勒超声：内可见血流信号。

3. 超声造影 肝内慢性胆管炎常合并胆管结石,超声造影因受胆管结石影响,增强表现不一。对于胆管周围炎,超声造影上病灶早于或与周围肝实质同步增强,动脉期呈不均匀高增强或等增强,门静脉期及延迟期呈低增强,边界不清。

4. 鉴别诊断 胆管细胞癌：大部分胆管细胞癌超声造影上呈等增强或稍高增强,与胆管周围炎增强模式相似,故两者鉴别较困难。因此需结合患者实验室检查和临床症状,或进一步经穿刺活检确诊。

5. 临床价值 肝内胆管炎、胆管周围炎的超声造影表现文献报道较少,主要用于与肝内胆管肿瘤鉴别。

【病例分析】

(1) 病例一：

① 简要病史：患者男性,55岁,1年前行胃癌根治术,术后10天患者开始出现反复高热,CT提示吻合口前上方肝左叶、肝膈顶部包裹性积液,后予以抗炎并肝脓肿穿刺治疗,仍反复高热,出现胸水,黄疸。TB：55.61 μmol/L,行ERCP检查并予以鼻胆管引流。

② 实验室检查：C-反应蛋白：145.9 mg/L↑;中性粒细胞：11.16×10^9/L↑;中性粒细胞：85.0%↑;红细胞：2.58×10^9/L↓;血红蛋白：77 g/L↓;碱性磷酸酶：1 060 U/L↑;白蛋白：33 g/L↓;总胆红素：31.5 μmol/L↑;结合胆红素：5.1 μmol/L↑;肝脓肿引流物培养：白色念珠菌、屎肠球菌。

③ 普通超声：见图5-2-1A-B。

④ 超声造影：见图5-2-1C-E。

⑤ 相关影像学检查：见图5-2-1F-H。

⑥ 诊断思路：患者既往有胃肿瘤手术病史,术后肝脓肿形成,左、右肝管及其远端分支走行区域回声增强,管壁增厚,超声造影提示胆管走行区域动脉期呈高增强,门静脉期及延迟期呈低增强,综合病史考虑胆管炎性病变。

(2) 病例二：

① 简要病史：患者女性,75岁,胆囊结石伴慢性胆囊炎10年,上腹痛1天。患者进食后上腹疼痛,放射至后背部,伴恶心、呕吐,呕吐物为胃内容物,呕吐后腹痛无明显缓解。无皮肤及巩膜黄染。Murphy征阳性。抗炎和鼻胆管引流治疗后,症状缓解,2年后超声随访,原病灶消失。

② 实验室检查：血常规：WBC：14.6×10^9/L↑;中性粒细胞：85%↑;血小板：372×10^9/L↑;碱性磷酸酶：183.5 U/L↑;总蛋白：76 g/L;球蛋白：35 g/L↓;谷丙转氨酶：17.6 U/L;谷草转氨酶：16.5 U/L;总胆红素：9.5 μmol/L;CA199：129.0 U/ml;AFP：4.97 ng/ml;乙肝表面抗体：143.2 IU/L↑;乙肝核心抗体：0.006↑。

③ 普通超声：见图5-2-2A-C。

④ 超声造影：见图5-2-2D-F。

⑤ 相关影像学检查：见图5-2-2G-L。

⑥ 诊断思路：患者有胆囊结石,进食后上腹部不适。普通超声示肝右叶可见低回声区,超声造影提示低回声区动脉期呈高增强,门静脉期及延迟期呈低增强,与肿瘤性病变增强模式相似,但是实验室检查白细

胞及中性粒细胞升高,综合上述资料首先考虑炎性病变,但也不能完全排除肿瘤性病变,应予以密切随访。

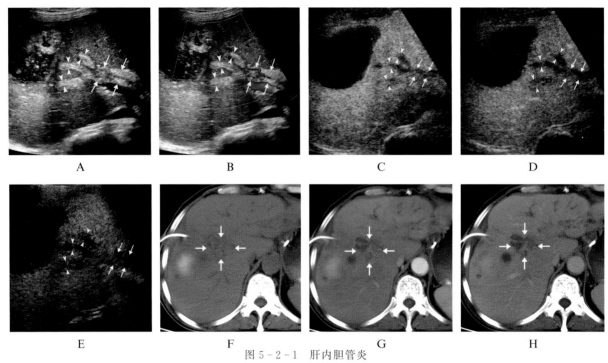

图 5-2-1　肝内胆管炎

A:灰阶超声于肝脏右叶见一个混合回声区,大小 7.3 cm×5.9 cm,边界欠清晰,形态欠规则,内部透声差,见细密点状弱回声,肝内左、右肝管及分支胆管管壁增厚、回声增强,呈条索状(箭头)。胆总管内见鼻胆管引流管;B:彩色多普勒显示肝右叶增厚的胆管(箭头)内部未见明显血流信号;C:超声造影动脉期肝门部及肝内胆管走行区域的胆管壁呈等增强;D-E:门静脉期及延迟期均呈低增强,胆管腔内无增强;F-H:平扫 CT+增强肝右叶 S7～S8 段见一个大小约 8.0 cm×6.2 cm×7.2 cm 的低密度灶,其内及周边见散在气体影,内见引流管及高密度造影剂影。肝右叶近肝门处可见一个卵圆形低密度灶,大小约 4.8 cm×3.8 cm。其内密度欠均匀,增强扫描后呈环状强化,考虑胆管炎症改变。

(二) 肝内胆管囊状扩张症

1. 概述　　肝内胆管囊状扩张症亦称 Caroli's 病,属 V 型先天性胆管囊状扩张症,是一种常染色体隐性遗传性疾病,可能与胆管先天性结构薄弱或交感神经缺如有关。病变可局限于一个肝叶或肝段内,也可为弥漫性。典型病理改变是肝内胆管多发交通囊状扩张,与胆管相通,内含胆汁。患者临床症状轻重不一,如继发胆管感染可出现腹痛、发热或黄疸。继发胆管癌的概率约为 7%。

2. 普通超声

(1) 灰阶超声:肝内可见呈节段性分布的囊性无回声区,与肝内胆管及门静脉分支走行一致,可以清楚显示门静脉周围绕行的扩张胆管,与胆管相通。囊腔的大小和数量不等,少者一个,多者大量囊腔形成蜂窝状,与多囊肝相似。囊壁较薄,不规整,边界清晰。囊腔内有时可见结石的强回声,继发感染后囊腔无回声区内可见细密点状回声,严重时囊腔可不显示,呈现杂乱高回声团块。

(2) 彩色多普勒超声:内未见明显血流信号。

3. 超声造影　　超声造影检查扩张的囊腔各期均呈无增强。当合并胆管结石、胆泥沉积时,超声造影可见囊腔内的实性回声各期亦呈无增强。如继发胆道肿瘤性病变,则表现为扩张的胆管壁或囊肿壁呈不规则增厚,或壁内可见结节状突出的肿块,超声造影可见结节状突出的肿块动脉期呈高增强,门静脉期及延迟期呈低增强。

4. 鉴别诊断　　该病的超声造影表现与肝内其他囊性病变表现一致,因此需要与多囊肝、多发性

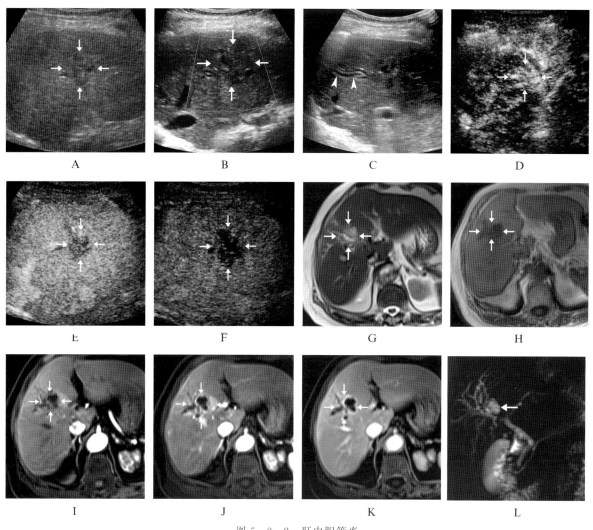

图 5-2-2　肝内胆管炎

A：灰阶超声在肝右叶见一个大小约为 2.2 cm×1.9 cm 稍低回声区，边界不清，形态不规则；B：彩色多普勒超声病灶内部可见条状血流信号。C：其远端肝内胆管扩张；D：超声造影动脉期肝右叶近肝门部低回声区呈不均匀高增强；E-F：门静脉期及延迟期呈低增强，考虑胆管周围炎；G-K：MR 平扫+增强：肝右叶近肝门区见一团块状异常信号灶，大小约为 2.6 cm×3.0 cm，边界欠清，T2WI 呈稍高信号；T1WI 呈低信号，中央可见片状更高信号；增强后病灶呈明显不均匀强化，中央可见一囊性影，壁较厚且明显强化；L：MRCP 显示病灶沿着胆管分布，远端可见分支扩张胆管影，考虑肝内胆管炎。

肝脓肿等囊性病变相鉴别。最重要的是观察囊性病变与邻近胆管是否相通。

5. 临床价值　普通超声检查可以明确诊断该病，此外，还可提供病变的部位、范围和程度，提示病灶是否合并感染。超声造影的价值主要用于判断有无继发恶性病变，鉴别囊内异常回声（如胆泥和肿瘤）的性质。

【病例分析】

（1）病例一：

① 简要病史：患者男性，63 岁，发热 10 余天，发现肝脏占位 4 天。10 天前无明显诱因出现发热，体温最高 38.5℃，伴乏力，偶有腹胀。CT 检查提示肝右叶低密度影。

② 实验室检查：白细胞：17.33×10⁹/L↑；中性粒细胞：88.7%↑；红细胞：3.51×10¹²/L↓；血红蛋白：105 g/L↓；淋巴细胞：0.92×10⁹/L↓；乙肝表面抗原：0.279；乙肝表面抗体：104 IU/L↑；AFP：1.5 ng/ml；CA125：17.66 U/ml；CA199：7.95 U/ml；总胆红素：9.2 μmol/L；结合胆红素：

3.4 μmol/L；碱性磷酸酶：223.9 U/L↑；谷丙转氨酶：30.2 U/L。

③ 普通超声：见图 5 - 2 - 3A - B。

④ 超声造影：见图 5 - 2 - 3C - E。

⑤ 相关影像学检查：见图 5 - 2 - 3F - L。

⑥ 病理结果：肝内胆管囊性扩张。手术后大体标本见肝实质内胆管扩张，范围 7 cm×4 cm× 2 cm，管腔直径 0.5 cm～2 cm，管壁白色，内壁光滑，质韧，管腔内见结石。周围肝组织灰黄，质中。光镜下肝内胆管囊性扩张，胆管上皮增生，管壁大量慢性炎细胞浸润，周围纤维胶原组织明显增生，内见结石。

⑦ 诊断思路：患者发热，体温升高，实验室检查白细胞、中性粒细胞均升高；常规超声示肝右叶及左内叶可见囊实混合回声团块，该团块与远端扩张的胆管相延续；超声造影显示该混合回声团块动脉期、门静脉期及延迟期均呈无增强。病灶周边肝实质呈炎性反应性增强表现，即动脉期呈高增强，门静脉期及延迟期呈等增强，综合病史、常规超声及超声造影，首先考虑胆管扩张伴感染。

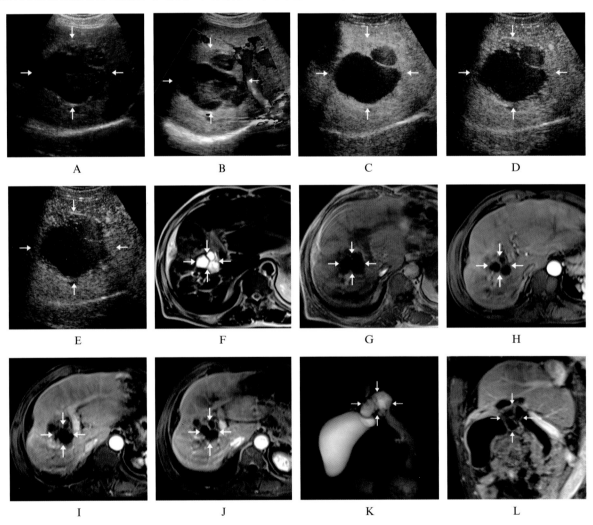

图 5 - 2 - 3　肝内胆管囊状扩张症

A：灰阶超声在肝左内叶及右叶见一个混合回声区，大小 9.9 cm×7.6 cm，边界清晰，形态规则，内部可见絮状物，后方回声增强。合并肝内胆管扩张，肝右叶胆管走行区见数个条状强回声区，范围为 5.5 cm×7.0 cm，边界不清，后方伴有声影。胆总管内径 1.3 cm；B：彩色多普勒超声混合回声病灶内部及周边未见明显血流信号，病灶与邻近扩张的肝内外胆管相延续；C - E：超声造影肝内混合回声团块在动脉期、门静脉期及延迟期均呈无增强。病灶周边肝实质动脉期呈稍高增强，门静脉期及延迟期呈等增强；F - L：MR 平扫＋增强：肝右叶见一大小约 5.6 cm×4.8 cm×4.5 cm 的不规则多房囊样异常信号灶，呈长 T1、长 T2 信号，其内似见斑片状略高信号灶，病灶与扩张的肝内胆管相延续，考虑为肝内胆管囊性扩张可能。

（三）肝内胆管错构瘤

1. 概述 肝内胆管错构瘤（Hamartoma）于1918年由 von Meyenberg 提出，故又名 von Meyenberg complexes。本病是由于胚胎时期胆管板发育障碍所致的错构性病变。镜下，病灶位于或靠近汇管区，表现为纤维背景下出现的不规则或圆形扩张的小胆管，衬覆单层扁平或立方上皮。是罕见的胆管来源的良性肿瘤。好发于中老年人，常无明显临床症状，多在影像学检查时偶然发现。

2. 普通超声

（1）灰阶超声：病灶无特异性征象，可表现为低回声、无回声或高回声小结节。表现为无回声时，病灶后方可见彗星尾征。病灶常多发，直径较小。

（2）彩色多普勒超声：多数无明显血流信号。

3. 超声造影 多表现为三期低增强，与转移瘤区分困难。CEUS 对病变数目及显示有帮助。一般认为 MRI 对该病诊断有帮助，典型者在 T2 加权像表现为"满天星"样高信号。但大多仍需要穿刺活检证实。

4. 鉴别诊断

（1）转移性肝癌：患者有原发肿瘤病史，多为多发，超声造影转移性肝癌动脉期呈环状稍高或等增强，门静脉期及延迟期呈低增强；而肝内胆管错构瘤三期均呈低增强。

（2）肝血管瘤：超声造影具有典型的表现，动脉期呈周边结节状高增强，门静脉期及延迟期增强范围扩大，呈稍高或等增强，少数呈低增强。

（3）肝硬化结节：患者多有肝炎病史，常规超声肝脏具有慢性肝病的表现，超声造影肝脏硬化结节三期多呈等增强，结合病史，可以鉴别。

5. 临床价值 肝内胆管错构瘤是比较罕见的良性肿瘤，超声造影缺乏特征性表现，应结合临床予以诊断，并建议患者定期随访。

（四）肝内胆管腺瘤

临床少见。多为肝内胆管绒毛状管状腺瘤。典型者肝内胆管明显扩张，透声差，可见不均质的絮状或云雾状回声。穿刺抽吸见胶冻样物。超声造影显示病变困难，少数能显示管腔内实性成分者动脉期呈高增强，延迟期呈低增强。不能显示实性团块者仅见扩张的胆管呈无增强。

（五）肝内胆管上皮内瘤变

1. 概述 肝内胆管上皮内瘤变属肝内胆管细胞癌的癌前病变。由长期慢性刺激使胆管上皮反复增生所致，刺激因子包括肝内胆管结石、感染、先天发育不良等。组织学表现为细胞层数增多、核拥挤，可见微小乳头状突起的肿物。增生的细胞核浆比增大，部分细胞核极性消失，核深染。临床上患者多无明显症状。

2. 普通超声

（1）灰阶超声：肝内可见混合回声区，以高回声多见，形状不规则，边界欠清。周围可见胆管扩张。

（2）彩色多普勒超声：多数病灶内部无明显血流信号。

3. 超声造影 动脉期病变与周围肝实质同步等增强或稍高增强，门静脉期及延迟期呈低增强。

4. 鉴别诊断 肝内胆管上皮内瘤变与胆管细胞癌和胆管炎性病变较难鉴别，因为超声造影上三者增强模式相似，声像图上表现无特征性，确诊需依赖病理组织学检查。

5. 临床价值 普通超声可以检查出肝内胆管病灶，但胆管内病变在超声上无特异性征象，即使超声造影也难以鉴别肝内胆管上皮内瘤变和肝内胆管癌、肝内胆管炎性改变。

（六）肝内胆管乳头状瘤

1. 概述　肝内胆管乳头状瘤(Intraductal papillary neoplasm of bile duct，IPN - B)是一种累及胆道系统的乳头瘤样病变。其病因尚不明确，多数认为由于肝内胆管结石等慢性胆道疾病引起的感染。镜下可见扩张的胆管内上皮呈乳头状或腺管状增生，其间伴有纤维血管结缔组织，表面覆盖柱状上皮，上皮细胞可有异型增生。胆管内乳头状肿瘤分为四种类型：Ⅰ型，低度上皮内瘤变。Ⅱ型，高度上皮内瘤变。Ⅲ型，原位癌和微观侵犯的腺癌。Ⅳ型，乳头状腺癌并间质侵犯。

临床症状主要表现为反复发作的右上腹痛，本病有恶变倾向，发现之后一般建议手术切除。以往文献对于此类病变叫法不一，如胆管乳头状瘤病、胆管内高分泌黏液性肿瘤等。随着临床病理对其研究不断深入，目前国外文献普遍称其为肝内胆管乳头状肿瘤。

2. 普通超声

（1）灰阶超声：胆道扩张型：超声可见明显扩张的肝内胆管；胆管内壁有高回声或等回声乳头状结节向管腔内突出，或菜花状实性肿物充填扩张胆管；边界清，内部回声多均匀。

囊实混合型：超声显示为囊实混合性肿物，实性成分中见多个片状无回声区，囊/实比例<1，无明显分房分隔；边界清或欠清，不侵入邻近肝脏组织；周围胆管轻度扩张，病灶与周围胆管相通。

（2）彩色多普勒超声：乳头状结节或菜花状肿物内部血供稀少。实性成分较多者内部血供丰富。频多普勒多显示为动脉性血流频谱。

3. 超声造影　向管腔内突出的乳头状结节或菜花状肿物动脉期呈均匀高增强，门静脉期及延迟期消退为低增强。"囊实混合型"表现者肿物实性部分动脉期呈不均匀高增强，门静脉期、延迟期消退为低增强，囊性部分三期均呈无增强。

4. 鉴别诊断　由于本病常分泌黏液并阻塞胆管，引起胆管囊性扩张，临床上经常将其和肝脏其他囊性肿瘤尤其是黏液性囊腺肿瘤相混淆。

当HCC病变较大时，肿瘤内部出现不规则的坏死或出血而呈囊实性表现，与肝内胆管乳头状瘤较容易混淆。仔细观察病变是否与周围的胆管相通可帮助鉴别，肝内胆管乳头状肿瘤与胆管相通，乳头状肿物生长于胆管壁上；而囊腺瘤（癌）、HCC与胆管多不相通，囊腺瘤（癌）乳头状物位于囊肿内壁上。

5. 临床价值　本病多伴有胆管结石、慢性增生性胆管炎以及周围胆管闭塞等病变。由于这些病变会导致胆管周围炎症、胆管黏膜上皮脱失及过度增生修复，从而继发胆管上皮异型性增生、乳头样增生、原位癌和侵袭性癌。因此，在发现肝内胆管结石或胆管炎症的患者中应注意排除此病的可能。肝内胆管内乳头状瘤临床少见，关于超声对该病的诊断价值还需进一步积累经验。

（七）肝内胆管囊腺瘤

1. 概述　胆管囊腺瘤罕见，或称为黏液囊性肿瘤。起源于肝内小胆管，组织来源多认为来源于胚胎期发育异常所形成的肝内迷走胆管，也有人认为是起源于异位卵巢或胚胎前肠残余。通常表现为发生于肝内的多房性囊肿。以中年以上女性多见，男性少见。是一种少见的疾病，约占胆管良性肿瘤的5%。发生于肝内者约占80%，且肝右叶多见，肝外者约占20%。肝内胆管囊腺瘤常见呈多房，内含胆汁样、黏液样、蛋清色、血性或者透明的液体，囊壁薄，囊内壁少见壁结节。囊壁上皮下含致密细胞成分的间叶性间质，在男性则多无间叶性间质成分。镜下纤维组织部分呈乳头状生长，乳头分支少，被覆良性立方或扁平上皮，组织无明显异型性，但一般认为有恶变的潜能，一旦怀疑应即行手术切除。

该病临床表现、实验室检查以及影像学检查均不具备特异性，患者多因腹胀、胃部不适、右上腹疼痛、可触及包块等症状就诊,此时病灶直径往往较大,文献报道最大直径可达35 cm。早期误诊率及漏诊率较高。

2. 普通超声

(1) 灰阶超声

① 病变大小不一,体积多较大,单发多见。

② 囊性或囊实混合性结节,且囊/实比例>1,实性部分较少。部分病例囊性部分内可见点状回声沉积,呈"分层"样改变。

③ 多呈多房性,囊壁及分隔较薄。内壁偶见实性乳头状结节,但直径多小于1.0 cm。

④ 少数病例可见病灶与肝内胆管相通。可能存在上游逆行性的胆管扩张。

(2) 彩色多普勒超声:囊壁、间隔、实性部分及乳头状突起可见少许血流信号,多为动脉性血流频谱。

3. 超声造影 病变囊壁、间隔、实性部分及乳头状结节动脉期高增强,与肝实质同步增强,门静脉期及延迟期消退为低增强。囊性部分持续无增强。

4. 鉴别诊断

① 肝内胆管囊腺癌. 亦多为囊实混合性,但囊/实比例<1,实性部分较多,多为单发,壁结节或乳头较多见。

② 单纯性囊肿:多为单房性囊肿,少数呈多房者,分隔薄而光滑。但几乎不存在自囊壁向腔内突起的乳头状结节,亦少有与胆管相通者。

③ Caroli's病:多表现为沿胆管走行的串珠样胆管扩张,少有呈圆形或类圆形结构。

④ 肝脓肿:肝脓肿常可以看到密集点状弱回声,随体位改变而浮动。结合患者临床症状及动态观察可帮助鉴别。

⑤ 肝内胆管乳头状瘤:肝内胆管乳头状瘤与胆管相通,乳头状肿物生长于胆管壁上;而囊腺瘤可见多房与分隔,乳头状物位于囊肿内壁上。

5. 临床价值 肝内胆管囊腺瘤的诊断依据有:①中年女性;②肝内单发体积较大囊性包块;③多房囊性,囊壁及分隔较薄;④少数与肝内胆管相通并可见上游胆管扩张。本病尽管少见,但超声表现具有一定的特征性,典型者诊断不难。超声造影可用于区分实性部分为肿瘤组织或为囊内碎屑,对鉴别诊断能起一定的辅助诊断作用。

(八) 肝内胆管囊腺癌

1. 概述 或称为黏液囊性肿瘤合并浸润性癌。少见,可由肝内胆管囊腺瘤恶变发展而来,也可来源于肝囊肿或扩张的胆管。可分为非侵袭型和侵袭型。一般起病缓慢。病理表现为囊实性肿瘤,囊壁厚薄不均,囊内壁不光滑且可见明显的壁结节或乳头状突起,囊内可含黏稠液体,少数囊腔可与胆管相通。镜下见囊内壁衬单层或复层柱状上皮,细胞具有异型性,胞核深染,可见核分裂象。

2. 普通超声

(1) 灰阶超声:囊实性肿瘤,囊壁较厚,内壁不光滑,有高回声的乳头状或结节状肿物突向囊腔,并见厚薄不一的纤维间隔。生长迅速,短期多次随访体积明显增大。囊腔可与胆管相通。

(2) 彩色多普勒超声:囊壁、囊腔内肿物及分隔内可见血流信号显示,频谱多普勒可检出动脉性血流频谱。

3. 超声造影 囊壁、囊腔内肿物及分隔均有增强,其中囊腔内肿物动脉期呈均匀高增强,且增强较周围肝实质早,并可见滋养血管从肿物附着的囊壁伸入,门静脉期及延迟期造影剂廓清,消退呈低增强。

4. **鉴别诊断**　肝内胆管囊腺癌属罕见病,关于此病的超声诊断价值尚缺乏有关资料。本病主要应与肝内胆管囊腺瘤鉴别,鉴别要点主要在囊壁及囊内分隔的厚薄、囊内实性结节的大小、囊实比例以及短期观察生长速度。虽然分隔或囊壁上出现结节不能用来区分良恶性,但若无壁结节的存在,则更倾向于肝内胆管囊腺瘤。而恶性病例表现为实性或囊实混合且囊/实比例<1,壁上结节多见,形态多不规则且壁上结节直径多大于 1.0 cm。因此,肝内囊实混合性病变如实性成分增多,囊壁或分隔上有实性结节且直径大于 1.0 cm,应高度怀疑肝内胆管囊腺癌的可能。此外,也应与表现为囊实性的转移性肝肿瘤、肝肉瘤等相鉴别。

第三节　肝门部胆管超声造影

正常肝外胆管血管网的动脉血供中有 60% 血流来自于下方的胰十二指肠动脉上后分支,38%来自于上方的肝右动脉。左右肝管汇合部及左右肝管由肝右动脉、胆囊动脉供血。肝动脉分支在胆管壁表面相互吻合,形成动脉丛,再发出多个穿插支垂直进入胆管壁内构成胆管周围血管丛,经毛细血管网回流入肝窦或门静脉内。胆总管至区域胆管水平(段胆管的主要分支)称为大胆管,间隔胆管是大胆管较细分支,外径大于 80 μm。正常大胆管和间隔胆管的血管丛呈规律的分层排列,即内层、中层和外层。大胆管的内层由一层规则排列的、像链条一样开口于上皮层下面的毛细血管组成,间隔胆管的内层则是由几个构成小圆腔的毛细血管组成。两者的中层和外层各由少数毛细血管、微静脉和胆管壁内或胆管周围组织中的小动脉构成,其中外层微血管直径较粗。

一、肝门部胆管超声造影检查技术

(一) 肝门部胆管超声造影检查方法

患者取平卧位或左侧卧位,肋缘下斜向扫查易于显示左右肝管汇合部,且效果最好,根据情况也可选择右肋间斜向扫查。如病灶较小,造影时可局部放大目标病灶。检查方法及步骤同前。肝门部胆管疾病超声造影时相分期与肝脏的相同,分为动脉期、门静脉期和延迟期。注入造影剂后 8~30 s 为动脉期,第 31~120 s 为门静脉期,第 121~360 s 为延迟期。

(二) 肝门部胆管超声造影观察内容

在超声造影模式下,主要观察以下内容:

1. 肝门部胆管病变及周围肝实质开始增强时间。

2. 目标病灶增强时间与周围肝实质的比较。

3. 目标病灶增强变高、变等和变低时间。

4. 动脉期增强水平及其变化。

5. 动脉期增强形态。

6. 门静脉期、延迟期增强水平及其变化。

7. 病变与胆管壁的关系。

8. 门静脉显示情况及通畅性。

值得强调的是,肝门胆管病变的 CEUS 主要强调对于病变侵袭范围的诊断而不是病变性质的诊断。如肝门胆管癌主要了解病变侵犯的胆管水平以及有无侵犯周围的门静脉分支和肝动脉分支。

二、正常肝门部胆管超声造影表现

正常肝门部胆管壁动脉期增强比周围肝实质的早,紧接着肝动脉显影后强化。以周围肝实质作参照,正常肝门部胆管壁动脉期早于肝实质的增强,以高增强为主,呈细线状。门静脉期呈高增强,延迟期呈等增强或低增强。与之相邻的门静脉显影良好,无充盈缺损、狭窄、受压或中断。

三、肝门部胆管病变的超声造影

(一)肝内胆管腺瘤

少见,易恶变。直径多较小,普通超声表现为扩张胆管内可见等或高回声区,内部回声均匀。CEUS动脉期呈高增强,门静脉期及延迟期呈低增强。与肝门胆管癌难以鉴别。仔细观察管壁有无侵犯或可对诊断提供帮助。

(二)肝门部胆管癌

1. 概述　肝门部胆管癌(Hilar cholangiocarcinoma,HCCA)又称 Klatskin 瘤,是指原发于胆囊管开口及以上 1/3 的肝外胆管,并常扩展至胆管汇合部和一侧或双侧肝管的恶性肿瘤,占肝外胆管癌的 58%~75%。主要临床表现为无痛性进行性加重的梗阻性黄疸,合并全身瘙痒、上腹部痛、陶土色大便等,此病无特异的肿瘤标记物,但 CA199、CEA 的明显升高对诊断有一定帮助。

肝门部胆管癌的分型参考国际通用改良的 Bismuth - Corlette 分型法分为四型,Ⅰ型为肝总管癌,肿瘤位于肝总管分叉部以下;Ⅱ型为汇合部肝总管癌,肿瘤位于肝管分叉部,以及左右肝管汇合处;Ⅲa 为肿瘤位于肝总管侵犯右侧一级肝管分支,并同侧二级分支阻塞。Ⅲb 型为肿瘤位于肝总管侵犯左侧一级肝管分支,并同侧二级分支阻塞;Ⅳ型为肝总管及左右肝管癌,肿瘤位于肝总管同时侵犯双侧一、二级肝管分支。

肝门胆管癌常为硬化型癌,浸润性生长,易侵犯肝门部血管及神经组织,其他尚有乳头状生长型和结节型。

2. 普通超声　高度扩张的肝内胆管在肝门部截断,肝外胆管和胆囊不扩张或萎缩。胆管截断端不规则,截断部位管壁显示不清,可见形态不定、边界不清的不均质高回声或中等回声区,为匍行生长的肿瘤及其周围纤维组织的回声,有时很难确定其边界。

左右叶之间的肿瘤与其周围扩张胆管构成的形似蜘蛛样的声像图称为"蜘蛛征"。当肿瘤发生于一侧肝内胆管,声像图可仅显示病变远侧肝内胆管扩张。

3. 超声造影　大部分肿瘤较周围肝组织早或同步增强(约占 80%),以高或等增强(85%)为主,小的肿瘤呈均匀增强,而较大者则呈不均匀增强,至动脉晚期即迅速消退为低增强,有快进快出的特点。

门静脉期,绝大部分(95%)肿瘤消退为边界清楚的低增强病灶,而周围肝实质明显强化,两者差异显著,肿瘤及其浸润部位的轮廓得以清晰显示,延迟期亦如此。因此,超声造影有利于清楚显示肿瘤浸润的范围,明确肿瘤的分型,为治疗方式的选择提供更准确的信息。

另外,超声造影可显著增强门静脉的显影。如肿瘤邻近门静脉局部血流变窄、中断或出现充盈缺损,则提示门静脉受侵犯。

4. 鉴别诊断　肝门部胆管癌可能产生类似肝肿瘤的声像图表现。前者以高回声区内有管状结构和远端胆管扩张为特征,后者胆管扩张较前者的轻或无扩张,但非典型病例有时很难鉴别。

5. 临床价值　肝门胆管癌发现时多较小,普通超声对肿瘤本身的检出率较低,为40%～63%,多依赖肝内胆管扩张等间接征象诊断该病。超声造影能清晰显示肿瘤的形态及边界,对肿瘤浸润范围及分型的判断均较普通超声更准确,术前诊断准确性与 CT 相仿。此外,超声造影能清晰观察造影剂在门静脉内的充盈情况而不受流速及走行方向等影响,可弥补彩色多普勒超声的不足,超声造影还可联合普通超声判断血管壁回声,能进一步提高超声对门静脉受侵犯程度的判断能力。

【病例分析】

① 简要病史:患者女性,67 岁,发现肝硬化 2 年,呕血黑便 3 天入院。2 年前因上消化道出血被确诊为乙型肝炎后肝硬化,多次呕血黑便入院给予止血、保肝等对症治疗。既往查上腹部 CT 提示肝门部片状低密度灶,肝内散在多发低密度灶。8 月前出现皮肤黄疸,多次退黄治疗,好转后出院。

② 实验室检查:谷丙转氨酶:55.3 U/L↑;总蛋白:55 g/L↓;白蛋白:21 g/L↓;结合胆红素:52.1 μmol/L↑;非结合胆红素:39.1 μmol/L↑;碱性磷酸酶:181.1 U/L↑;乙型表面抗原:6 978↑;乙肝表面抗体:2 IU/L;乙肝 e 抗原:0.12;乙肝 e 抗体:0.007↑;乙肝核心抗体:0.005;C-反应蛋白:17.71 mg/L↑;白细胞:2.28×10⁹/L↓;红细胞:1.49×10¹²/L↓;血红蛋白:49 g/L↓。

③ 普通超声:见图 5-3-1A-B。

④ 超声造影:见图 5-3-1C-E。

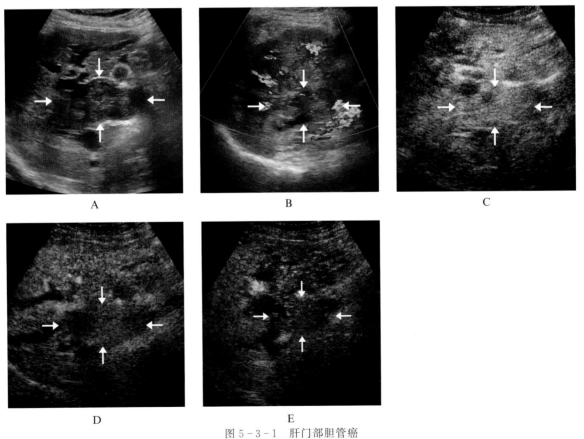

A　　　　　　　　　　B　　　　　　　　　　C

D　　　　　　　　　　E

图 5-3-1　肝门部胆管癌

A:灰阶超声见肝实质回声增粗,分布不均匀,肝门部胆管内见一个低回声区,大小 5.2 cm×3.1 cm×4.1 cm,边界不清晰,形态欠规则,内部回声欠均匀。近端肝内胆管放射状扩张;左肝管内径宽 1.6 cm,右肝管内径宽 1.4 cm;B:彩色多普勒超声肿块内部可见血流信号;C:超声造影动脉期肝门部胆管内低回声区呈高增强;D-E:门静脉期及延迟期呈低增强。

⑤ 诊断思路：患者既往有乙肝、肝硬化及黄疸病史，常规超声示肝门部胆管腔内见实性回声并远端胆管扩张，超声造影示肝门部胆管腔内实性回声动脉期呈高增强，门静脉期及延迟期呈低增强，为快进快出表现，因此考虑肝门部胆管癌。

(三) 肝门胆管炎伴胆管炎性狭窄

1. 概述　肝门部胆管炎性狭窄多由肝内胆管结石、胆管炎反复发作或医源性胆管损伤所致。其首发症状为阻塞性黄疸，并反复胆管感染，以及狭窄以上胆管扩张。病理所见为肝门部胆管壁慢性炎性改变，并周围大量纤维瘢痕形成，胆管上皮及小胆管增生，血管数目增加，血管腔扩张。

2. 普通超声
(1) 灰阶超声：肝门部胆管壁增厚，回声增高，管腔狭窄。
(2) 彩色多普勒超声：病变处血流信号偏少或无明显血流信号。

3. 超声造影　超声造影可见增厚的胆管壁动脉期呈高或等增强，强化较肝实质的稍快或同步，门静脉期呈等或稍低增强，延迟期为低增强。

4. 临床价值　超声造影可准确地提供肝门部胆管狭窄的定位诊断，了解病变的血供情况，但对胆管狭窄的病因诊断及狭窄良恶性的鉴别诊断能力仍较低，目前 MRCP 或 ERCP 仍是诊断胆胰管阻塞的重要工具。

(四) 缺血性胆管病变

1. 概述　缺血性胆管病变多见于接受肝移植的患者，指由于胆管血供障碍导致胆管局限性或弥漫性破坏，使移植肝胆管树出现非吻合口节断性狭窄、扩张、肝内胆管消失，最终造成胆管机械性梗阻和继发性胆道感染。本病最常累及肝门部胆管，早期临床表现隐匿，随狭窄程度加重会出现黄疸、皮肤瘙痒、大便颜色变浅等胆道梗阻症状。少数患者出现发热、右上腹痛等症状。实验室检查胆红素、谷氨酰转肽酶、碱性磷酸酶渐进性升高。胆管周围血管丛受损导致胆管局部微循环障碍是缺血性胆管病变的组织学基础。

2. 普通超声
(1) 灰阶超声：病变处胆管壁增厚、回声增高，结构紊乱。
(2) 彩色多普勒超声：病变处血流信号偏少或无明显血流信号。

3. 超声造影　缺血性胆管病变的胆管壁开始增强时间（平均 12 s）早于周围肝实质的，但与正常或非缺血性胆管病变的胆管增强比较稍延迟，与肝实质开始增强时间之差缩短。动脉期胆管呈无或低增强是缺血性胆管病变的主要特点，门静脉期及延迟期全部呈无或低增强。

4. 临床价值　超声造影检测肝门部胆管壁的血流灌注水平有助于对缺血性胆管病变的诊断。超声造影显示肝门部胆管壁无或低增强时，高度提示缺血性胆管病变可能，但当超声造影显示等或高增强，可能会遗漏部分缺血性胆管病变患者，仍需进一步检查。目前各种影像学检查均依靠直接显示胆管狭窄和/或扩张的形态学改变来诊断缺血性胆管病变，而超声造影有可能从组织血流灌注层面协助诊断缺血性胆管病变。

第四节　肝外胆管疾病超声造影

一、肝外胆管超声造影检查技术

（一）肝外胆管超声造影检查方法

患者取平卧位、左侧卧位或右侧卧位，肋缘下斜切可显示胆总管长轴。如病灶较小，造影时可将目标病灶局部放大。检查方法及步骤、造影剂剂量同前。

肝外胆管超声造影分期尚无统一标准，可参照欧洲超声造影指南对胰腺超声造影时相的划分，分为增强早期：$10\sim30$ s，增强晚期：$30\sim120$ s。

（二）肝外胆管超声造影观察内容

1. 病变及邻近胆管壁开始增强时间。
2. 病变增强时间与邻近胆管壁比较。
3. 病变增强以邻近胆管壁为参照，记录变高、变低、变等时间。
4. 增强早期增强水平及其变化。
5. 增强晚期增强水平及其变化。
6. 增强早期的增强形态。
7. 病变与胆管壁及周围组织结构的关系。

二、正常肝外胆管超声造影表现

正常肝外胆管壁与邻近大动脉同步开始增强，呈线样高增强，增强晚期消退为低增强。胆管壁光滑、连续，胆管腔无增强。

三、肝外胆管病变的超声造影

（一）先天性胆总管囊性扩张

1. 概述　亦称为胆总管囊肿，是一种常染色体隐性遗传性疾病，可累及局部胆管，也可累及整个胆道。其病理分型较多，其中普遍使用的是 5 型分类法：Ⅰ 型，胆总管囊状扩张，胆囊管汇入囊肿，而肝内胆管正常，此型最常见；Ⅱ 型，胆总管憩室，典型者表现为从侧壁向外突出的囊肿且伴有蒂，临床较少见；Ⅲ型，胆总管末端囊肿，临床较少见；Ⅳ 型，肝外胆管多发囊肿伴有或不伴有肝内胆管囊肿；Ⅴ 型，单发或多发肝内胆管囊肿（Caroli 病）。本病可发生于任何年龄，但常见于儿童。典型临床表现有腹痛、腹部包块和黄疸，可伴有恶心、呕吐等上消化道不适的症状。文献报道有 $2\%\sim8\%$ 的胆总管囊肿发生癌变。

2. 普通超声

（1）灰阶超声：胆总管部位见球形或椭圆形无回声区，后方回声增强，内部有时伴结石强回声团，伴或不伴声影。近端胆管多不扩张，与囊肿相通。胆管壁显示为光滑的线样高回声。

（2）彩色多普勒超声：病变处未见明显血流信号。

3. 超声造影　超声造影示胆总管呈囊状扩张，增强早期及晚期均呈无增强。如合并胆管内胆泥形成或结石，亦呈无增强区。如继发癌变，可见扩张胆管内实性肿物，增强早期肿物呈高或等增强，晚期消退为低增强。

4. 鉴别诊断

（1）胰腺假性囊肿：患者多有胰腺炎或腹部外伤史。多位于胰腺周围。仔细观察可见胰管与囊肿相通，则鉴别较容易。

（2）肝多发囊肿：肝内多发圆形或椭圆形的无回声区，壁薄且边缘光滑，多伴侧方声影，无回声区互不相通。而胆总管囊肿位于肝外胆总管走行区域，呈球状无回声区，多与胆管相通。

5. 临床价值　对于胆总管囊肿，常规超声即可诊断。若囊肿继发胆泥、结石形成或癌变，超声造影可用于鉴别胆总管内肿块的性质。

（二）肝外胆管炎

1. 概述　主要病因为胆管梗阻及感染。结石为常见的梗阻病因，其次为胆管蛔虫或胆管肿瘤。主要病理改变为胆管内胆汁淤积，胆管壁充血、水肿。炎症反复发作致胆管壁增厚、纤维化、胆管狭窄及近端胆管扩张等慢性炎性改变。胆管炎可分成急性梗阻性胆管炎和慢性胆管炎，后者可以是一开始即呈慢性过程，也可由于急性胆管炎反复发作。急性胆管炎可有 Charcot 三联征表现。慢性胆管炎临床症状不典型，以慢性进行性梗阻性黄疸为特征，可伴有右上腹不适。

2. 普通超声

（1）灰阶超声：梗阻性胆管炎表现为胆总管及肝内胆管扩张，肝外胆管管壁增厚，模糊胆管内可见细点状回声或胆泥沉积，胆囊扩张伴有胆泥沉积。

慢性胆管炎表现为肝外胆管管壁呈不同程度增厚，回声增高，相应部位的胆管内径狭窄伴狭窄近端胆管扩张。多数患者可显示胆管梗阻部位的结石或蛔虫回声。

（2）彩色多普勒超声：胆管壁内较少检出血流信号。

3. 超声造影　常见胆管壁增厚，并可形成腔内实性肿物，与胆管壁分界不清。超声造影上，增厚的胆管壁增强早期呈等或稍高增强，增强晚期呈低增强，病变范围显示更清晰。管腔内则呈无增强。

4. 鉴别诊断

（1）化脓性胆管炎：本病发病急，且临床症状严重，根据临床症状可提示诊断。需要鉴别的疾病主要是单纯性胆管结石伴急性梗阻。前者以进展缓慢的胆管壁增厚为特征。后者发病急骤，但无急性感染的证据，与急性化脓性胆管炎容易鉴别。

（2）胆道蛔虫病：根据上腹部剧烈疼痛，超声显示扩张的胆管内呈现均匀条状或"等号"状回声的声像图特征，易与本病鉴别。

5. 临床价值　肝外胆管炎声像图上多表现为胆管壁均匀或不均匀增厚，如局部肿块形成需与胆管癌鉴别，但两者在超声造影上增强模式相似，鉴别困难，诊断还需结合临床资料。

【病例分析】

① 简要病史：患者男性，68 岁，半年前进食油腻食物后出现中上腹胀痛。无恶心、呕吐、无寒战、高热，予以禁食、抗炎、治酸抑酶和保肝等治疗，病情稳定后出院。出院至今患者有 3 次类似腹痛史，多经抗炎补液治疗后症状缓解，昨日进食油腻食物后诱发腹痛，呈阵发性绞痛。精神委靡，半年体重减轻 15 kg。

② 实验室检查：白细胞：3.44×10^9/L↓；红细胞：3.28×10^{12}/L↓；中性粒细胞：1.5×10^9/L↓；

C-反应蛋白：3.5 mg/L；谷丙转氨酶：186.4 U/L↑；碱性磷酸酶：428.4 U/L↑；CA199：33.63 U/ml↑；结合胆红素：5.5 μmol/L↑。

③ 普通超声：见图5-4-1A-B。

④ 超声造影：见图5-4-1C-D。

⑤ 相关影像学检查：见图5-4-1E-F。

⑥ 诊断思路：患者右上腹痛，常规超声提示胆总管壁增厚，超声造影显示胆总管壁均匀增厚，增强早期呈等增强，增强晚期呈低增强，其增强模式与胆管癌相似，两者不易鉴别，需结合临床。

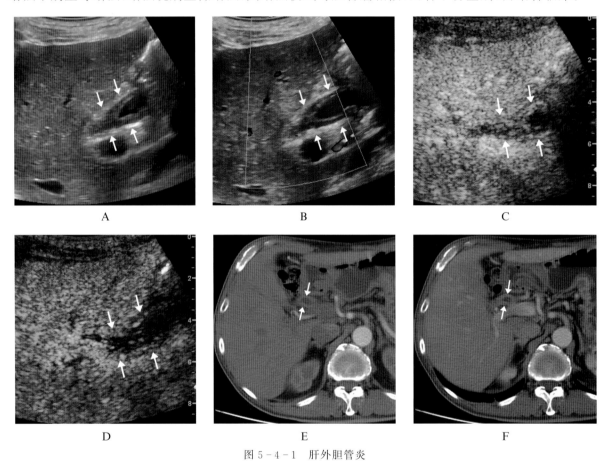

图5-4-1 肝外胆管炎

A：灰阶超声见肝外胆管壁弥漫性增厚，最厚约0.45 cm，肝门胆管腔狭窄，胆总管内径1.0 cm，显示长度4.0 cm，中下段显示不清；B：彩色多普勒超声管壁增厚区未见血流信号；C：超声造影增厚的肝外胆管壁增强早期呈等增强；D：增强晚期呈低增强；E-F：MR增强：肝内、外胆管稍扩张，左肝管明显狭窄闭塞，胆总管壁弥漫性增厚，增强后呈均匀强化。胆总管下段闭塞，增强后未见异常强化。

(三) 肝外胆管腺瘤

1. 概述　本病罕见，占肝外胆管良性肿瘤的80%～90%，而肝外胆管良性肿瘤约占肝外胆管肿瘤的6%。WHO将肝外胆管腺瘤分为管状、乳头状和乳头管状三类，其中以乳头状多见。乳头状腺瘤的组织学特征是：肿瘤表面呈乳头样，增生的柱状上皮细胞围绕在纤维血管茎周围，显微镜下见乳头轴心为纤维结缔组织，被覆立方或柱状上皮，可伴有不同程度的异型增生。临床表现为无痛性梗阻性黄疸。腺瘤可以是单发或多发，单发多见，可有蒂或无蒂。本病有癌变的倾向，可经历增生→腺瘤→腺癌的过程。

2. 普通超声

(1) 灰阶超声：肝外胆管管腔内可见实性中等回声，后方无声影。通常伴有胆道梗阻和胆道扩张。如果肿瘤周边有丰富的胆汁，那么扩张的胆管能被清楚显示。胆管壁清晰、连续，周围肝实质无浸润。

（2）彩色多普勒超声：病灶内部可有少量血流信号或无明显血流信号。

3. 超声造影　大部分肝外胆管腺瘤增强早期呈快速均匀高增强，之后快速消退为低增强，直至增强晚期。肿瘤边界清晰，无浸润征象。少部分肝外胆管腺瘤可表现为始终呈低增强。

4. 鉴别诊断　肝外胆管内胆泥淤积或无声影结石：常规超声上两者表现相似，较难鉴别。超声造影可明确诊断，胆泥或无声影结石超声造影全程呈无增强，与腺瘤增强模式截然不同。

5. 临床价值　肝外胆管腺瘤在常规超声图像不易与胆泥或无声影结石鉴别，彩色多普勒对其内部微小血流亦不敏感。此时超声造影对两者具有重要的鉴别价值。

（四）胆总管癌

1. 概述　病因尚不明确，目前认为胆总管结石是胆总管癌的高危因素。病理上可分为：结节型、乳头型和硬化型。结节型为质硬的灰白色结节状病变，常向腔内生长并浸润管壁全层；乳头型为灰粉色易碎物，沿黏膜表面生长，少累及管壁；硬化型表现为胆管壁僵硬、增厚、管腔狭窄，常伴有纤维组织增生。胆总管癌属于肝外胆管癌，是引起胆道梗阻的常见原因。好发于65～75岁，男性多于女性。临床表现缺乏特异性，多数表现为进行性加重的梗阻性黄疸和腹痛。

2. 普通超声

（1）灰阶超声：肿瘤在胆管内的生长方式和大体病理形态相同，声像图表现除了肿瘤近端肝内外胆管明显扩张外，病变局部可表现为：

乳头型：肿瘤较小，扩张的胆管腔内可见中等回声或稍高回声的乳头状肿块，边缘不整齐。肿块所在部位的胆管壁连续性中断。

结节型：较多见，扩张的胆管内见不规则的结节状肿块，肿块多数呈中等回声或稍高回声，后方无声影。肿块与胆管壁分界不清，管壁连续性破坏，甚至侵犯周围组织，边界不清。

硬化型：较少见，受累胆管壁不规则增厚，呈中等回声或高回声，与正常胆管壁分界不清，近端胆管扩张。横向扫查观察病变可见胆管壁呈环形增厚。有时伴有胆管结石，可显示强回声结石伴声影。

（2）彩色多普勒超声：胆管癌的瘤体内可探及点状或线状血流信号。

3. 超声造影　增强早期肿块呈等或稍高增强，多与胆管壁同时增强。肿块较小时，多呈均匀性增强，肿块较大时，多呈不均匀增强。增强晚期肿块呈低增强。

结节型的肿块与胆管壁分界不清，管壁连续性破坏，甚至侵犯周围组织。硬化型少见，表现为受累胆管壁不规则增厚，增强早期呈等或稍高增强，增强晚期呈低增强，与正常胆管壁无明确分界。乳头型亦少见，肿瘤体积较小，局限于管腔内，与周边结构分界清晰。

如怀疑为胆管恶性肿瘤建议延迟期常规扫查肝脏，了解肝内有无转移，可协助分期诊断。

4. 鉴别诊断

（1）胰头癌：表现为胰头部实性肿块样回声、胰管扩张。当胰头部见实性肿块而胰管不扩张时，多数为胆管下段癌。如癌肿向下浸润到胰头和壶腹部时，超声很难鉴别，采用ERCP检查有助于诊断。

（2）肝外胆管结石：典型的结石呈强回声光团，后方伴声影，改变体位可移动，较易鉴别。部分胆管结石没有声影，或嵌顿后随体位改变不移动，很难与乳头型肝外胆管癌鉴别。超声造影增强早期及增强晚期结石均呈无增强，可帮助鉴别。

5. 临床价值　常规超声对肝外胆管病变的显示易受肠道气体及呼吸运动等因素的干扰，超声造影亦存在这方面的局限性。因此，做好检查前的准备如禁食，以及检查时嘱患者适当屏气可以减少干扰。在胆道梗阻和胆道肿瘤的定位诊断方面，超声造影的准确性与常规超声相同，可达95％～

100%。在定性诊断方面,超声造影除了可显示病变内部血供外,更重要的是能鉴别胆总管癌与胆泥、无声影的胆管结石等病变,提高定性诊断的能力。

【病例分析】

① 简要病史:患者女性,73 岁,10 天前无明显诱因出现尿色加深,呈茶色。7 天前出现乏力纳差,伴大便颜色变浅。2 天前出现皮肤黄染,有轻微的腹胀。

② 实验室检查:谷丙转氨酶:183.5 U/L↑;总胆红素:200.3 μmol/L↑;结合胆红素:182.3 μmol/L↑;非结合胆红素:18.5 μmol/L;碱性磷酸酶:362.0 U/L↑;CA199:>1 000 U/ml↑;AFP:2.49 ng/ml;总蛋白:61 g/L↓;白蛋白:37 g/L↓;白细胞:4.21×10⁹/L。

③ 普通超声:见图 5-4-2A、B、E、G。

④ 超声造影:见图 5-4-2C、D、F。

⑤ 相关影像学检查:见图 5-4-2F-H。

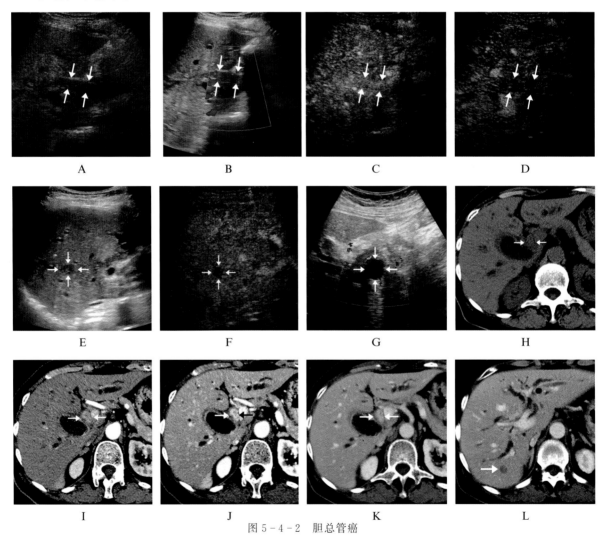

图 5-4-2 胆总管癌

A:灰阶超声可见肝内胆管扩张,最宽处约 0.7 cm。胆总管内径 0.9 cm,上段管腔内透声差,充满等回声区。B:彩色多普勒超声在胆总管上段的等回声区内未测出血流信号;C:超声造影增强早期胆总管上段等回声区呈稍高增强;D:增强晚期呈低增强,考虑胆总管癌;E:另灰阶超声于肝右叶见一个低回声区,大小为 1.1 cm×1.0 cm,边界尚清晰,内部回声欠均匀;F:超声造影延迟期扫查肝脏,肝右后叶另见一低增强结节,考虑肝转移;G:肝门区见多个肿大的淋巴结;H:CT 平扫肝内胆管扩张,胆总管上段管壁不规则增厚;I-K:增强后,胆管病灶见明显强化;腹腔内及后腹膜区见多个淋巴结,增强后,中度强化;L:CT 增强:肝右叶实质内见散在多发类圆形的低密度灶,边界欠清,呈"快进快出"的强化特点。

⑥ 诊断思路：患者有皮肤黄染、尿色加深，呈茶色、大便颜色变浅等梗阻性黄疸的表现，常规超声提示胆总管内可见等回声结构，超声造影示该等回声结构增强早期呈高增强，增强晚期呈低增强，说明该病灶内部有血供，排除胆泥和无声影的结石。肝内同时存在符合转移性肝癌超声造影表现的结节，即肝内结节动脉期呈不均匀等增强、门静脉期及延迟期呈低增强。患者同时有肝门部淋巴结肿大。因此考虑胆总管癌。

第五节 壶腹周围癌超声造影

(一) 概述

壶腹周围癌是指发生在胆总管下段、胰管开口处、Vater 壶腹部、十二指肠大乳头及其附近的十二指肠黏膜等处的恶性肿瘤。壶腹周围癌解剖结构复杂，位置深，病理学起源多样，毗邻重要组织与血管，并有胃肠组织掩盖。壶腹周围癌少见，恶性程度高，进展快。近年来，壶腹周围癌在国内外的发病率均明显上升，其发病率在恶性肿瘤中居第 8~9 位，病死率高居肿瘤的第 4 位。早期症状无特异性，主要表现为上腹饱胀不适、食欲减退、黄疸等，易被忽略，多数患者就诊时病情已进展到晚期。壶腹周围癌的首选治疗方法是胰十二指肠切除术，壶腹周围癌能手术切除者与不能手术切除者生存差异极大，可切除者平均生存期为 45.8 个月，不能手术切除者平均生存期仅为 8 个月。

(二) 普通超声

壶腹周围癌的超声表现可分为直接征象和间接征象。

直接征象有：胆总管下段、壶腹部实性肿块，绝大部分为低回声。或胆总管末端管壁不规则增厚。彩色多普勒显示肿块内部大部分有丰富血流信号。有约 40% 的壶腹周围癌有淋巴结转移，还有部分可见周围毗邻结构浸润。肿瘤进展者可见肝内转移。

对于病灶较小、胃肠道胀气明显、体质较胖的患者，间接征象常常首先发现。常见间接征象有肝内外胆管扩张、胆总管中断、下端狭窄、胆囊肿大、胰管扩张等。

壶腹周围癌常见胆总管、胰管同时扩张，出现"双管征"。

(三) 超声造影

壶腹周围癌增强早期表现为高或等增强，大部分为均匀增强，少数体积较大者可呈不均匀增强。增强晚期造影剂消退，增强程度减低。部分与胰腺癌增强方式类似。

怀疑壶腹周围癌者延迟期应扫查肝脏，如有肝转移可有相应超声造影表现。

(四) 鉴别诊断

1. 胆总管下段结石或胆泥 当肝外胆管扩张，在胆总管下段发现等回声或低回声团块时，要注意壶腹周围癌与胆总管下段无声影的结石或胆泥相鉴别。当结石较为致密、后方伴声影时，鉴别不难，但是当疏松结石或胆泥表现为等、低回声，后方无声影时，普通超声难以鉴别其性质。后者超声造影表现为无增强，有助于与壶腹周围癌相鉴别。

2. 胰腺癌、胆总管下段癌 胰头、胆总管与壶腹部结构之间解剖关系复杂，很多情况下难以确定肿瘤的真正起源，尤其当肿瘤较大，累及范围较广时即使手术也无法确定。由于病变解剖位置的不同，梗阻水平对于鉴别肿瘤起源有很大的帮助，不同肿瘤的梗阻水平有显著差异，梗阻水平位于胰上段的大部分为胆总管下段癌;梗阻水平位于壶腹段的大部分为壶腹癌,而梗阻水平位于胰内段的来源相对复杂,大部分为胰头癌,也有可能是胆总管下段癌或壶腹癌。

(五)临床价值

影像学检查在壶腹周围癌检查中的目的是:检出病变、判断肿瘤来源、对肿瘤分期及评估肿瘤的可切除性。普通超声在发现胆管扩张、确定梗阻部位发挥着重要的作用,但对疏松结石或胆泥与软组织肿瘤的鉴别存在困难,对微小病变也容易漏诊,超声造影能对病灶进行定性诊断,并且发现一些微小病灶。近年来研究显示,MRI 及 MRCP 对壶腹癌病灶检出的敏感性要高于超声造影和CT,但对于病灶定性诊断准确性低于超声造影与CT。

【病例分析】

① 简要病史:患者男性,59 岁,因右上腹疼痛 6 月余入院。无恶心呕吐,无皮肤黄染。超声检查提示胆囊肿大,胆总管扩张,主胰管扩张。

② 重要实验室检查结果:谷丙转氨酶:118.6 U/L↑;谷草转氨酶:65.2 U/L↑;γ-谷氨酸转肽酶:1 044.9 U/L↑;癌胚抗原:2.92 ng/ml↑;甲胎蛋白:1.27 ng/ml;糖类抗原 CA125:27.8 U/ml↑;糖类抗原 CA199:1.23 U/ml↑。

③ 普通超声:见图 5 - 5 - 1A - B。

④ 超声造影:见图 5 - 5 - 1C - D。

⑤ 相关影像学检查:见图 5 - 5 - 1E - F。

⑥ 病理结果:见图 5 - 5 - 1H - G。

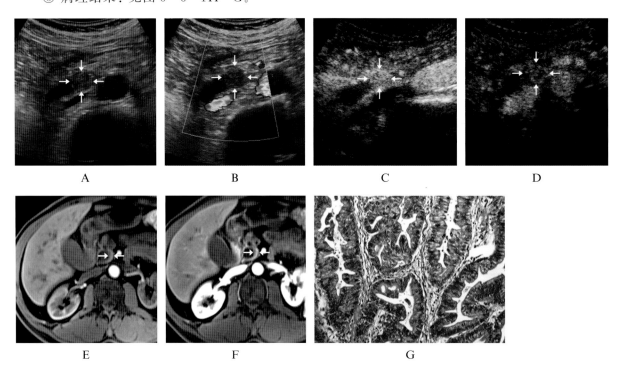

图 5 - 5 - 1 十二指肠壶腹部癌

A:灰阶超声在胆总管末端见一低回声,大小 1.6 cm×1.3 cm(箭头所示),边界清晰,形态规则。同时伴有胆囊肿大,大小 12.5 cm×4.7 cm,肝外胆管扩张,内径 1.4 cm。B:彩色多普勒超声病灶内未见明显血流信号。C:超声造影增强早期:胆总管末端低回声呈高增强;D:增强晚期呈低增强,考虑诊断为壶腹部肿瘤;E,F:增强 MR 发现胆总管下端似见小点状低信号影,诊断为胆总管下端小结石可能性大;G:病理结果十二指肠壶腹部中分化腺癌。该病例 MR 未能诊断。

⑦ 诊断思路分析:患者老年男性,因右上腹疼痛 6 月余入院,普通超声及实验室检查提示梗阻性黄疸,肝外胆管及主胰管扩张,提示梗阻部位应位于胆总管下段、壶腹部周围。普通超声发现胆总管下段低回声,大小 1.6 cm×1.3 cm,其性质有待超声造影明确。进一步行超声造影,该低回声区增强早期呈高增强,增强后期呈低增强,排除了结石及胆泥的可能性,诊断为壶腹部肿瘤,后手术病理证实为十二指肠壶腹部中分化腺癌。术前该患者也接受了增强 CT 及增强 MR 检查,CT 提示胆总管远端十二指肠乳头部可疑点样钙化灶,未作明确诊断。增强 MR 则诊断为胆总管下端小结石,这个病例充分显示了普通超声及超声造影的优势,相对于 CT 及 MR,超声能直观地显示胆管扩张的范围和程度,如果不受胃肠道气体影响,超声能全程显示扩张的胆管及其内异常回声,以及胰腺头部及胰管的情况,结合超声造影,能够对壶腹周围肿瘤做出定性的诊断。

第六节 经管腔胆管造影

经胆管腔内超声造影(Intra biliarycontrast enhanced uhrasound,IB - CEUS)是一种新的胆管腔内显影技术,近年来临床应用越来越广泛。其利用超声造影剂作为对比增强剂充填胆管树,可以获得类似于 X 线胆道造影的图像。IB - CEUS 能清晰显示胆管树结构,并判断胆道梗阻水平和程度,观察经皮肝胆管穿刺(PTCD)引流管走行、引流管末端位置,判断有无脱管等。

IB - CEUS 超声造影剂一般为六氟化硫微泡(声诺维,意大利 Braceo 公司,每瓶 59 mg),瓶装造影剂中加入生理盐水 5 mL,充分振荡混匀后,再与生理盐水按 1:300 的比例稀释后应用。IB - CEUS 胆道造影检查前先夹闭 PTCD 引流管远端,避免造影剂漏出,再经 PTCD 引流管注入超声造影剂,使用剂量为 30~100 mL,使肝内、外胆管树显影。IB - CEUS 超声造影应用双幅对照显像模式,采用低机械指数造影成像技术,显示肝脏及胆管解剖结构。

X 线胆道造影能够清晰显示胆管树,了解胆管腔内病变,具有敏感度好、分辨力高等优点,是胆道疾病术前评估、术中诊断、术后随访最常用的影像学手段之一。但是 X 线胆道造影具有一定的局限性,例如有辐射、反复检查不便、部分患者对碘造影剂过敏、仪器移动不便等。IB - CEUS 检查具有操作简单、仪器便携的优势,对于病情危重、不易搬动的患者可行床边检查;且超声造影具有无放射性、副反应少的特点,患者容易接受。对碘造影剂过敏、肾功能差的患者也能作为有效的检查手段,弥补了 X 线胆道造影不足。

有急性胆管炎症状和体征的患者应慎用此检查,因推注造影剂时产生的压力可能使胆汁内的细菌进入血液循环进而产生菌血症甚至败血症。确有必要者可在引流后胆汁清亮后再行此检查,同时要注意避免压力过大。

第七节 胆囊及胆管超声造影报告书写

一、报告书写原则

胆囊及胆管超声造影报告应包括常规超声特征、造影剂用量、给药途径、注射次数、超声造影特征、超声造影结论等几个部分。

常规超声特征:包括胆囊大小、胆囊壁厚度、连续性、光滑与否;胆管扩张的位置、范围、内径;

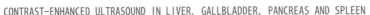
腔内病变的数目、大小、位置、形态、回声、与囊/管壁的关系、病灶附着处基底部特征、血供等。

超声造影特征应包括以下基本要素：相对于周围肝实质，增强早期、增强晚期病变增强水平、造影剂分布特征；囊壁或管壁及病变增强水平及造影剂分布特征随时间的变化；病变基底部特征及基底部附着处胆囊壁是否完整；病变的边界，与周围肝实质的关系，是否浸润肝脏；胆囊/胆管壁及病变开始增强时间、达峰时间，增强变高、变等和变低时间；胆囊/胆管壁层次结构，尤其是病变附着处壁的层次结构；延迟期扫查全肝，观察有无肝脏转移。

超声结论：结合常规超声及临床相关信息，给出倾向性结论，一般不给出病理性的诊断结论。如考虑 XX 病可能、不除外 XX 病、可疑 XX 病等。

二、报告模板（见附录五、附录六）

参 考 文 献

1. 曹海根，王金锐.实用腹部超声诊断学.第 2 版.北京：人民卫生出版社,2006：121～122.

2. 徐辉雄，刘琳娜，郑曙光，等.胆囊超声造影临床应用指南（2012）解读.中华医学超声杂志（电子版），2014,11：102～104.

3. 伍瑛，杜联芳，李凡，等.超声造影鉴别诊断胆囊良恶性病变的价值.临床超声医学杂志,2010,12(4)：238～240.

4. 徐作峰，谢晓燕，吕明德，等.胆囊疾病的超声造影对胆囊良恶性病变鉴别诊断的价值.中华超声影像学杂志,2007,16(5)：236～238.

5. 袁海霞，王文平，丁红，等.实时超声造影对胆囊良恶性病变鉴别诊断的价值.中华超声影像学杂志，2007,16(5)：412～415.

6. 张帆，陈文，贾建文，等.超声易误诊及漏诊的肝内胆管错构瘤.中国超声医学杂志,2016,32(12)：1104～1106.

7. 王琼，李园，易珊林，等.超声诊断先天性胆管囊状扩张症的价值.中国医学影像学杂志,2008,16(3)：220～221.

8. 许尔蛟，任杰，郑荣琴，等.超声造影对肝门部胆管癌的诊断价值.中华肝脏外科手术学电子杂志，2013,2(2)：105～108.

9. 张瑞芳，秦石成，宋毅，等.肝外胆管黏液腺瘤常规超声及超声造影表现 1 例.中华超声影像学杂志，2010,19(8)：704.

10. 陈立达，徐辉雄，吕明德，等.胆总管囊肿合并绒毛状腺瘤超声造影表现 1 例.中华超声影像学杂志，2007,16(5)：447.

11. 周静，张煜，罗志建，等.超声造影诊断肝外胆道梗阻性病变应用研究.中国超声医学杂志,2014,30(12)：1102～1105.

12. Piscaglia F, Nolsoe C, Dietrich C F, et al. The EFSUMB Guidelines and Recommendations on the clinical practice of contrast enhanced ultrasound(CEUS)：update 2011 on non-hepatic applications. Ultraschall Med，2012,33(1)：33～59.

13. Xu H X. Contrast-enhanced ultrasound in the biliary system：potential uses and indications. World J Radiol，2009,1(1)：37～44.

14. Sparchez Z, Radu P. Role of CEUS in the diagnosis of gallbladder disease. Med Ultrason，2012,14(4)：326～330.

15. Meacock L M，Sellars M E，Sidhu P S. Evaluation of gallbladder and biliary duct disease using microbubble contrast-enhanced ultrasound. Br J Radiol，2010,83(991)：615～627.

16. Adamietz B，Wenkel E，Uder M，et al. Contrast enhanced sonography of the gallbladder：a tool in the diagnosis of cholecystitis? Eur J Radiol，2007,61(2)：262～266.

17. Xie X H，Xu H X，Xie X Y，et al. Differential diagnosis between benign and malignant gallbladder diseases with real-time contrast-enhanced ultrasound. Eur Radiol，2010,20(1)：239～248.

18. Liu L N，Xu H X，Lu M D，et al. Contrast-enhanced ultrasound in the diagnosis of gallbladder diseases：a multi-center experience. PLoS One，2012,7(10)：e48371.

19. Zheng S G，Xu H X，Liu L N，et al. Contrast-enhanced ultrasound versus conventional ultrasound in the diagnosis of polypoid lesion of gallbladder：a multi-center study of dynamic microvascularization. Clin Hemorheol Microcirc，2013,55(3)：359～374.

20. Sadamoto Y，Kubo H，Harada N，et al. Preoperative diagnosis and staging of gallbladder carcinoma by EUS. Gastrointest Endosc，2003,58(4)：536～541.

21. Choi J H，Seo D W，Park D H，et al. Utility of contrast-enhanced harmonic EUS in the diagnosis of malignant gallbladder polyps(with videos). Gastrointest Endosc，2013,78(3)：484～493.

22. Park C H，Chung M J，Oh T G，et al. Differential diagnosis between gallbladder adenomas andcholesterol polyps on contrast-enhanced harmonic endoscopic ultrasonography. Surg Endosc，2013,27(4)：1414～1421.

23. Kim K A，Park C M，Park S W. Contrast-enhanced power Doppler US：is it useful in Differentiation of gallbladder disease? Clin Imaging，2002,26(5)：319～324.

24. Hohmann J，Loddenkemper C，Albrecht T. Assessment of a biliary hamartoma with contrast-enhanced sonography using two different contrast agents. Ultraschall Med，2009,30(2)：185～188.

25. Khan S A，Thomas H C，Davidson B R，et al. Cholangiocarcinoma. Lancet，2005,366(9493)：1303～1314.

26. Yonem O，Bayraktar Y. Clinical characteristics of Caroli's syndrome. World J Gastroenterol，2007,13(13)：1934～1937.

27. Xu H X，Xie X Y，Lu M D，et al. Unusual benign focal liver lesions：findings on real-time contrast-enhanced sonography. J Ultrasound Med，2008,27(2)：243～254.

28. Kim T K，Choi B I，Han J K，et al. Peripheral cholangiocarcinoma of the liver：two-phase spiral CT findings. Radiology，1997,204(2)：539～543.

29. Chen L D，Xu H X，Xie X Y，et al. Enhancement pattern of intrahepatic cholangiocarcinoma：comparison between contrast-enhanced ultrasound and contrastenhanced computed tomography. Br J Radiol，2008,81(971)：881～889.

30. Lin M X，Xu H X，Lu M D，et al. Diagnostic performance of contrast-enhanced ultrasound for complex cystic focal liver lesions：blinded reader study. Eur Radiol，2009,19(2)：358～369.

31. Zaydfudim V M，Rosen C B，Nagorney D M. Hilar cholangiocarcinoma. Surg Oncol Clin N Am，2014,23(2)：247～263.

32. Khalili K，Metser U，Wilson S R. Hilar biliary obstruction：preliminary results with Levovist-enhanced sonography. AJR Am J Roentgenol，2003,180(3)：687～693.

33. Xu H X，Chen L D，Xie X Y，et al. Enhancement pattern of hilar cholangiocarcinoma：contrast-

enhanced ultra sound versus contrast-enhanced computed tomography. Eur J Radiol，2010，75(2)：197～202.

34. Kawakatsu M，Vilgrain V，Zins M，et al. Radiologic features of papillary adenoma and papillomatosis of the biliary tract. Abdom Imaging，1997，22(1)：87～90.

35. Chen L D，Xu H X，Xie X Y，et al. Intrahepatic cholangiocarcinoma and hepatocellular carcinoma：differential diagnosis with contrast-enhanced ultrasound. Eur Radiol，2010，20(3)：743～753.

36. Liu L N，Xu H X，Zheng S G，et al. Solitary schwannoma of the gallbladder：A case report and literature review. World J Gastroenterol，2014，20(21)：6685～6690.

◇ 第六章 胰腺超声造影

胰腺是人体重要的内外分泌器官,呈长棱柱状,长 12 cm～25 cm,位于上腹部腹膜后间隙,紧贴腹后壁,第一、二腰椎体的前方。胰腺分为头部、颈部、体部和尾部。内含胰管,其中主胰管横贯胰体,内径 0.2 cm～0.3 cm,与胆总管汇合于十二指肠降部的乳头处,或单独开口于十二指肠降部的乳头。胰腺血供主要由来自腹腔动脉的分支胰十二指肠上、下动脉和脾动脉的分支供应。胰腺的静脉一般与同名动脉伴随走行。

超声是胰腺疾病最主要的影像检查方法之一。与其他影像检查相比,具有快速、无创、无辐射、价廉、实时动态等优势。超声能广泛应用于各种胰腺疾病的诊断和治疗,包括胰腺炎症性疾病、胰腺肿瘤性疾病的诊断,以及超声引导下胰腺病变组织学穿刺活检和介入治疗等。超声造影是胰腺疾病常规超声诊断的有力补充。

第一节　胰腺超声造影检查技术

一、胰腺超声造影适应证

(一)普通超声或其他影像学检查发现的胰腺病变,不能明确性质者:包括胰腺局灶性肿块、胰腺不规则肿大、胰管扩张等。

(二)胰腺肿大,形态不规则,或回声不均匀,需要进一步排除胰腺占位者。

(三)怀疑胰腺恶性肿瘤且伴血清肿瘤标志物升高,影像检查未能明确诊断。

(四)怀疑胰腺内分泌肿瘤并伴有相应症状及实验室检查异常者。

(五)闭合性腹部外伤,怀疑胰腺损伤的患者。

(六)急性胰腺炎需了解胰腺组织坏死程度者。

(七)评估胰腺移植患者的血流灌注情况。

(八)需要评估胰腺癌在全身化疗或 HIFU、粒子植入、射频消融、微波消融、纳米刀、局部放疗、局部动脉灌注化疗等局部治疗后的疗效者。

(九)怀疑胰周积液、假性囊肿、积脓等病变需要进一步鉴别者;病变来源于胰腺或胰腺外组织需要进一步明确者。

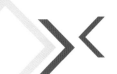
二、胰腺超声造影检查方法

（一）患者准备

1. 检查前一天清淡少渣饮食后禁食，一般要求禁食 6～8 小时以上。对腹部胀气或便秘者，可服缓泻剂或灌肠。检查前可饮水 500～1 000 ml，使胃作为透声窗，以便更好地显示胰腺。

2. 了解受检者临床资料，排除禁忌证，签署知情同意书。

3. 建立外周静脉通道。一般选择上肢的外周静脉，如肘前静脉、手背部静脉。造影剂注射前需再次振荡，经由带有三通的静脉通道团注，并用适量生理盐水冲洗。

（二）仪器及造影剂准备

1. 以声诺维（SonoVue，意大利 Bracco 公司）为例，使用前向瓶内注入生理盐水 5 ml，振摇直至冻干粉末完全分散成乳白色混悬液体。由于不同品牌的仪器性能、不同的造影成像软件及图像风格的差异，造影剂注射的推荐剂量可能各不相同，一般注射剂量在 1.0～2.4 ml。正式检查之前可咨询相关仪器设备的技术支持人员。

2. 仪器选用带有超声造影功能的超声仪器。一般选用凸阵经腹探头，频率范围一般为 2～5 MHz，体型较瘦或病变较小时可酌情选用线阵高频探头。常规超声检查确定感兴趣区域后，固定探头不动，将成像条件切换至低机械指数特异造影成像模式，调节聚焦点置于目标病灶底部水平，机械指数范围一般小于 0.2。调节增益并于后场隐约显示系统噪声。采用双幅同步模式，同时显示灰阶图像和造影图像。

（三）检查方法

1. 普通超声检查　常规行灰阶超声和彩色多普勒超声检查，观察胰腺整体形态、血流、主胰管情况，确定有无病灶及病灶位置、大小、形状、边界、回声特征、与周围组织结构的毗邻关系等。彩色多普勒超声检测病灶内部的血流信号。

选取能最清晰显示病灶及周围正常胰腺实质的断面进行下一步的超声造影检查（最好能同时显示病灶及周围正常胰腺组织）。患者体位主要采取仰卧位，必要时结合侧卧位观察。胰头和胰体的病灶通常采取剑突下横向扫查及斜向扫查，胰尾的病灶常常在左季肋区脾门处显示更为清楚。

2. 造影条件设置　进入造影剂特异性的低机械指数检查模式。

3. 超声造影　扫查断面置于感兴趣区，目标病灶尽可能位于屏幕的中央区域。经肘前静脉团注推荐剂量的造影剂。一般剂量为 1.0～2.4 ml（用量可随仪器不同而略有差异）。推注造影剂同时打开计时器并启动存储功能，观察病灶和周围胰腺组织的增强情况及其动态变化过程至少 3 分钟。延迟期无论是否怀疑为胰腺恶性肿瘤，应在胰腺造影结束后，常规行肝脏超声造影检查仔细寻找有无转移瘤。

三、胰腺超声造影观察内容

（一）胰腺超声造影时相

目前尚无定论，根据造影剂进入和廓清的时间一般可分为增强早期和增强晚期。

1. 增强早期（动脉期）　从注射造影剂开始至其后的 30 s，增强主要来源于胰腺动脉内部出现的微泡。

2. 增强晚期（静脉期）　造影剂注射后 31 s 至 120 s,造影微泡逐渐廓清,经静脉流出胰腺。

（二）超声造影观察内容

1. 病灶和周围胰腺组织的造影剂到达时间、达峰时间、消退时间。

2. 造影各时相病灶的增强水平　以邻近的正常胰腺组织增强水平作为参照,病灶的增强水平可分为高增强、等增强、低增强和无增强。同一病灶如兼有不同的增强程度,则以病灶内最高增强程度定义病灶的增强水平,其他增强程度可予以单独描述。

3. 增强速度　是指胰腺病灶与周围胰腺实质开始增强时间的比较,分为快、等、慢。

4. 增强形态　指增强的形态特征,一般以增强早期为准,包括:

（1）均匀增强:增强水平均匀一致;

（2）不均匀增强:病灶内增强水平不一,形状无规律;

（3）特殊增强征象:①包膜增强;②病灶内肿瘤血管构筑形态,指病灶实质增强前病灶内杂乱无序的血管形态及分布情况;③病灶内分隔增强,即在低或无增强病灶内,见线状增强把病灶分隔成若干小房。

5. 增强模式　是指病变在增强早期呈现某种类型的增强水平、增强速度和增强形态后,在进入增强晚期的过程中,增强水平和增强形态所发生的变化。胰腺最常见的增强模式有:

（1）早期低增强,晚期持续低增强;

（2）早期高增强,晚期增强消退为等或低增强;

（3）早期和晚期均为等增强。

6. 增强晚期的末期或延迟期扫查肝脏,观察肝脏内有无异常增强区。

第二节　正常胰腺超声造影

胰腺实质血供不同于肝脏,以动脉为主,无门静脉血流灌注。超声造影检查时 10～20 s 可见造影剂到达胰腺,几乎与腹主动脉同时开始增强,并迅速均匀弥散到全胰腺,胰腺轮廓较清晰,主胰管常不显示。早期开始时实质增强水平迅速增强达峰值,30～40 s 后增强水平不再提高,增强强度与腹主动脉的接近,60 s 后增强水平逐渐减低,可低于同期正常肝实质的回声,120 s 后造影剂几乎都流出胰腺实质,只能检测到微弱的造影剂回声,此时胰腺轮廓较模糊,如图 6-2-1。

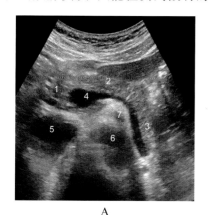

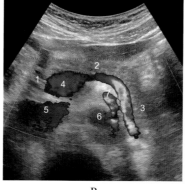

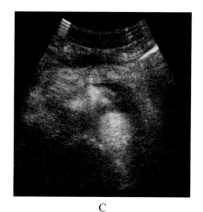

A　　　　　　　　　　B　　　　　　　　　　C

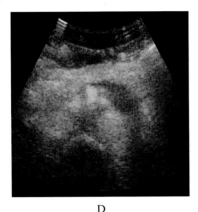
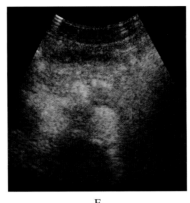

D   E

图 6-2-1　正常胰腺普通超声及超声造影表现

A：正常胰腺灰阶超声图；B：正常胰腺彩色多普勒超声图，1-胰头，2-胰体，3-胰尾，4-门静脉起始部，5-下腔静脉，6-腹主动脉，7-肠系膜上动脉；C：超声造影增强早期，造影剂注入 10 秒时胰腺整体均匀增强；D：造影剂注入 16 秒，胰腺增强达到峰值水平；E：增强晚期，造影剂注入 60 秒后增强水平慢慢减低。

第三节　胰腺病变的超声造影

一、急性胰腺炎

（一）概述

急性胰腺炎（Acute pancreatitis）多由胆道疾病、暴饮暴食、酗酒、外伤、ERCP 检查及胆道蛔虫等病因导致胰酶外漏，引起胰腺实质和周围组织发生自身消化。病理上可分为急性水肿型胰腺炎和急性出血坏死型胰腺炎两种类型。前者症状较轻，表现为胰腺肿大，病变累及部分或整个胰腺，无明显实质坏死和出血。后者症状较重，有较大范围的腺泡、脂肪组织和血管坏死、出血，可伴发化脓性炎症或脓肿、假性囊肿和瘘管形成等。急性胰腺炎可转化为慢性胰腺炎。

急性胰腺炎是常见的急腹症之一，以中年人发病较多，男女比例大致相同。临床表现为起病急，表现为上腹痛并放射到腰背部、腹胀、恶心、呕吐，可出现发热、黄疸、肠麻痹、腹水、胸水、肺炎、皮下瘀斑，甚至休克。实验室检查表现为电解质紊乱、白细胞增高、血和（或）尿淀粉酶升高。急性胰腺炎严重时可致败血症、急性呼吸窘迫综合征（ARDS）、低血钙等，病死率较高。

（二）普通超声

1. 灰阶超声　急性胰腺炎病理分型不同，超声表现也不同。水肿型胰腺炎多表现为胰腺弥漫性肿大，形态饱满，轮廓清楚，少数表现为胰腺局限性肿大。胰腺实质回声减低，严重水肿时胰腺回声明显减低而近似无回声表现，伴有后方回声增强。胰腺后方脾静脉可受压而显示不清。

出血坏死型胰腺炎表现为胰腺重度肿大，前后径可达 5.0 cm，轮廓模糊，边缘不规则，与周围组织分界不清。胰腺实质因出血、坏死以及皂化而呈现不均匀、杂乱回声。胰腺邻近组织水肿或炎症渗出，导致胰腺周围出现低回声带，或形成强回声的脂肪坏死皂化斑块。

主胰管可轻度扩张，随着炎症的消退逐渐恢复正常。若胰管明显扩张或不规则呈串珠状，应考虑合并存在胰腺癌或慢性复发性胰腺炎。

由于肿大胰腺的压迫,有时下腔静脉形成压迹,肠系膜上静脉和脾静脉不易显示。

可有假性囊肿、胰腺脓肿、继发肝外胆道梗阻、腹水、胸水和肠麻痹等超声表现。

2. 彩色多普勒超声　由于炎症渗出和肠气干扰,胰腺血流较难显示。胰腺实质内坏死区血流信号消失。

(三) 超声造影

由于胰腺水肿、坏死、与周围组织分界不清、积气等因素影响,急性期超声造影图像质量多不佳。

急性水肿型胰腺炎表现为胰腺整体均匀增强,形态正常,被膜完整,边界清晰。后期同步消退。胰腺周围可见少量无增强区,多为渗出性改变。

急性出血坏死型胰腺炎表现为胰腺不均匀增强,可见不同范围的无增强区(坏死区),形态失常,边界不清,被膜不完整。部分病例在胰周可见假性囊肿,表现为胰周边界清晰的无增强区,更严重病例可出现胰腺脓肿。

(四) 鉴别诊断

1. 胰腺癌　急性胰腺炎局限性肿大时,易误诊为胰腺癌。胰腺癌超声造影增强早期呈低增强,增强晚期也多为低增强。而胰腺炎局限性肿大区域多呈与胰腺实质同步增强,两者鉴别不难。

2. 慢性胰腺炎　超声造影多表现为胰腺整体增强,一般呈等增强,扩张胰管表现为低增强;急性胰腺炎以整体高增强为主,两者可鉴别。

(五) 诊断价值

超声造影在急性胰腺炎诊断中的价值主要在于当胰腺局限性肿大或有坏死区域出现时与胰腺癌的鉴别,以及急性胰腺炎的随访。文献报道超声造影诊断急性重症胰腺炎的灵敏度、特异度分别为 82%、89%,优于普通超声。胰腺局限性肿大或有坏死区域出现时超声造影表现为等增强及无增强,可与胰腺癌鉴别。在急性胰腺炎恢复期随访中,超声造影可部分代替 CT 监测有无假性囊肿、胰腺脓肿等并发症出现。

此外,早期正确的病情评估和分级诊断对急性胰腺炎临床治疗方案的制订有重要的指导作用。目前,增强 CT 仍是公认的对急性胰腺炎诊断及轻重分级的金标准,尤其对胰腺实质坏死和积液的显示。与增强 CT 比较,超声造影具有无放射性、无肾毒性等特点,同时可以反映胰腺组织的血供状态和坏死范围。

【病例分析】

① 简要病史:患者男性,39 岁,3 天前暴饮暴食后出现中上腹胀痛,无放射痛。

② 重要实验室检查结果:C 反应蛋白:>200 mg/L↑;白细胞:15.58×10⁹/L↑;血总淀粉酶:137.5 U/L↑。

③ 普通超声表现:见图 6-3-1A。

④ 超声造影表现:见图 6-3-1B-C。

⑤ 相关其他影像学表现:上腹部 MR 平扫+MRCP,见图 6-3-1D。

⑥ 诊断思路分析:该患者暴饮暴食后出现中上腹疼痛,结合上腹部 MR 平扫+MRCP 及实验室检查结果,考虑急性胰腺炎。普通超声见胰腺体积弥漫性增大,以前后径为主,回声减低不均,主胰管未扩张,伴周围渗出表现,为典型急性胰腺炎表现。超声造影进一步检查,提示大部分为均匀增强,胰体部分见不均匀低增强,被膜不完整考虑为坏死区域,拟诊断为急性出血坏死性胰腺炎。

临床诊断为：急性胰腺炎（重症），与超声造影结果相符。超声造影对急性胰腺炎的坏死较为敏感，可作为急性胰腺炎诊治的有力补充。

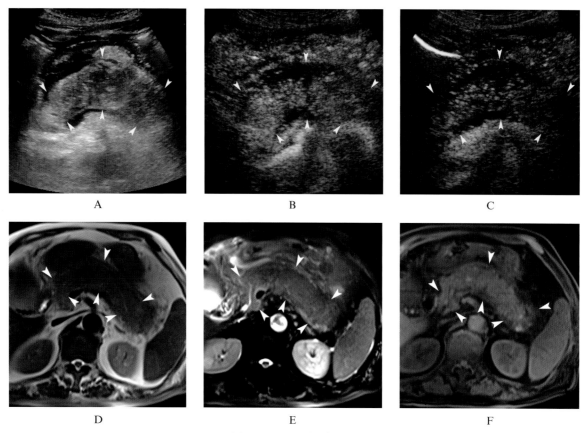

图 6-3-1　急性胰腺炎

　　A：灰阶超声显示胰腺体积弥漫性增大，以前后径增加为主，回声减低不均，主胰管未见扩张，胰腺前方见带状无回声区；B：超声造影胰腺增强早期（14 s）为不均匀等增强，胰体部分见不均匀低增强区域，胰腺表面轮廓不规则；C：增强晚期（76 s）为不均匀等增强，胰体部分见不均匀低增强区域，胰腺表面轮廓不规则；D-F：上腹部 MR 平扫＋MRCP 显示：胰腺肿胀，但其内信号均匀，胰管轻度扩张，胰腺周围可见渗出性改变。

二、慢性胰腺炎

（一）概述

　　慢性胰腺炎（Chronic pancreatitis）是各种病因引起胰腺组织和功能不可逆改变的慢性炎症性疾病，多由急性胰腺炎反复发作演变而来。国内最常见病因是胆道感染与胆石症等，国外多与长期酗酒有关。本病好发于中年，男性多于女性。慢性胰腺炎病程早期因胰腺水肿、脂肪坏死和出血而引起胰腺肿大，以后胰腺呈结节状改变，晚期整个胰腺因硬化而变小，出现弥漫性纤维组织增生或钙化。胰管内可有结石，引起胰管不规则扩张和狭窄。常合并假性囊肿。

　　病理上慢性胰腺炎分为三种类型：①慢性钙化型：最多见，以胰腺的硬化、钙化、胰腺体积缩小、胰腺结石为特点。②慢性梗阻型：我国多见，多合并胆道疾病，主要表现为慢性炎症细胞浸润、纤维组织增生。③慢性炎症型：较罕见，仅有炎症细胞浸润。

　　根据临床症状可分为慢性复发性胰腺炎和慢性无痛性胰腺炎。前者具有慢性发作性上腹痛、腹胀和消化障碍，严重者可出现脂肪泻、消瘦和糖尿病等胰腺内、外分泌功能不全表现。后者很少出现上腹痛,只出现胰腺外、内分泌功能不足,或出现腹水,或在腹部平片上胰腺部位出现钙化。急性发作时可有血和(或)尿淀粉酶升高。

根据病变的范围可分为弥漫性胰腺炎和局灶性胰腺炎。前者多见;后者较少见,表现为胰腺局限性肿大,与胰腺癌鉴别困难。

(二) 普通超声

1. 灰阶超声

(1) 胰腺大小:部分(28%～58.7%)慢性胰腺炎患者胰腺体积无变化。急性发作时可表现为胰腺体积轻度增大,病情发展至后期胰腺可出现萎缩,体积常常缩小。也可表现为胰腺局限性肿大,形成胰腺局限性炎性肿块(肿块型胰腺炎)。

(2) 胰腺形态、边缘:胰腺形态僵硬、饱满,轮廓欠清,边缘不规整,与周围组织器官界限不清。

(3) 胰腺内部回声:胰腺实质回声增高、增粗、不均匀,可见点、条状高回声带。病程早期以及炎性水肿(急性发作期)或纤维化致弥漫性胰腺肿大时可出现不均匀低回声,回声增粗。部分慢性胰腺炎的胰腺实质回声可无明显异常。胰腺实质内有钙化灶形成时,可表现为点状、簇状或斑片状强回声区,后方伴声影。

(4) 主胰管:常伴胰管扩张,管径粗细不均,呈串珠状走行。

(5) 胰腺结石:主胰管内有结石形成时,管腔内可见强回声团,伴后方声影,对慢性胰腺炎有确诊价值。大的胰腺结石呈粗大的圆形、椭圆形或弧形致密强回声区,后伴声影。小结石表现为点状强回声,后伴"彗星尾"征。但大多数的胰腺小结石表现为无声影的点状强回声,与胰腺实质的小钙化灶鉴别困难。

(6) 假性囊肿形成:在胰腺内部或周围出现边界清楚的无回声区,可见不规则增厚的囊壁,囊内有时可见弱回声及分隔。

2. 彩色多普勒超声　胰腺内血流信号减少。

(三) 超声造影

典型表现为胰腺实质同步增强,呈等增强,无占位征象,扩张的主胰管呈无增强。病情严重时,由于胰腺组织弥漫性脂肪变和纤维化,可表现为增强水平明显减低。

慢性局限性胰腺炎多见于胰头,大多数(90%)与胰腺实质同时增强,增强早期及晚期均呈等增强,如图6-3-2。如病程较长,病灶内纤维成分较多,病灶增强早期及晚期亦可呈低增强。此时与胰腺癌很难鉴别,需结合肿瘤标志物、CT或MRI等其他检查综合判断。

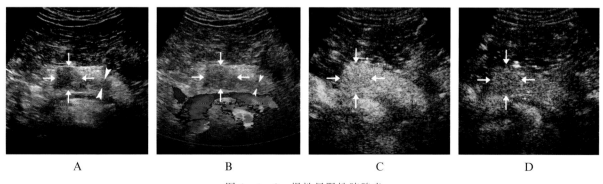

A	B	C	D

图6-3-2　慢性局限性胰腺炎

A:灰阶超声显示胰腺体部前后径约2.0 cm,胰腺体部见一低回声区,范围4.2 cm×1.6 cm(长箭头所示),边界欠清,内部回声不均匀;B:彩色多普勒超声病灶内部未见血流信号;C:超声造影病灶增强早期(27 s)呈等增强;D:增强晚期(61 s)仍呈等增强。

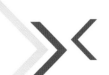

（四）鉴别诊断

慢性局限性胰腺炎与胰腺癌在普通超声上均表现为胰腺内低回声病灶,边界模糊,内部回声不均匀,较难鉴别。超声造影检查时慢性局限性胰腺炎无占位征象,与周围胰腺组织一致,为同步增强同步消退,注入造影剂后原本较清晰的低回声区反而变得模糊不清,无明显边界;而胰腺癌增强早期多呈低增强,周围胰腺组织呈高增强,注入造影剂后,会使原本不太清晰的低回声病灶变得更加清楚,有助于两者鉴别诊断。

（五）临床价值

超声检查通常作为慢性胰腺炎的初筛检查,可显示胰腺形态改变,胰管狭窄、扩张、结石或钙化及囊肿等征象,但敏感度和特异度较差,超声造影可提高诊断的敏感性和特异性,能提高对慢性胰腺炎内胰管扩张及假性囊肿的显示率,有助于局限性胰腺炎及胰腺癌的鉴别诊断。慢性局限性胰腺炎多表现为局限性低回声区,增强早期及增强晚期均呈等增强,以此为标准超声造影诊断慢性胰腺炎的灵敏度、特异度可达 75％、100％;此外,定量超声造影检查时慢性局限性胰腺炎的峰值强度与周围胰腺组织的接近,高于胰腺癌的峰值强度。因此,超声造影有助于慢性局限性胰腺炎与胰腺癌鉴别诊断。文献报道超声造影鉴别诊断该两种疾病的准确性与增强 CT 相当(88.9％ vs. 90.0％)。

三、胰腺囊肿

（一）概述

胰腺囊肿(Pancreatic cyst)分为胰腺真性囊肿和胰腺假性囊肿。

胰腺真性囊肿较少见,是指原发或继发于胰腺组织本身的囊性结构,一般较小,囊壁来源于腺管或腺泡上皮组织。真性囊肿可分为先天性囊肿和后天性囊肿。先天性囊肿因胰腺导管、腺泡发育异常所致,与遗传因素有关,小儿多见。后天性囊肿常见,包括①潴留性囊肿:因胰腺炎性、胰管狭窄或阻塞引起胰液潴留而形成。②寄生虫性囊肿:继发于寄生虫病如胰腺包虫囊肿。③肿瘤性囊肿:胰腺肿瘤性病变形成复杂囊性病变如胰腺囊腺瘤、囊腺癌等。

胰腺假性囊肿多继发于急慢性胰腺炎、胰腺外伤或胰腺手术后,由胰液、渗出液和血液等积聚,刺激周围组织增生包裹,形成纤维性囊壁。多位于胰腺周围,少部分位于胰腺内。

胰腺真、假性囊肿的区别在于真性囊肿囊肿内壁有上皮细胞覆盖,而假性囊肿内壁无上皮细胞覆盖。与真性囊肿相比,假性囊肿体积多较大。真性囊肿患者常无明显不适,偶然体检发现。假性囊肿患者常有急慢性胰腺炎或上腹部外伤史。假性囊肿较小时可无临床症状,较大时可有上腹痛、腹胀等症状,在上腹部可触及包块。

（二）普通超声

1. 灰阶超声

（1）真性囊肿:真性囊肿根据病因不同超声表现各异。

先天性囊肿表现为胰腺实质内圆形或椭圆形无回声区,单发或多发,边界清晰,后方回声增强。常合并肝、肾、脾囊性病变。

潴留性囊肿多表现为胰腺实质内单发小无回声区,有时可见与胰管相通。

寄生虫性囊肿多为胰腺包虫囊肿,表现为圆形厚壁囊肿,回声增强,透声尚可,可有囊中囊表现,有时在囊壁上有高回声突起,此为其重要特点。

肿瘤性囊肿详见胰腺囊腺瘤和囊腺癌章节。

(2)假性囊肿:表现为胰腺周围或内部单发或多发的无回声区,边界光滑,形态呈类圆形或不规则形,囊壁较厚,偶尔囊壁有强回声钙化斑。内部透声良好,后方回声增强。

大多为单房,少数为分隔状和蜂窝状。继发感染时,囊肿内部可见点片状、中低实性回声,或全囊为实性回声,较难与肿瘤性病变相鉴别。

假性囊肿巨大时,胰腺失去正常形态,可挤压周围器官。部分假性囊肿能自行吸收或经与囊肿交通的胰管内引流至肠道而消失。

如发生自发性破裂时,囊肿可突然变小或消失,并出现腹水征象。

2.彩色多普勒超声　囊肿内一般无明显血流信号。部分增厚的囊壁或囊内实性部分可见血流显示。

(三)超声造影

真性胰腺囊肿和假性囊肿超声造影表现相似,均表现为胰腺内圆形或类圆形无增强区,囊壁上无结节增强,主胰管一般不显示。

真性囊肿囊壁菲薄,假性囊肿囊壁较厚并常有囊内纤维间隔。囊内混合回声部分及实性部分,超声造影均呈无增强。

肿瘤性囊肿的超声造影表现详见胰腺囊腺瘤和囊腺癌章节。

(四)鉴别诊断

1.胰周血管断面　灰阶超声检查时胰周围血管断面也可呈无回声,与胰腺囊肿相似。超声造影时可见造影剂填充,与囊肿易区分。

2.胰腺囊性肿瘤　胰腺假性囊肿囊壁较厚、不规则,继发感染时囊内可有类似实性回声,普通超声难以与囊性肿瘤相鉴别。超声造影囊性肿瘤内实性部分可见增强,而假性囊肿内部为全程无增强。

3.脾囊肿　胰尾部的假性囊肿与脾囊肿应注意鉴别,两者超声造影均表现为无增强,可通过患者做呼吸运动加以区分,脾囊肿与脾活动一致。

(五)临床价值

超声造影在胰腺囊肿诊断中的价值主要在于与胰腺囊性肿瘤的鉴别诊断及假性囊肿的随访。若病灶内部超声造影增强早期及晚期均为无增强,囊壁较光滑,无分隔及乳头状增强,可诊断为胰腺囊肿,再结合病史及灰阶超声表现,可进一步诊断为真性囊肿或假性囊肿。

关于胰腺真性囊肿,超声造影有助于其与胰管囊性扩张的鉴别,以及囊肿的边界、包膜、与胰管是否相通。

超声造影对胰腺假性囊肿的诊断及鉴别诊断具有较大的价值,有助于判断胰腺假性囊肿的边界、有无分隔、血流情况,以及与胰腺其他囊性病变鉴别。另外超声造影也可用于假性囊肿治疗效果评估及随访。

【病例分析】

① 简要病史:患者男性,40岁,因既往急性胰腺炎病史来院复查。

② 重要实验室检查:C反应蛋白:>200 mg/L↑;中性粒细胞%:86.2%↑;白细胞:14.42×

10^9/L;血淀粉酶:69.0 U/L。

③ 普通超声:见图 6-3-3A-B。

④ 超声造影:见图 6-3-3C-D。

⑤ 相关其他影像学:无。

⑥ 诊断思路分析:该患者因急性胰腺炎病史复查时发现胰腺尾部囊性占位,结合病史首先应考虑假性囊肿,其次是胰腺囊性占位性病变。普通超声显示,该囊性占位大部分呈无回声,内见分隔及附壁高回声,囊壁较厚。彩色多普勒显示内部实性及分隔部分均无血流信号。进一步行超声造影检查病灶内部全程均呈无增强,附壁高回声及分隔上均无增强,符合假性囊肿诊断。增强CT也支持胰腺假性囊肿的诊断。

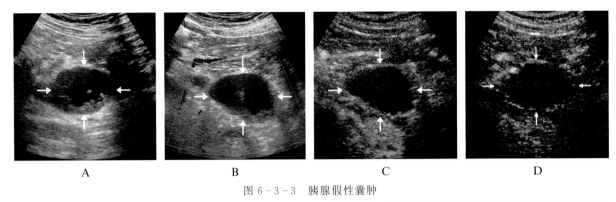

图 6-3-3 胰腺假性囊肿

A:普通超声于胰腺尾部见一混合回声区,大小 4.8 cm×3.8 cm,以无回声为主,可见周边环形附壁高回声;B:彩色多普勒超声病灶内部无血流信号;C:超声造影增强早期(30 s)病灶呈整体无增强,囊壁显示更清晰,壁薄;D:增强晚期(192 s)仍呈无增强。

四、胰腺囊腺瘤和黏液性囊腺癌

(一) 概述

胰腺囊腺瘤(Pancreatic cystadenoma)及黏液性囊腺癌(Mucous cystadenocarcinoma of pancreas)是胰腺胰管或腺泡组织上皮细胞增生致使分泌物潴留而发生的肿瘤性囊性病变,好发于30~60岁女性,并多见于胰腺体、尾部,发病率较低,占胰腺囊性疾病的10%~15%,其中黏液性囊腺癌约占胰腺恶性肿瘤的1%。

囊腺瘤又分为浆液性囊腺瘤(Serous cystadenoma)及黏液性囊腺瘤(Mucinous cystadenoma),其中浆液性囊性肿瘤无恶变倾向,而黏液性囊腺瘤具有恶变倾向。

囊腺瘤与黏液性囊腺癌在临床和影像学上较难区分,一般认为黏液性囊腺癌系由黏液性囊腺瘤恶变而来,少部分黏液性囊腺癌一开始即为恶性。胰腺囊腺瘤生长缓慢。一般较大,但也有小至1 cm~2 cm,多房性或蜂窝状囊腔,与胰管不通。囊腔内有黏液或浆液,一般不含胰酶。胰腺囊腺癌呈多囊腔,囊壁细胞呈高柱状或乳头状生长伸入腔内,甚至充满囊腔。

本病起病隐匿,早期临床症状常不典型,仅有轻微上腹痛和消化道症状。若肿瘤较大,可压迫或浸润胆总管和胃肠道等邻近器官,引起上腹痛、胃肠道出血和梗阻性黄疸等,偶尔触及腹块。但远隔脏器转移较晚,预后较胰腺导管腺癌好。

(二) 普通超声

1. 灰阶超声 浆液性囊腺瘤表现为胰腺内由无数大小不等无回声区组成的圆形肿块,呈蜂窝状,境界清晰,边缘平滑,后方回声增强。内壁多无乳头状凸起。肿瘤后方回声不衰减。

黏液性囊腺瘤表现为胰腺内多房囊性结构,呈圆形或分叶状,包膜完整,轮廓清晰。小的胰腺囊腺瘤多呈多房性或蜂窝状无回声囊腔,囊壁回声增高,也可表现为类似实质性肿块的高回声或低回声病灶。大的胰腺囊腺瘤多表现为囊性为主的肿物,内部呈无回声区,可有分隔,并伴有肿瘤实质性部分的团块状高回声。囊壁回声增高,不规则增厚,有的呈乳头状突向腔内。在肿瘤内部和囊壁可见钙化灶。

黏液性囊腺癌与囊腺瘤在影像学上较难鉴别,超声检查显示肿块囊壁有较多实性成分,形状不规则,囊壁有模糊残缺的浸润征象,周围淋巴结可有增大,另外也可见肝转移征象。

2. 彩色多普勒超声　彩色多普勒超声检查时囊腺瘤内可检出血流信号,频谱多普勒检查多为动脉血流信号。黏液性囊腺癌内更易检出血流信号,血供丰富,侵犯周围血管时亦可有相应表现。

(三) 超声造影

浆液性囊腺瘤囊壁及囊内分隔表现为与周围胰腺组织同步增强,增强水平呈等增强,增强后蜂窝状结构更显著。囊内间隔较薄且没有乳头状隆起。

黏液性囊腺瘤表现为与周围胰腺实质同时增强,增强水平等于或稍高于周围胰腺实质,病灶内部见无增强区。晚期增强水平稍低于周围胰腺实质。肿瘤边界清晰,囊壁较厚,分隔较薄。

黏液性囊腺癌与周围胰腺实质同时增强,增强早期常表现为等增强或高增强,增强消退较快,增强晚期多数为低增强。肿瘤边界欠规则,囊壁和分隔不均匀增厚,壁上可见乳头状增强灶。病灶实性成分增多,实性部分增强不均匀,可见囊性无增强区。

(四) 鉴别诊断

1. 胰腺癌　浆液性囊腺瘤液性成分占大多数,有时候与伴有坏死液化的胰腺癌不易鉴别。超声造影胰腺癌表现为增强早期低增强,虽然有时伴有坏死液化,但是大多数胰腺癌仍以实性成分为主。囊腺瘤以液性成分为主,多呈蜂窝样增强,或呈囊性结构,周边等增强或高增强,内部为无增强,易区分。

2. 胰腺假性囊肿　胰腺假性囊肿超声造影表现为无增强,内有分隔时亦不增强;黏液性囊腺瘤囊内分隔及乳头状突起内部均有造影剂进入,呈等增强或高增强。

(五) 临床价值

胰腺囊腺瘤与黏液性囊腺癌少见,临床表现也无特殊性,诊断较困难。胰腺囊腺瘤乳头状增生结节较小或与周围组织回声接近时,普通超声上较难鉴别。超声造影可清楚地显示肿瘤的大小、形状、边界、有无侵犯、血流灌注情况,有利于明确结节的性质,为术前评估提供帮助。同时,超声造影有助于鉴别胰腺囊腺瘤/黏液性囊腺癌与其他疾病如胰管内沉积物等。

【病例分析】

(1) 病例一:

① 简要病史:患者女性,65 岁,体检发现胰腺占位 3 年。3 月前我院超声提示胰颈部囊性占位,大小 1.0 cm×1.2 cm。一周前于我院复查增强 CT,提示胰颈部囊性占位,考虑良性可能性大,直径 1.1 cm,较 3 年前增大,遂入院进一步诊治。

② 重要实验室检查结果:癌胚抗原: 0.57 ng/ml;甲胎蛋白: 5.59 ng/ml;糖类抗原 CA153: 4.43 U/ml;糖类抗原 CA125: 7.15 U/ml;糖类抗原 CA199: 13.39 U/ml;糖类抗原 CA724: 0.62 U/ml。

③ 普通超声:见图 6 - 3 - 4A - B。

④ 超声造影：见图 6 - 3 - 4C - D。

⑤ 相关影像学增强 CT：见图 6 - 3 - 4E - G。

⑥ 病理结果：见图 6 - 3 - 4H。

⑦ 诊断思路分析：患者发现胰腺囊性占位 3 年,近期略增大,普通超声表现为胰腺颈部囊性肿块,结合病史及其他影像学检查,诊断为胰腺囊性占位性病变。超声造影检查该肿块表现为无增强,符合胰腺囊性占位性病变的诊断。术后病理证实为胰腺浆液性囊腺瘤。

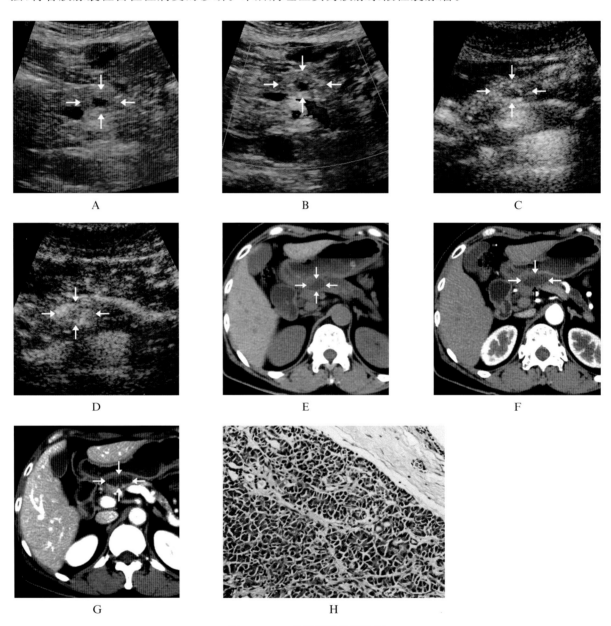

图 6 - 3 - 4　胰腺浆液性囊腺瘤

A：灰阶超声在胰腺颈部见一无回声区,大小 1.2 cm×1.0 cm,形态规则,边界清晰;B：彩色多普勒超声病灶未见明显血流信号;C：超声造影增强早期(12 s)该病灶为无增强;D：增强晚期(107 s)呈无增强;E-G：CT 平扫+增强：平扫可见胰腺颈部可见直径 1.1 cm 低密度灶,增强后无强化;H：手术后病理显示为胰腺浆液性寡囊腺瘤。

(2) 病例二：

① 简要病史：患者女性,69 岁,因腹胀伴发热 1 天入院。患者 1 天前无明显诱因出现腹胀伴发热,无恶心呕吐,无腹部疼痛及放射痛。急诊 CT 平扫提示胰腺钩突部占位性病变。

② 重要实验室检查结果：癌胚抗原：1.37 ng/ml；糖类抗原 CA199：9.79 U/ml；淀粉酶：82.0 U/l。

③ 普通超声：见图 6-3-5A-B。

④ 超声造影：见图 6-3-5C-D。

⑤ 相关其他影像学：见图 6-3-5E-G。

⑥ 病理结果：见图 6-3-5H。

⑦ 诊断思路分析：患者因腹胀发热入院，急诊 CT 提示胰腺钩突部占位性病灶。普通超声发现胰头部蜂窝状囊实混合性占位，大小 6.4 cm×5.2 cm×7.3 cm，分隔内部见血流信号，符合浆液性囊腺瘤典型表现，加之肿瘤标志物均为阴性，考虑诊断为胰腺浆液性囊腺瘤，胰腺癌伴坏死待排除。超声造影检查时增强早期病灶实性部分呈快速蜂窝状高增强，增强晚期略消退，仍呈蜂窝状高增强，分隔规则光滑，支持胰腺浆液性囊腺瘤诊断。手术病理证实为胰腺浆液性囊腺瘤。

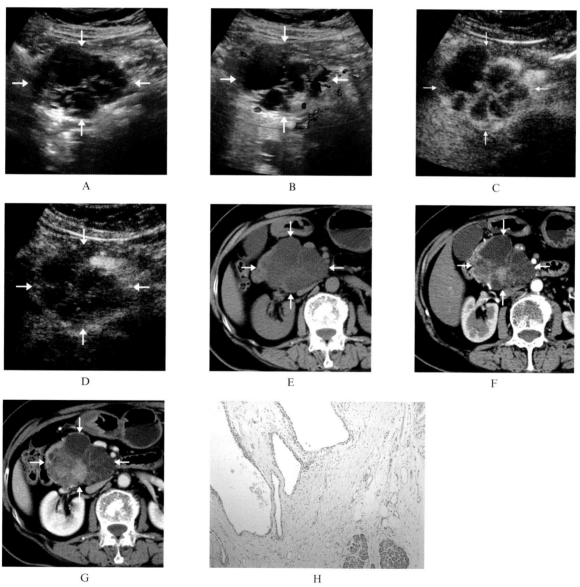

图 6-3-5　胰腺浆液性囊腺瘤

A：灰阶超声在胰头部见一蜂窝状囊实混合性回声区，大小 6.4 cm×5.2 cm×7.3 cm，内见分隔，透声好，主胰管扩张，内径 0.46 cm；B：彩色多普勒超声于实性部分见血流信号；C：超声造影病灶增强早期（16 s）呈蜂窝状等增强；D：增强晚期（183 s）仍呈蜂窝状等增强。E-G：上腹部 CT 平扫＋增强：胰腺钩突区见一大小约 7.1 cm×6.0 cm×8 cm 的不规则混杂密度肿块影，病灶边界尚清，以囊性成分为主，其内见不规则分隔影及斑点状钙化灶，增强后病灶分隔及实质成分强化明显，胰管轻度扩张；H：手术后病理证实为胰腺浆液性囊腺瘤。

（3）病例三：

① 简要病史：患者女性，61岁，因反复腰痛2年，发现胰腺囊性占位2年入院。患者2年前因腰痛在外院行CT检查，提示胰腺占位，未予进一步诊治。1个月前腹部CT提示胰腺囊实性占位：考虑假性囊肿？实性假乳头状瘤？普通超声提示胰腺体尾部囊实混合性占位。

② 重要实验室检查结果：癌胚抗原：0.95 ng/ml；甲胎蛋白：6.22 ng/ml；糖类抗原CA199：9.51 U/ml；糖类抗原CA153：10.36 U/ml。

③ 普通超声：见图6-3-6A-B。

④ 超声造影：见图6-3-6C-D。

⑤ 相关其他影像学：见图6-3-6E-J。

⑥ 病理结果：见图6-3-6K。

⑦ 诊断思路分析：患者于2年前发现胰腺占位，未予处理，普通超声及CT提示胰腺囊实混合性占位，考虑良性病变可能性大，结合其无胰腺炎病史、主胰管未见扩张等，考虑诊断为浆液性囊腺瘤。超声造影该病灶增强早期呈高增强，增强晚期呈不均匀蜂窝状低增强，符合浆液性囊腺瘤超声造影表现。术后病理证实为胰腺浆液性囊腺瘤。

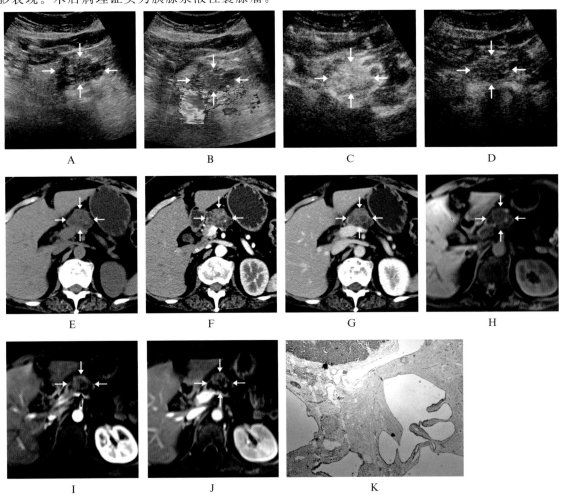

图6-3-6　胰腺浆液性囊腺瘤

A：灰阶超声于胰腺体尾部见一混合性回声区，大小4.7 cm×2.5 cm，内见分隔，呈蜂窝状，内部透声差，主胰管未见扩张；B：彩色多普勒超声在实性部分内见血流信号；C：超声造影增强早期（16 s）呈高增强；D：增强晚期（120 s）呈不均匀低增强，内见无增强区；E-G：上腹部CT平扫＋增强：胰颈部可见一直径约3.5 cm囊实混合性病灶，由多个小囊融合而成，中央可见斑点状钙化灶，病灶边界较为清晰，其内似见细线样分隔影，增强后病灶实性部分持续强化，胰管未见明显扩张；H-J：上腹部MR平扫＋增强＋MRCP：胰颈部可见一菜花状囊性占位突出胰腺轮廓外，其内见分隔，增强后可见结节样强化及分隔样强化，病灶似见与胰管相通，胰管未见明显扩张；K：手术后病理证实为胰腺浆液性囊腺瘤。

五、胰腺导管内乳头状黏液性瘤

（一）概述

胰腺导管内乳头状黏液性瘤（Intraductal papillary mucinous neoplasm，IPMN）是一类由上皮细胞乳头状增生引起的胰腺肿瘤。IPMN 起源于主胰管或分支的上皮细胞，上皮细胞有分泌功能，可产生大量黏液蛋白。可分为主胰管型、分支胰管型和混合型。主胰管型常见，沿胰管内生长，分泌过多的黏液，引起主胰管和/或分支胰管进行性扩张或囊变，胰腺实性组织变薄萎缩。分支胰管型多表现为胰腺内葡萄串样小囊性病变，主胰管扩张程度较轻。混合型则兼有上述两种表现。IPMN 发生率低，好发于老年人，男性多于女性。低度恶性，较晚发生转移，手术切除率高，预后相对较好。胰腺导管扩张明显，产生黏液量大时，可表现为上腹部疼痛、乏力、慢性腹泻等，部分伴有胰淀粉酶升高，与慢性胰腺炎、结肠炎症状相似。

（二）普通超声

1. 灰阶超声　病变可在主胰管内，亦可在分支胰管内，伴有局部分支胰管的扩张。

IPMN 直径较小时仅表现为囊肿样改变，仔细观察囊肿与胰管相通，可与真性囊肿鉴别。随着 IPMN 的增大，胰腺导管扩张是最常见的表现，导管内径可达 1.0 cm 以上。

胰管内壁可有实性壁结节形成，结节一般较小，呈乳头状或不规则形，需沿着胰管追踪扫查方可检出。壁结节直径超过 3 mm 以上时应警惕恶变。必要时可安排内镜超声进一步检查，能更清楚观察到壁结节的情况。体型较瘦者可使用高频超声观察扩张的胰管、囊肿及壁结节的细微特征。

2. 彩色多普勒超声　IPMN 较小时表现为单纯囊性结构，一般无血流信号。较大 IPMN 出现壁结节时可在结节内出现血流信号。

（三）超声造影

IPMN 较小时超声造影三期多呈无增强。较大 IPMN 出现壁结节时在胰管内出现结节状或乳头状附壁结节，增强早期增强水平高于或等于周围胰腺实质的，后逐渐消退，消退速度快于周围胰腺实质的，增强晚期呈低增强。

（四）鉴别诊断

1. 胰腺真性囊肿　IPMN 直径较小时仅表现为囊肿样改变，仔细观察囊肿与胰管相通，可与真性囊肿鉴别。

2. 胰腺假性囊肿　胰腺假性囊肿超声造影表现为无增强，内无乳头状突起；胰管内乳头状黏液性瘤可表现为无增强区内见乳头状不均匀增强结构，两者较易区分。

3. 慢性胰腺炎　慢性胰腺炎时也可表现为胰管扩张，超声造影检查时扩张的胰管表现为无增强区，内可见结石回声，但囊壁上无乳头状高增强结节。

（五）临床价值

IPMN 瘤体较小或与周围组织回声相近时，普通超声难以分辨时，高频超声或内镜超声可提供帮助。IPMN 较大、出现壁结节时超声造影有助于判断壁结节的血供，可作为术前评估手段，帮助判断病变的良恶性。

【病例分析】

① 简要病史：患者女性，58岁，因"中上腹疼痛7月"就诊，无发热、无皮肤黄染。外院超声提示胰腺头部低回声占位。增强CT提示胰腺钩突部位导管内乳头状瘤可能。

② 重要实验室检查结果：乙肝表面抗原：78.450↑；乙肝核心抗体：0.823↑；其余未见特殊异常。

③ 普通超声：见图6-3-7A-B。

④ 超声造影：见图6-3-7C-D。

⑤ 相关其他影像学：见图6-3-7E-H。

⑥ 病理结果：见图6-3-7I。

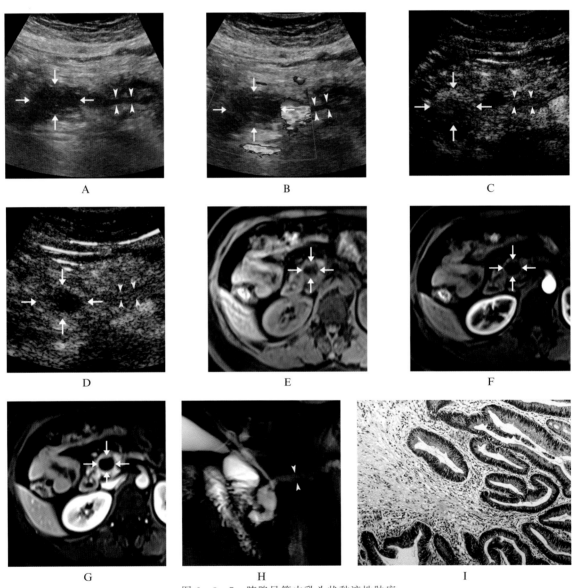

图6-3-7　胰腺导管内乳头状黏液性肿瘤

A：灰阶超声在胰头区见一囊实性混合回声区，大小3.0 cm×2.3 cm(长箭头所示)，形态欠规则，边界欠清晰，内部大部分呈无回声，后方回声增强，胰管扩张明显，宽0.6 cm(短箭头所示)；B：彩色多普勒超声肿块内部无血流信号；C：超声造影增强早期(26 s)病变周边呈等增强，内部无增强，无增强区与扩张的胰管相通；D：增强晚期(45 s)增强模式不变；E-H：上腹部MR平扫＋增强：胰腺体积尚可，胰管明显扩张，其中胰头区见一囊性病灶，直径约1.9 cm，T1呈低信号，T2呈较高信号，其内信号欠均匀，增强后(动脉期)前壁似见轻度强化乳头影，延迟后显示不清，余所示管壁无明显异常强化；图H为MRCP，箭头显示扩张的胰管；I：手术后病理结果为胰腺导管内乳头状黏液性肿瘤。

⑦ 诊断思路分析：该患者无明显诱因出现中上腹疼痛，持续时间较长，就诊时无皮肤黄染，普通超声在胰头区见一囊实混合回声区，形态不规则，边界欠清晰，内部大部分呈无回声，后方回声增强，胰管扩张明显，初步考虑诊断为胰腺囊性占位性病变或胰腺导管内乳头状瘤。行超声造影进一步检查，病变周边呈等增强，内部无增强，无增强区与扩张的胰管相通，支持 IPMN 的诊断。术后病理诊断为胰腺导管内乳头状黏液性肿瘤。胰腺导管内乳头状黏液性肿瘤其中的"乳头"结构普通超声及超声造影下较难显示，胰管扩张是一个明显特征，该病例中的"囊性结构"与扩张胰管相通，是胰腺囊性占位性病变与胰腺导管内乳头状瘤的鉴别要点之一。

六、胰腺实性假乳头状瘤

（一）概述

胰腺实性假乳头状瘤（Solid pseudopapillary neoplasm of the pancreas，SPN）是一种较罕见的潜在低度恶性胰腺囊实性肿瘤。多发生于年轻女性。胰腺实性假乳头状瘤同时具有实性和假乳头两种组织学特点，一般认为由于肿瘤细胞退行性变及细胞的着力下降在囊腔形成假乳头状结构。可发生于胰腺任何部位，胰头及胰尾常见。大部分患者无临床症状，仅在影像学检查时发现有胰腺内病灶，实验室检查正常。体积较大者可表现为上腹部不适、疼痛及腹部扪及肿块。

（二）普通超声

SPN 一般体积较大，多有包膜，与周围结构分界清晰。SPN 由不同比例的囊实性成分共同组成，根据比例不同，普通超声表现为囊实混合性或实性。肿瘤内部可出现钙化。由于肿瘤的外生性生长和质地较软，一般不引起胰管、胆管扩张。

（三）超声造影

增强早期常见周围包膜样环状高增强，肿瘤实质因成分组成不同而呈高增强、等增强或低增强不等，肿瘤出血、坏死或囊性变部分表现为无增强，增强晚期消退为低增强。

（四）临床价值

胰腺实性假乳头状瘤是一种少见的交界性肿瘤。手术切除是目前治疗本病的主要手段，一般预后较好，早期诊断对于临床治疗判断预后具有重要意义。对于常规超声表现不典型者，超声造影可提供一定帮助。

【备注】胰腺囊性肿瘤的超声诊断思路

胰腺囊性肿瘤（Pancreatic cystic neoplasms，PCNs）是一大类疾病的总称，主要以胰管或腺泡上皮细胞增生、分泌物潴留形成囊肿为特征。主要的 PCNs 有浆液性囊性肿瘤、黏液性囊性肿瘤、IPMN、实性假乳头状瘤等。

普通超声能够区分病变的囊实性，帮助确定肿瘤的位置、分隔、乳头、壁结节等成分以及血流情况，是 PCNs 的重要筛查手段。超声造影能进一步提高定性诊断和鉴别诊断能力。必要时还可以在超声引导下对囊液进行抽吸，进一步检测囊液成分。

当囊性结节具有以下特征时为高危因素，如＞3 cm 的囊肿（实性成分在超声造影上有增强，囊壁增厚并超声造影上有增强),主胰管直径≥1 cm 或存在梗阻性黄疸,主胰管直径突然变窄,远端胰腺萎缩或合并周围淋巴结肿大,应警惕恶性病变的可能。

七、胰腺神经内分泌肿瘤

（一）概述

胰腺神经内分泌肿瘤（Pancreatic neuroendocrine tumors，PNETs）发病率较低,好发于中年人。可分为功能性和无功能性两大类,功能性 PNETs 主要有胰岛细胞瘤、胃泌素瘤和胰高血糖素瘤。恶性程度低,生长缓慢。PNETs 临床表现多变,功能性者可因过量分泌激素而引起各种临床综合征。无功能性 PNETs 临床症状常不典型,诊断较困难。目前该类疾病的诊断主要依赖 CT、MRI、DSA 及超声内镜等影像手段。手术切除是目前公认的根治方法。

胰岛细胞瘤（Islet cell tumor）起源于 β 细胞,具有过度分泌胰岛素的功能,是最常见的 PNET 类型。多发生在胰体尾部,多为单发。大多为良性,10%～20% 为恶性。瘤体的直径一般为 1.0 cm～1.5 cm,最小者仅数毫米。肿瘤细胞能分泌过量的胰岛素,出现典型的 Whipple 三联征：①自发性周期性发作低血糖症状、昏迷及其他精神神经症状。②发作时血糖低于 2.8 mmol/L。③口服或静脉注射葡萄糖后,症状可立即消失。

胃泌素瘤（Gastrinoma）好发于青中年男性,常见于胰头、胰尾部。常为多发。65% 的肿瘤为恶性。临床上表现为难治性、反复发作或不典型部位的消化性溃疡、大量胃酸分泌和高胃泌素血症。

胰高血糖素瘤（Glucagonoma）起源于胰岛 α 细胞,能分泌大量的胰高血糖素,使血糖升高。较少见,好发于中老年女性。肿瘤多位于体尾部,多数为单发、恶性,直径一般为 1.5 cm～3.0 cm,也可侵及整个胰腺,常伴早期转移。临床表现为胰高血糖素升高、糖尿病、坏死性游走性红斑、消瘦、静脉血栓、外阴阴道炎、低氨基酸血症等。

（二）普通超声

1. 灰阶超声　胰腺实质内可见圆形低回声肿块,边界清晰,回声均匀。较大的肿瘤内部可见高回声区,或合并出血和囊性变出现边缘不整齐的无回声区,偶有斑块状强回声钙化区。肿瘤尾侧胰管可有扩张。恶性肿瘤体积较大,边界不清晰,呈浸润性生长,并常伴有周围淋巴结肿大和远处器官转移。

2. 彩色多普勒超声　可在肿瘤内检出较丰富血流信号。

（三）超声造影

PNETs 多为富血供肿瘤,与正常胰腺实质相比增强时间早,早期增强水平较高,大的无功能的内分泌肿瘤因坏死和囊性变可表现为不均匀高增强。增强晚期与胰腺实质相比,呈等增强或稍低增强。

（四）鉴别诊断

1. 胰腺癌　胰腺癌多为乏血供肿瘤,超声造影增强早期多表现为低增强,而胰腺神经内分泌肿瘤为富血供肿瘤,增强早期多呈高增强。

2. 慢性局限性胰腺炎　慢性局限性胰腺炎时也可表现为胰腺内实性低回声结节,与胰腺神经内分泌肿瘤表现相似。但慢性局限性胰腺炎超声造影表现为与周围正常胰腺实质同步的等增强，无占位征象。

（五）临床价值

超声造影在PNETs的诊断上有较大的价值。超声造影常表现为增强早期快速高增强，增强晚期消退为等增强或低增强，可与胰腺癌相鉴别。若肿瘤为等回声，普通超声常常难以发现，超声造影有助于检出胰腺内等回声PNETs。以增强早期高增强作为依据诊断PNETs，准确率可达90.5％。但是对于胰尾部、钩突等位置隐蔽的部位，超声造影检出有一定困难。对直径小于1.0 cm的肿瘤，超声不易发现，超声造影检出率仅为60％，低于内镜超声及磁共振的检出率。

【病例分析】

① 简要病史：患者女性，65岁，因上腹不适2月就诊。无发热、无恶心呕吐等。外院胃镜提示：慢性浅表性胃窦炎伴糜烂。

② 重要实验室检查结果：甲胎蛋白：4.49 ng/mL；糖类抗原CA125：10.95 U/mL；癌胚抗原：1.88 ng/mL；糖类抗原CA199：28.30 U/mL；糖化血红蛋白：6.80％↑；葡萄糖：7.6 mmol/L↑。

③ 普通超声：见图6-3-8A-B。

④ 超声造影：见图6-3-8C-D。

⑤ 相关影像学：见图6-3-8E-G。

⑥ 病理结果：见图6-3-8H。

⑦ 诊断思路分析：患者因上腹不适2月就诊，超声在胰头区见一实性占位，边界较清楚，主胰管未见明显扩张，CDFI未见明显血流信号，考虑为胰腺恶性肿瘤可能性大，良性肿瘤不能除外。进一步行超声造影，表现为增强早期略低增强，晚期低增强，表现不典型，结合患者糖化血红蛋白及葡萄糖升高，拟诊断为胰腺神经内分泌肿瘤。手术后病理证实为胰腺神经内分泌肿瘤。

八、胰腺癌

（一）概述

胰腺癌（Pancreatic cancer）是一种恶性程度极高的肿瘤，具有年轻化、病程短、进展快、预后差、死亡率高的特点。胰腺癌的危险因素包括吸烟、肥胖、酗酒和慢性胰腺炎等，接触萘胺及苯类化合物也使患胰腺癌的风险显著增加。糖尿病也是胰腺癌的风险因素之一。约10％的胰腺癌患者具有家族史。

约半数发生在胰头部，而胰体和尾部约占1/4，少数可浸润整个胰腺组织，成为弥漫性胰腺癌。病理类型以导管腺癌（约占90％）最常见，其他还有腺泡细胞癌、胰岛细胞癌等。早期胰腺癌常不大，不易发现。当癌肿增大后，多数呈坚硬的局限性实质性肿块。常见转移方式为淋巴道转移和直接浸润，晚期可发生血行转移和腹腔种植转移。肝脏是胰腺癌最易转移的脏器。

主要症状包括上腹部不适、体重减轻、恶心、黄疸、脂肪泻及疼痛等，均无特异性。胰头癌出现症状较早，胰体和胰尾癌症状出现较晚，一旦出现症状病程已属晚期。对临床上怀疑胰腺癌的患者应及时行超声、CT或MRI、肿瘤标记物等检查。

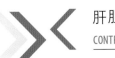
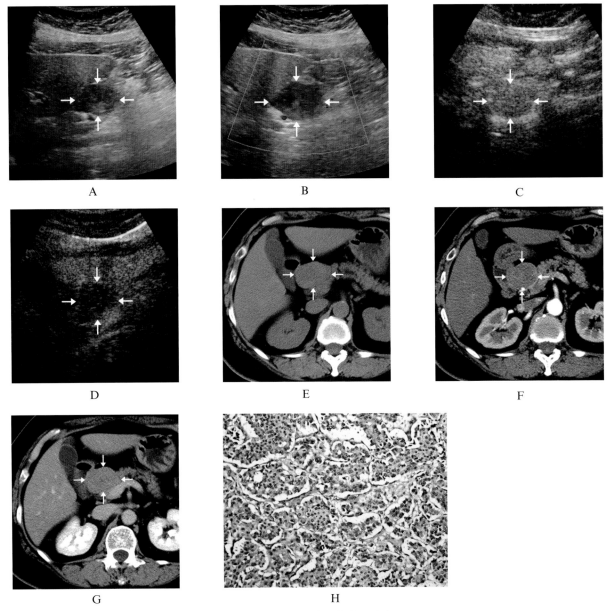

图 6-3-8　胰腺神经内分泌肿瘤

　　A：灰阶超声在胰头区见一低回声，大小 3.7 cm×2.9 cm，形态规则，边界清楚，主胰管未见明显扩张；B：彩色多普勒超声病灶内部未见明显血流信号；C：超声造影增强早期(22 s)肿块呈略低增强；D：增强晚期(164 s)呈低增强；E-G：上腹部 CT 平扫＋增强：显示胰腺头部前上缘与十二指肠间见大小约 4.3 cm×2.8 cm×5.0 cm 的肿块影，边界尚清，胰头呈受压推移改变，增强后肿块呈渐进性强化；H：手术后病理证实为胰腺神经内分泌肿瘤。

（二）普通超声

　　1．肿块　　大部分胰腺癌表现为局限性实性肿块，肿瘤较小时常表现为均匀低回声，形态不规则，呈分叶状，无包膜，边界欠清楚，向周边浸润。肿瘤较大时可因瘤体内出血、坏死液化、钙化等病理改变，其内出现不均匀的斑点状高回声、强回声及无回声区，表现为混合回声，后方可出现回声衰减。

　　2．胰腺大小　　胰腺癌较小时不引起胰腺大小与形态变化。局限性胰腺癌表现为胰腺局限性肿大，形态异常。弥漫性胰腺癌（全胰癌）表现胰腺弥漫性肿大、形态失常。

3.胰管扩张　是胰腺癌的重要表现。尤其对于显示不佳、较小的胰腺癌,胰管扩张常常是超声首先发现的征象。胰头及胰体的胰腺癌压迫阻塞主胰管,引起胰管均匀性或串珠状扩张。胰尾部或小的胰腺癌不累及胰管时,则无胰管扩张。若癌肿浸润胰管,可使胰管闭塞。

4.其他征象　大多数胰头癌可压迫和(或)浸润胆总管,引起胆道梗阻扩张、胆囊肿大。胰腺周围血管和脏器受压和侵犯。胰腺癌较早发生淋巴结转移,可引起胰周淋巴结肿大。

（三）超声造影

胰腺癌为乏血供肿瘤,典型胰腺癌表现为"慢进快出"的模式。肿瘤增强速度较胰腺组织晚,增强早期呈低增强。增强晚期消退早于胰腺组织,使肿瘤轮廓更加清晰。伴有液化坏死时肿瘤内出现无增强区。伴肝脏转移时,延迟期扫查肝脏可见肝内低增强区。

（四）鉴别诊断

1.慢性局限性胰腺炎　可表现为胰腺内局部低回声区,普通超声上很难与胰腺癌鉴别。超声造影上表现为病灶与周围胰腺组织同步等增强,与胰腺癌低增强区别明显,再结合胰腺炎病史等,诊断不难。

2.胰腺神经内分泌肿瘤　发病率远较胰腺癌低,但有升高趋势,普通超声难以鉴别两者。超声造影检查胰腺神经内分泌肿瘤多见的增强模式是增强早期高增强,而胰腺癌则大部分为低增强,再结合临床表现及实验室检查结果一般可准确鉴别。

（五）临床价值

与 CT 和 MR 相比,超声由于受胃肠道气体的干扰和操作者水平的影响,早期诊断胰腺癌敏感性及特异性不高,诊断价值有限。但普通超声可作为筛查手段,可对梗阻部位、病变性质以及转移情况等做出评估,有助于胰腺癌的初步诊断。超声造影诊断胰腺癌具有较高的准确性,与增强 CT 相似(超声造影为 82%,增强 CT 为 83%),均明显高于普通超声(56.9%)。

与普通超声相比较,超声造影能提供更多的信息:①与其他胰腺局灶性病变相鉴别。②评估胰腺癌是否可切除:帮助判断胰腺癌的范围以及对周围组织、血管的侵犯情况,为手术方案制定提供参考。③了解有无肝脏和脾脏等处的转移。④评估治疗疗效:超声造影能有效观察肿瘤的血流灌注情况,可用于评估胰腺癌高强度聚焦超声(HIFU)治疗、化疗、核素粒子植入治疗和射频消融等治疗后的疗效。

【病例分析】

（1）病例一:

① 简要病史:患者男性,72 岁,发现皮肤巩膜黄染伴尿色加深 1 周。普通超声提示胰头部实性占位,胰管扩张,肝内外胆管扩张,胆囊肿大。超声造影提示胰头部实性占位,考虑胰头癌可能。增强 CT 提示:胰头颈部实性占位,考虑胰腺癌,伴肝内外胆管扩张、胰管扩张、胆囊增大。入院进一步治疗。行胰十二指肠切除术。该患者术后 2 个月后发现肝内多发转移。

② 重要实验室检查:谷丙转氨酶:244.6 U/L↑;谷草转氨酶:189.9 U/L↑;r-谷氨酸转肽酶:1 047.8 U/L↑;糖类抗原 CA242:84.88 U/ml↑;糖类抗原 CA199:308.60 U/ml↑。

③ 普通超声:见图 6-3-9A-D。

④ 超声造影:见图 6-3-9E-F。

⑤ 相关影像学：见图 6-3-9G-K。

⑥ 病理结果：见图 6-3-9I。

⑦ 诊断思路分析：该患者有梗阻性黄疸表现,普通超声及 CT 均提示胰头部实性占位,实验室检查显示肝功能异常,与胰腺癌有关的肿瘤标志物均增高,胰腺癌的诊断基本确定。进一步行超声造影检查,该肿块造影全程均呈低增强,符合胰腺癌超声造影表现。术后病理为(胰头)腺鳞癌。

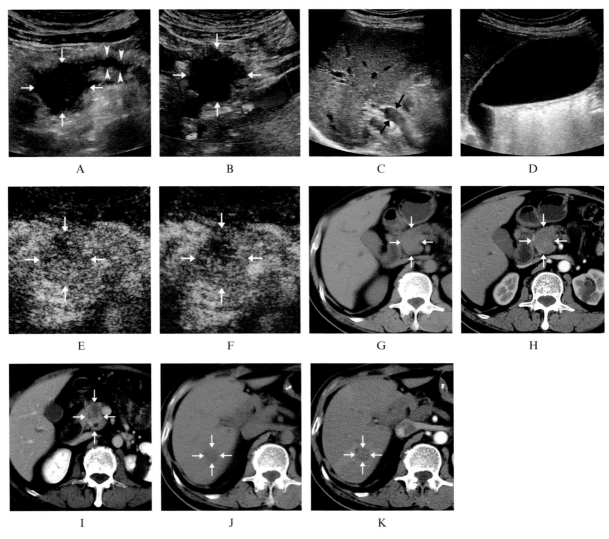

图 6-3-9 胰腺癌

A：普通灰阶超声见病灶位于胰头(长尾箭头示病灶,三角箭头示扩张的胰管)；B：彩色多普勒超声病灶内部血流信号稀少；C：灰阶超声显示肝外胆管扩张；D：灰阶超声显示胆囊肿大；E：超声造影增强早期：注入造影剂 25 秒后,与胰腺组织相比,肿块呈不均匀低增强；F：造影晚期：注入造影剂 63 秒后,与胰腺组织相比,肿块仍为低增强；G-I：上腹部 CT 平扫＋增强 CT：胰头颈部体积增大明显,密度不均,其内可见不规则低密度影,直径约 2.6 cm,增强后,胰头部病灶强化程度明显低于周围胰腺组织的,病灶边缘模糊,与十二指肠圈部内侧缘分界不清,胰管扩张,胰体尾部萎缩；J-K：上腹部 CT 平扫＋增强 CT 肝右叶内见多发直径 0.7 cm～1.9 cm 的类圆形、等密度和低密度影,动脉期病灶明显异常强化,部分病灶呈"牛眼"样。该患者术后病理为胰头腺鳞癌。

(2) 病例二：

① 简要病史：患者女性,62 岁,1 周前检查发现 CA199 偏高,后外院行上腹部 CT 增强提示胰颈部占位,考虑恶性肿瘤可能。普通超声提示：胰颈部实性占位,考虑恶性肿瘤可能。超声造影提示：胰颈部实性占位,考虑恶性肿瘤可能性大。行胰腺十二指肠切除术。

② 重要实验室检查：谷丙转氨酶：38.1 U/L；谷草转氨酶：46.5 U/L↑；r-谷氨酸转肽酶：

18.0 U/L;癌胚抗原:17.47 ng/ml↑;甲胎蛋白:2.71 ng/ml;糖类抗原 CA125:160.10 U/ml↑;糖类抗原 CA199:32.26 U/ml↑。

③ 普通超声:见图 6 - 3 - 10A - B。

④ 超声造影:见图 6 - 3 - 10C - D。

⑤ 相关其他影像学:见图 6 - 3 - 10E - H。

⑥ 病理结果:(胰腺)导管腺癌,高-中分化,局部侵犯小神经。

⑦ 诊断思路分析:该患者体检发现 CA199 偏高,普通超声及 CT 提示胰颈部占位,致远端胰管扩张,考虑恶性肿瘤可能。实验室检查显示与胰腺癌有关的肿瘤标志物均增高,胰腺癌的诊断基本确定。进一步行超声造影检查,该肿块造影全程均呈低增强,符合胰腺癌超声造影表现。术后病理为(胰腺)导管腺癌。

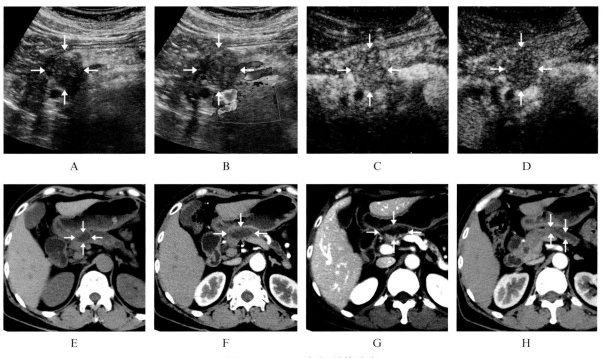

A　　　　　　　B　　　　　　　C　　　　　　　D

E　　　　　　　F　　　　　　　G　　　　　　　H

图 6 - 3 - 10　(胰腺)导管腺癌

A:灰阶超声显示胰腺颈部实性占位,大小 2.6 cm×2.3 cm,主胰管扩张,宽 0.9 cm;B:彩色多普勒超声肿块内部未见明显血流信号;C:超声造影增强早期(18 s)病灶为低增强;D:超声造影增强晚期(53 s)仍为低增强;E-G:上腹部 CT 平扫+增强显示胰腺颈部增大,局部见类圆形稍低密度影,大小约 2.6 cm×2.1 cm,部分凸向胰腺轮廓外,增强后强化程度弱于正常胰腺实质,远段胰管明显扩张;H:增强 CT 提示主胰管扩张。

(3)病例三:

① 简要病史:患者女性,74 岁,间歇性上腹隐痛不适 8 个月余。近日到医院体检,发现 CA199 升高,224 U/ml,外院腹部 CT 示胰腺尾部实性占位。

② 重要实验室检查:谷丙转氨酶:313.8 U/L↑;谷草转氨酶:148.9 U/L↑;γ-谷氨酸转肽酶:678.0 U/L↑;癌胚抗原:3.30 ng/ml;甲胎蛋白:3.61 ng/ml;糖类抗原 CA153:14.31 U/ml;糖类抗原 CA125:11.55 U/ml;糖类抗原 CA199:227.80 U/ml↑。

③ 普通超声:见图 6 - 3 - 11A - B。

④ 超声造影:见图 6 - 3 - 11C - D。

⑤ 相关其他影像学:无。

⑥ 病理结果:胰腺导管腺癌。

⑦ 诊断思路分析：该患者超声造影增强早期表现为不均匀等增强(约 2/3 区域等增强，1/3 区域低增强)，与一般的胰腺癌不同，据文献报道，约有 10% 的胰腺癌表现为等增强，这可能与肿瘤的分化程度有关；随着时间的推移，该肿块造影剂消退明显，增强晚期呈低增强，符合胰腺癌超声造影表现。术后病理为(胰腺)导管腺癌，中-低分化。

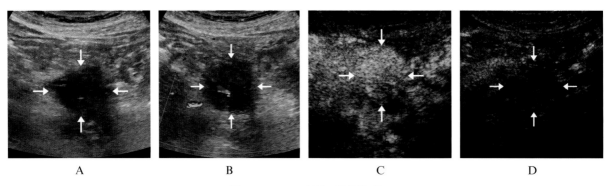

图 6-3-11 （胰腺）导管腺癌

A：灰阶超声显示胰尾区实性占位，大小 3.2 cm×3.4 cm×3.8 cm，形态不规则，边界不清，主胰管未见明显扩张；B：彩色多普勒超声肿块内部见少量血流信号；C：超声造影增强早期(24 s)为不均匀等增强(约 2/3 区域等增强，1/3 区域低增强)；D：超声造影增强晚期(190 s)为低增强。

第四节　胰腺癌 HIFU 治疗后疗效评价

HIFU 治疗是临床上常用的胰腺癌局部治疗，以其无创、实时适形治疗等优势而易于被患者所接受。对不能手术切除的胰腺癌患者，HIFU 可以起到肿瘤局部控制及减少患者肿瘤相关疼痛作用。超声造影能显示肿瘤内及微循环血管灌注情况，HIFU 术后肿瘤完全坏死时超声造影表现为肿瘤区域完全呈无增强，肿瘤残留时超声造影表现为肿瘤中央或周边区可见异常增强区。研究表明超声造影和 MRI 在 HIFU 术后评价具有很好的相关性，而超声造影具有重复检查方便、价格相对较低等优势，因此超声造影可作为 HIFU 治疗疗效评价的重要选择。

【病例分析】

(1) 病例一：

① 简要病史：患者男性，63 岁，无明显诱因出现上腹部腹胀不适，进食后明显，有时伴轻度腹痛。增强 CT 及超声造影提示胰腺尾部占位，胰腺癌可能性大，拟行 HIFU 治疗。

② 术前重要实验室检查：糖类抗原CA199：405.70 U/ml↑；糖类抗原CA125：769.20 U/L↑；糖类抗原CA724：26.52 U/ml↑。

③ HIFU 术前普通超声及超声造影表现：见图 6-4-1A-D。

④ HIFU 术后普通超声及超声造影表现：见图 6-4-2A-D。

⑤ 相关影像学检查：HIFU 术前增强 CT：见图 6-4-1E-G。HIFU 术后增强 CT：见图 6-4-2E-G。

⑥ 患者 HIFU 术前增强 CT 及超声造影检查结合肿瘤标志物诊断胰腺恶性肿瘤明确，HIFU 术后超声造影显示肿瘤内局部呈无增强，但并未完全坏死，增强 CT 结合肿瘤标志物提示 HIFU 治疗胰腺癌效果并不理想。

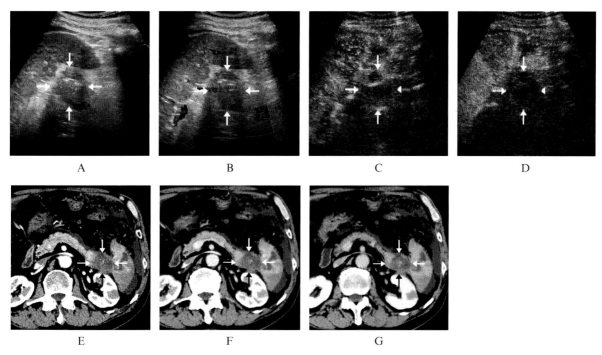

图 6-4-1　胰腺癌 HIFUI 术前

A-B：灰阶超声在胰腺尾部见一低回声团块，大小 4.6 cm×2.9 cm，边界欠清晰，形态欠规则，内部回声不均匀，内部见强回声点，与脾脏关系紧密，脾脏下极回声不均匀。彩色多普勒超声病灶内可见点状血流信号；C-D：超声造影：胰尾部低回声团块及脾脏下极增强早期（22 s）及增强晚期（131 s）内均呈不均匀低增强，提示胰腺恶性肿瘤；E-G：增强 CT 胰腺尾部体积增大，密度不均，内约 3.4 cm×3.1 cm 的低密度影，边界不清，内见点状钙化灶。增强后病灶内见点线样强化，病灶边界不清，与周围组织分界不清，病灶累及脾动脉。脾脏内见斑片状低密度影，边界欠清，增强后，未见明显强化，提示：胰尾部恶性肿瘤，累及脾动脉，致局限性脾梗死。

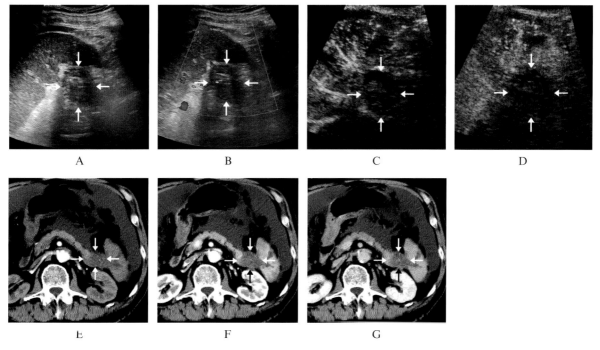

图 6-4-2　胰腺癌 HIFU 术后

A-B：灰阶超声于胰腺尾部见一低回声团块，大小 4.6 cm×3.3 cm，边界欠清晰，形态欠规则，内部回声不均匀，内部见强回声点，与脾脏关系紧密，脾脏下极回声不均匀，可见混合回声结构，大小约 6.5 cm×3.8 cm。彩色多普勒超声胰尾肿块内可见点状血流信号；C-D：超声造影：胰尾部低回声团块及脾脏下极混合回声结构增强早期（22 s）及晚期（82 s）内均呈不均匀低增强，局部呈无增强，提示肿瘤局部坏死；E-G：增强 CT 胰腺尾部体积增大，密度不均，内约 3.7 cm×3.4 cm 的低密度影，边界不清，内见点状钙化灶。增强后病灶内见点片样强化，病灶边界不清，与周围组织分界不清，病灶累及脾动脉。提示：胰尾部恶性肿瘤，累及脾动脉，致局限性脾梗死。

（2）病例二：

① 简要病史：患者男性，69 岁，无明显诱因下出现左中上腹部腹痛、腹胀不适。增强 MRI 及超声造影提示胰腺尾部占位，胰腺癌可能性大，累及脾门及脾脏，拟行 HIFU 治疗。

② 重要实验室检查：糖类抗原 CA199：＞1 000 U/ml↑；糖类抗原 CA242：67.90 U/ml↑；糖类抗原 CA153：53.03 U/ml↑；CEA：14.40 ng/ml↑。

③ HIFU 术前普通超声及超声造影表现：见图 6-4-3A-D。

④ HIFU 术后普通超声及超声造影表现：见图 6-4-4A-D。

⑤ 相关影像学检查：HIFU 术前增强 MRI：见图 6-4-3E-G。

⑥ 患者 HIFU 术前增强 MRI 及超声造影检查结合肿瘤标志物诊断胰腺恶性肿瘤明确，HIFU 术后超声造影显示肿瘤局部坏死，结合肿瘤标志物可见 HIFU 治疗胰腺癌效果不佳。

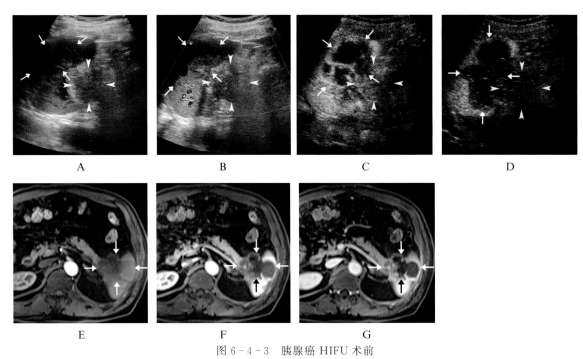

图 6-4-3　胰腺癌 HIFU 术前

A-B：灰阶超声于胰腺尾部见一混合回声团块（三角箭头），大小 4.2 cm×4.1 cm，边界不清晰，形态欠规则，内部回声不均匀。相邻脾脏内见混合回声区（长尾箭头），大小 7.9 cm×4.2 cm。彩色多普勒超声胰尾部病灶内可见点状血流信号；C-D：超声造影：胰尾部及脾脏内混合回声区增强早期（20 s）及晚期（90 s）内均呈不均匀低增强。提示胰腺恶性肿瘤，侵犯脾脏；E-G：HIFU 术前增强 MRI：胰腺尾部结构消失，见一菜花状囊实性肿块，约 5.2 cm×4.5 cm×2.5 cm 的低信号影，边界不清，内见点状钙化灶，增强后病灶内不均匀强化，强化程度低于正常胰腺组织，肿块与脾门区血管分界不清，脾脏实质内亦见多发类似病灶。提示：胰尾部囊实性占位，侵及脾门及脾脏实质，考虑恶性肿瘤可能。

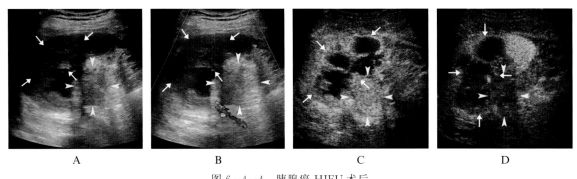

图 6-4-4　胰腺癌 HIFU 术后

A-B：灰阶超声于胰腺尾部（三角箭头）及脾脏（长尾箭头）见一低回声团块，大小 7.8 cm×6.8 cm×7.1 cm，边界不清晰，形态欠规则，内部回声不均匀；彩色多普勒超声病灶内可见少量血流信号；C-D：超声造影胰尾部及脾脏混合回声结构增强早期（23 s）呈不均匀高增强，增强晚期呈不均匀低增强（88 s），中央呈无增强。提示：肿瘤局部坏死。

第五节　胰腺超声造影报告书写

一、报告书写原则

报告第一部分首先应报告常规超声的检查所见,应包括:1.胰腺整体情况:胰腺大小、形态、回声、胰管情况等,若胰管扩张,还应描述肝内、外胆道情况;2.病灶局部情况:病变部位、数目、大小、回声、形态、与周围器官组织关系、有无包膜、血流等情况。

第二部分描写有关超声造影检查报告的内容,应包括:1.造影剂名称、用量、推注方法;2.目标病灶的具体增强表现:病灶和周围胰腺组织的增强的开始时间(病变开始增强时间比周围胰腺组织的快、慢,或相等)、各期(增强早期、增强晚期)的增强表现。病灶的增强水平、血管构筑特征、造影剂分布特征以及增强模式;3.若考虑诊断胰腺恶性肿瘤,则在增强晚期的后半段和肝脏的延迟期还应常规扫查肝脏,注意有无转移病灶;4.超声造影诊断结论。

二、报告模板

见附录7。

参 考 文 献

1. 谢晓燕,许尔蛟,徐辉雄,等.超声造影表现在胰腺实质性局灶性病变鉴别诊断中的意义.中国医学科学院学报,2008,30(1):35～39.

2. 袁海霞,丁红,刘利民,等.胰腺实质占位性病变的超声造影诊断价值.上海医学影像,2010,19(2):102～104.

3. 徐明,谢晓燕,徐辉雄,等.超声造影对胰腺假性囊肿、囊腺瘤及囊腺癌鉴别诊断的价值.中华医学超声杂志(电子版),2011,3(8):564～570.

4. 安力春,吕发勤,李文秀,等.超声造影与 DSA 定位诊断胰岛素瘤,中国医学影像技术,2009,25(4):639～641.

5. Bat Y, Liu Y, Jia L, et al. Severe acute pancreatitis in China: etiology and mortality in 1976 patients. Pancreas, 2007, 35: 232～237.

6. He C, Zhang L, Shi W, et al. Coupled plasma filtration adsorption combined with continuous veno-venous hemofiltration treatment in patients with severe acute pancreatitis. J Clin Gastroenterol, 2013, 47: 62～68.

7. Balthazar E J. Acute Pancreatitis: assessment of severity with clinical and CT Evaluation. Radiology, 2002, 223(9): 603～613.

8. Shrikhande S V, Barreto G, Kolipanos A. Pancreatic carcinogenesis: the impact of chronic pancreatitis and its clinical relevance. Indian J Cancer, 2009, 46(4): 288～296.

9. Kloppel G, Adsay N V. Chronic pancreatitis and the differential diagnosis versus pancreatic cancer. Arch Pathol Lab Med, 2009, 133(3): 382～387.

10. D'Onofrio M, Barbi E, Dietrich C F, et al. Pancreatic multicenter ultrasound study (PAMUS).

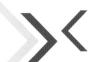
Eur J Radiol，2012，81(4)：630～638.

11. Kim J K，Altun E，Elias J，et al. Focal pancreatic mass：distinction of pancreatic cancer from chronic pancreatitis using gadolinium-enhanced 3D-gradient-echo MRI. J Magn Reson Imaging，2007,26(2)：313～322.

12. Lee Y S，Paik K H，Kim H W，et al. Comparison of endoscopic ultrasonography，computed tomography，and magnetic resonance imaging for pancreas cysticlesions. Medicine(Baltimore)，2015,94(41)：e1666.

13. Rickes S，Mönkemüller K，Malfertheiner. P. Echo-enhanced ultrasound with pulse inversion imaging：a new imaging modality for the differentiation of cystic pancreatic tumours. World J Gastroenterol，2006,12(14)：2205～2208.

14. Rickes S，Wermke W. Differentiation of cystic pancreatic neoplasms and pseudocysts by conventional and echo-enhanced ultrasound. J Gastroenterol Hepatol，2004,19(7)：761～766.

15. Kann P H，Moll R，Bartsch D，et al. Endoscopic ultrasound-guided fine-needle aspiration biopsy (EUS－FNA) in insulinomas：indications and clinical relevance in a single investigator cohort of 47 patients. Endocrine，2017,56(1)：158～163.

◇ 第七章　脾脏超声造影

第一节　脾脏超声造影检查技术

一、脾脏超声造影适应证

1. 脾脏局灶性病变的定性诊断。
2. 腹部创伤怀疑脾脏破裂。
3. 脾内血供情况的评估。
4. 脾门及脾周肿物的定性诊断。
5. 脾内病变检出及数目的确定。
6. 脾内病变经局部或全身治疗后的疗效评估。

二、脾脏超声造影检查方法

检查前准备、仪器调节及实施过程同肝脏。

三、脾脏超声造影观察内容

1. 时相划分　脾脏为脾动脉供血,前 30 s 为增强早期,造影剂逐渐进入并扩散;30 s 后进入增强晚期,为造影剂消退的过程。

2. 增强水平　与肝脏类似,脾脏病灶的增强水平以邻近的脾组织增强水平作为参照,可分为高增强、等增强、低增强和无增强(见图 7 - 1 - 1A - D)。如出现不同水平的增强,则以病灶内最高增强水平来定义整个病灶的增强水平。

3. 观察内容　同肝脏造影,主要从目标病灶增强的开始时间、病灶的增强水平、造影剂分布特征以及增强模式 4 个方面进行分析。

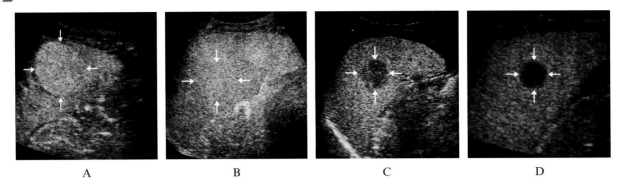

图 7-1-1 脾脏增强水平

A：高增强；B：等增强；C：低增强；D：无增强。

第二节　正常脾脏超声造影

增强早期：造影剂先出现在脾门动脉，之后脾内小动脉显影，然后造影剂逐渐进入脾实质，增强程度不断升高逐渐达到峰值，30 s 左右时造影剂分布由不均匀转为均匀。增强晚期：脾内的造影剂呈均匀消退，消退比肝脏的慢，最长可达 15 min（见图 7-2-1A-D）。

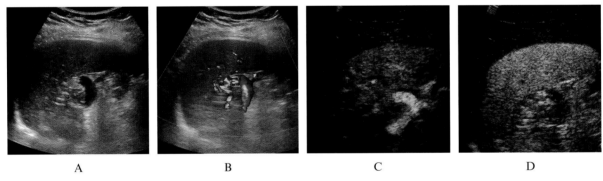

图 7-2-1 正常脾脏超声造影表现

A：正常脾脏灰阶超声表现；B：正常脾脏彩色多普勒超声表现；C：正常脾脏超声造影增强早期表现；D：正常脾脏超声造影增强晚期表现。

第三节　脾脏病变的超声造影

一、脾囊肿

（一）概述

脾囊肿（Splenic cyst）分为真性囊肿与假性囊肿。真性囊肿囊肿内壁有上皮细胞覆盖，如淋巴管囊肿、血管性囊肿、表皮样囊肿和包虫囊肿等。假性囊肿囊肿内壁无上皮细胞覆盖，为机化的纤维包膜，可见钙化，如继发于外伤后的血肿（出血性囊肿）、梗死后的吸收（梗死液化性囊肿）和胰腺炎穿破至脾内（炎症性囊肿）等。假性囊肿较真性囊肿常见。

脾内小囊肿常无症状,囊肿较大时对周围脏器压迫或刺激可产生相应的症状,出现左上腹钝性胀痛,肋缘下可触及增大的脾脏。若囊内并发感染则出现腹痛和发热。较小的无症状的脾囊肿一般无需治疗,有症状者或囊肿较大者应行超声引导下囊肿硬化治疗或囊肿摘除手术。

(二) 普通超声

1. 灰阶超声　脾实质内可见无回声区,多为单房,少数可为多房。形状为圆形或椭圆形,边缘光滑,后方回声增强。

脾囊肿的大小不一,假性囊肿直径可达 20 cm,正常脾组织受压变薄。

假性囊肿常合并钙化,囊壁可见斑块状强回声伴声影。当合并出血或感染时囊内透声差,可见密集分布的中等回声或弱回声,此时应用灰阶超声很难将其与实性肿物鉴别。

2. 彩色多普勒超声　一般而言,脾囊肿囊内及囊壁无血流信号,边缘有时可见血管走行或包绕。在进行脾囊肿介入治疗时,彩色多普勒超声可用于判断囊肿与脾门血管的位置关系,选择合适穿刺路径,避免损伤脾门血管。

(三) 超声造影

脾囊肿囊腔在造影全程呈无增强,囊壁增强早期可呈稍高增强,至增强晚期转为等增强。

(四) 鉴别诊断

1. 脾内实性占位　脾囊肿内囊液混浊,可能导致与实性肿物鉴别困难。超声造影表现为全程无增强可辅助诊断。

2. 胰尾部假性囊肿　胰尾部假性囊肿与脾脏毗邻,常需与脾囊肿鉴别。前者与胰腺关系密切,胰尾多受压萎缩乃至消失,并且脾脏轮廓完整,可资鉴别。

(五) 临床价值

伴有感染、出血时,脾囊肿的内部透声变差,灰阶超声难与实性占位鉴别,此时超声造影能有助于鉴别。

【病例分析】
① 简要病史:患者女,23 岁,体检发现脾内囊性病变。
② 重要实验室检查:无具有临床意义的阳性改变。
③ 普通超声检查:见图 7 - 3 - 1A - B。
④ 超声造影检查:见图 7 - 3 - 1C - D。
⑤ 病理诊断:见图 7 - 3 - 1E。
⑥ 诊断思路分析:该患者体检发现脾内无回声区,无临床症状。超声造影与增强 CT 均提示囊性病变,不难诊断。

二、脾血管瘤

(一) 概述

脾血管瘤(Spleen hemangioma)是脾脏最常见的良性肿瘤,由于血管发育异常所致。最常见的

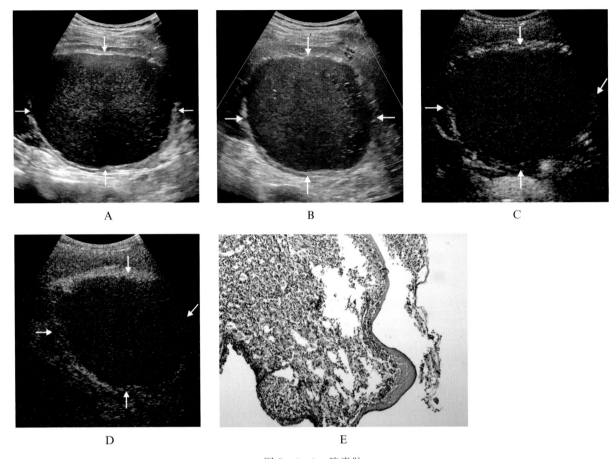

图 7 - 3 - 1　脾囊肿

A：灰阶超声：脾内见无回声区，大小 8.2 cm×7.8 cm；B：彩色多普勒超声显示：内部未见血流信号，囊壁可见少许血流信号；C：超声造影检查时，增强早期(35 s)呈无增强，囊壁完整，呈等增强；D：增强晚期病灶内部呈无增强(189 s)，囊壁仍呈等增强；E：切除术后病理检查，镜下可见囊壁单层的柱状上皮内覆，诊断为真性脾囊肿。

病理类型是海绵状血管瘤，其次是毛细血管瘤、混合性血管瘤、窦岸细胞血管瘤、多结节性血管瘤和静脉血管瘤等。

　　肿瘤多为偶然发现，一般生长缓慢。患者常无临床症状，体积较大者压迫周边脾脏组织及毗邻器官，患者会出现左上腹肿块、左上腹胀痛不适或胃肠道受压症状。实验室检查无特异性改变。

　　对于病灶较小、无临床症状者可行随访。对于肿瘤较大、位于包膜下，有自发性脾破裂风险者需行手术治疗。

（二）普通超声

　　1. 灰阶超声　　声像图与肝血管瘤的相似，单发或多发。多为高回声，部分为混合性回声或低回声，边界清楚。有时可见周围血管进入病灶，使边缘出现"裂隙现象"，表现为内部回声不均匀，可见蜂窝状结构。当有大血窦存在时，表现为不规则无回声区。部分可见由钙化引起的斑片状强回声和声影，伴出血时，可见囊性区形成。

　　2. 彩色多普勒超声　　直径小于 2 cm 的血管瘤内难以显示血流信号。当病灶体积较大时，内部可检出低速血流信号。病灶周边可见点状或短线状血管。病灶周边与内部多为较弱的静脉血流信号，偶见阻力指数值偏低的周边动脉血流。一般不引起脾门血管血流动力学的改变。

（三）超声造影

脾血管瘤的超声造影表现多样。增强早期可表现为均匀或者不均匀的低到等增强,至增强晚期逐步变为均匀增强,呈低到等增强,少数为高增强。脾血管瘤较周围脾组织造影剂到达时间早,增强持续时长,消退缓慢,即"快进慢退"。典型的脾血管瘤表现为全程的低或等增强,部分类似肝血管瘤超声造影表现。

（四）鉴别诊断

1.脾血管肉瘤　超声表现为边界不清晰的高低不等混合回声,常伴有脾肿大,彩色多普勒超声在病灶内可见丰富血流信号。

2.脾恶性淋巴瘤　患者常伴有明确的淋巴瘤病史。在脾实质内呈局限性生长时,脾实质内出现单个或多个边缘清晰而光滑的低回声圆形病灶。超声造影呈快进快出表现,增强早期一般呈高增强,与脾血管瘤显著不同。

（五）临床价值

若无肿瘤病史患者偶然发现脾内高回声实性结节,应首先考虑该病。超声造影对脾脏血管瘤的诊断率较高。对常规超声不能确诊的血管瘤多数可作出明确诊断。

【病例分析】
① 简要病史:患者男性,43岁,8年前发现脾内多发低回声结节,现随访,较大者直径保持在2.0 cm～2.2 cm之间。
② 重要实验室检查:无具有临床意义的阳性改变。
③ 普通超声检查:见图 7 - 3 - 2A - B。
④ 超声造影检查:见图 7 - 3 - 2C - D。
⑤ 诊断思路分析:该患者8年前发现脾内多发实性结节,无临床症状。临床实验室检查无异常,超声造影提示为血管瘤,结合病史可诊断。

三、副脾

（一）概述

副脾(Accessory spleen)由于胚胎时期脾组织胚芽融合不完全所致,多位于脾门、脾蒂及大网膜处。副脾内为有功能的脾组织,以肉眼难以观察到的小梁与脾脏相连,血供多数来自脾动脉。

（二）普通超声

1.低回超声　副脾常位于脾门或脾上下极与脾脏紧邻处,常为单发,也可为多发。边界清晰,形态多为圆形,内部回声与脾类似,包膜清晰完整。部分可见细蒂与脾脏相连。

2.彩色多普勒超声　副脾内可见血流信号,有时可见与脾动脉相通。

（二）超声造影

与正常脾组织同步增强和消退,呈均匀等增强。增强早期有时能观察到来自脾动脉分出的小

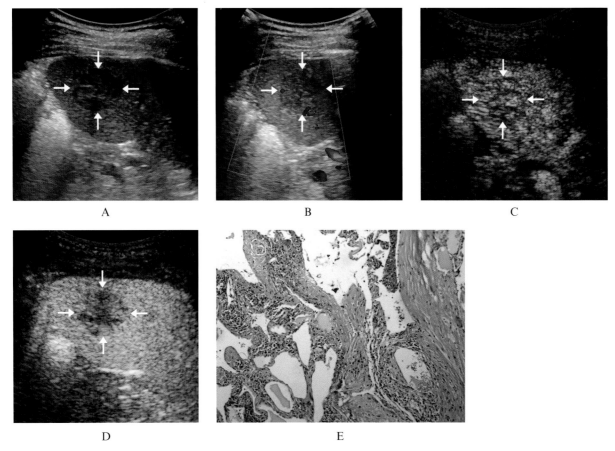

图 7 - 3 - 2　脾血管瘤

A：灰阶超声检查可见脾内低回声结节,大小 3.2 cm×2.8 cm,形态椭圆形,边界清晰;B：彩色多普勒超声显示周边血流信号;C：超声造影检查时,该病灶增强早期(20 s)呈等增强;D：增强晚期(176 s)呈低增强;E：术后病理证实为血管瘤。

动脉进入副脾组织中。

(四) 鉴别诊断

1. 脾门肿大淋巴结　为多发、均匀圆形低回声结节,相对脾脏回声更低。彩色多普勒超声及超声造影不能发现脾动脉与淋巴结相通。

2. 脾门旁肿瘤　肾上腺肿瘤多有包膜,常伴有肾上腺功能异常。腹膜后恶性肿瘤,增大迅速,短期内复查变化较大。

3. 胰尾部胰腺癌　与胰腺尾部相连的低回声区,边界不清,内部回声不均匀,超声造影表现为增强早期低增强。

(五) 临床价值

副脾作为正常变异,无须特别关注。但位于脾门、脾下方或较远处时,会与脾门旁肿大淋巴结、肾上腺肿瘤、胰尾肿瘤或腹腔来源的其他占位相混淆。副脾根据超声特点,诊断并不困难。但超声表现不典型时,超声造影可帮助确诊副脾,并与脾门旁肿大淋巴结及其他脾门处肿块相鉴别。

此外,在脾脏手术前,有时需通过超声及超声造影确定是否存在副脾及副脾的位置。在一些脾功能亢进的患者特别是原发性血小板减少性紫癜和溶血性贫血,要采用脾切除治疗时,副脾也应一并切除。而在脾外伤摘除破裂脾手术时,则需要保护副脾。

【病例分析】

① 简要病史:患者女,80 岁,因疑似"肾占位"行进一步检查,普通超声发现胰腺尾部实性占位,建议超声造影进一步检查。

② 重要实验室检查结果:无具有临床意义的阳性改变。

③ 普通超声检查:见图 7 - 3 - 3A - B。

④ 超声造影检查:见图 7 - 3 - 3C - D。

⑤ 相关其他影像学检查:见图 7 - 3 - 3E - G。

⑥ 诊断思路分析:该患者入院检查普通超声偶然发现脾门处结节,实验室检查未见明显阳性结果,该结节回声类似脾脏,超声造影及增强 CT 提示其与脾脏类似的增强模式,故考虑副脾可能。

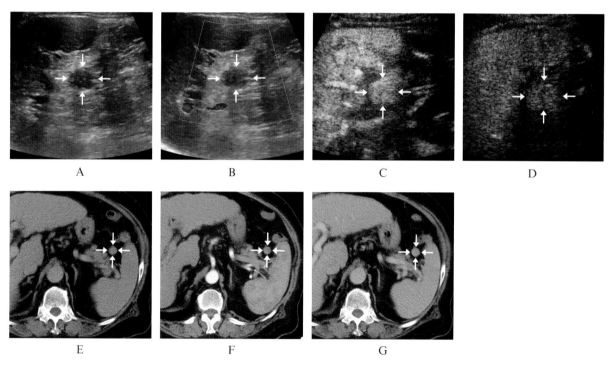

图 7 - 3 - 3　副脾

A:灰阶超声脾门见一个低回声区,大小 2.1 cm×1.8 cm,边界清晰,形态规则,内部回声均匀;B:彩色多普勒超声:内部未见明显血流信号;C:超声造影:该低回声区增强早期(25 s)与脾脏呈同步等增强;D:增强晚期(195 s)亦呈等增强;E:CT 平扫显示脾门前内侧等密度结节影,直径 2.2 cm;F-G:增强后与脾脏同步强化,增强程度近似脾实质。

四、脾淋巴瘤

(一) 概述

脾淋巴瘤(Splenic lymphoma)大多数为全身淋巴瘤累及脾脏所致,原发性脾淋巴瘤少见。其病理表现复杂,多为脾内大小不一的瘤结节,伴有不同程度的脾结构破坏。但不同细胞亚型所形成瘤结节的部位和细胞形态均有所不同。当高度恶性淋巴瘤以及巨块肿瘤形成时,瘤结节分布无规律性,脾正常结构遭到显著破坏。早期临床症状为左上腹不适或持续性钝痛,伴全身乏力、发热等全身淋巴瘤的症状。

（二）超声表现

1. 灰阶超声　超声表现因其生长形式不同而不同。早期病灶多呈单个或多个边缘清晰的低或弱回声圆形肿块,边界清晰,但无明显的包膜,后方回声多无明显增强。随着肿瘤不断增大,肿瘤互相融合多呈分叶状,部分内部呈蜂窝状无回声区,间隔多呈较规则的线状回声,后方回声增强。

2. 彩色多普勒超声　部分淋巴瘤内部见轻-中度血流信号,血流丰富及稀少者较少见。病变周边及内部常可探及动脉血流信号。

（三）超声造影

造影表现为"高增强快消退",符合恶性肿瘤高灌注的特点。造影剂注入后,病灶内可见从周边开始环状增强,快速向内部填充,病灶呈整体不均匀高增强或等增强,增强晚期逐渐消退,病灶增强程度明显低于脾脏实质的。

（四）鉴别诊断

脾淋巴瘤需与脾肉瘤、转移性脾肿瘤及脾结核等鉴别。原发性脾肉瘤常为单发。转移性脾肿瘤内部回声特点与肿瘤原发灶的病理类型有关,发现原发病灶,是诊断脾转移瘤的佐证。脾结核多并存其他脏器结核,临床上常伴有结核中毒症状。

对于弥漫性脾淋巴瘤,普通超声常表现为脾肿大,需要与其他引起脾肿大的疾病相鉴别,此时结合患者的临床病史十分重要。

（五）临床价值

当发现脾内多发或单发的低回声病变时,应注意排除脾淋巴瘤的可能,具有淋巴瘤病史者更需高度怀疑。超声造影可对明确诊断有所帮助,并可用于脾淋巴瘤化疗后的疗效随访。

【病例分析】

① 简要病史:患者男,53岁,确诊霍奇金淋巴瘤 5 年,持续化疗中,1 月前体检发现脾内低回声占位。

② 重要实验室检查:无具有临床意义的阳性改变。

③ 普通超声检查:见图 7 - 3 - 4A - B。

④ 超声造影检查:见图 7 - 3 - 4C - D。

⑤ 其他影像学检查:见图 7 - 3 - 4E。

⑥ 病理诊断:见图 7 - 3 - 4F。

⑦ 诊断思路分析:该患者有淋巴瘤病史是重要线索,此时脾内占位应首先考虑淋巴瘤,超声造影增强特征符合典型淋巴瘤表现。

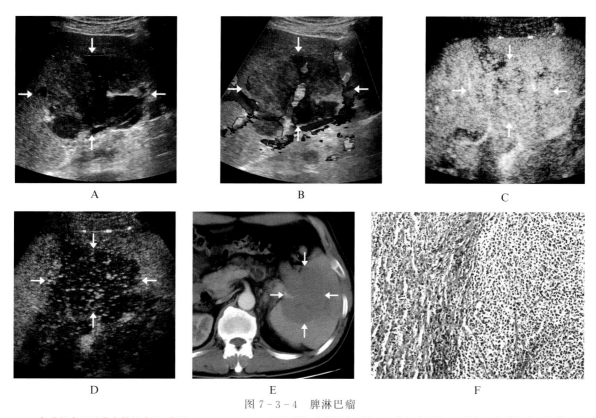

A B C

D E F

图 7 - 3 - 4 脾淋巴瘤

A：灰阶超声显示脾内低回声区，范围 5.2 cm×4.8 cm，边界不清，内部回声不均匀，形态不规则；B：彩色多普勒超声：该低回声区内见丰富血流信号；C：超声造影增强早期(20 s)呈不均匀等增强；D：增强晚期(105 s)逐渐转为不均匀低增强，肿瘤轮廓及范围更清楚；E：增强 CT 显示其增强晚期强化程度低于脾实质；F：手术切除脾脏，病理诊断为弥漫大 B 型淋巴瘤。

五、脾转移性肿瘤

（一）概述

脾转移性肿瘤(Splenic metastases)一般是指来源于上皮系统的恶性肿瘤，而不包括来源于造血或淋巴系统的恶性肿瘤。常见来源包括胰腺癌、肺癌、卵巢癌、乳腺癌和胃癌等。病理分为四型：（1）结节型，表现为单个或多个结节，较大时常伴有坏死囊性病变。（2）粟粒型，表现为粟粒结核样，无明显肿块。（3）弥漫型，脾脏弥漫充血肿大。（4）被膜型，被膜内淋巴管内瘤栓形成，被膜增厚。结节型常见，弥漫型及被膜型少见，粟粒型很少见。

转移性脾肿瘤相对少见，可单发或多发。多数无临床症状或仅表现为原发病的症状。仅在脾脏明显增大时，可产生左胁区和左侧腹部疼痛。部分患者可触及增大的脾脏，伴或不伴压痛。部分患者还可伴有脾功能亢进、溶血性贫血、胸腔积液、恶病质等。

（二）普通超声

1. 灰阶超声 由于原发肿瘤不同，超声表现多样。大多表现为低回声，也可表现为弱回声、高回声或混合回声。常多发，内部回声不均匀，可出现周围声晕。

卵巢癌脾转移可表现为囊实混合性改变。胰腺癌脾转移多数为直接侵犯，此时脾内病灶与胰腺相连。

2. 彩色多普勒超声 病灶内部常常无血流信号，有时能检测到高阻血流。

259

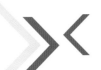

（三）超声造影

增强模式与肿瘤原发灶相似。病灶常表现为周边明显增强,峰值强度低于周边脾实质的;同时消退较快,增强晚期时病灶与正常脾组织对比呈现显著低增强,呈"低增强快消退"。

（四）鉴别诊断

转移性脾肿瘤和脾淋巴瘤在灰阶超声上都表现为低回声区,超声造影表现也非常相似,增强早期均为迅速增强,增强晚期逐渐消退。此时需结合患者的病史进行诊断。但超声造影较灰阶超声能更敏感地发现小的转移灶。

（五）临床价值

脾转移瘤预后不佳。超声造影表现呈多样性,较灰阶超声能更清晰地显示转移病灶的范围和数目。

【病例分析】

① 简要病史:患者女性,53 岁,患者确诊卵巢浆液性腺癌 2 年,1 周前复查发现脾门混合回声占位,范围 3.2 cm×2.8 cm。

② 实验室检查:CA125:170 U/ml,其余无明显异常。

③ 超声检查:见图 7-3-5A-B。

④ 超声造影:见图 7-3-5C-D。

⑤ 其他影像学检查:见图 7-3-5E-F。

⑥ 病理诊断:见图 7-3-5G。

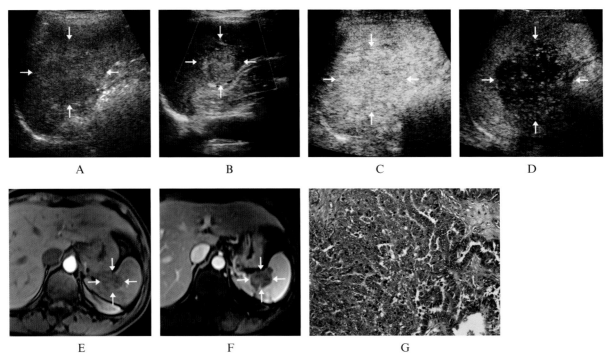

图 7-3-5 脾转移瘤

A:常规超声显示脾内等回声区;B:彩色多普勒超声显示其周边可见点状血流信号;C:超声造影增强早期(30 s)病灶呈稍低增强;D:超声造影增强晚期(136 s)病灶呈显著不均匀低增强;E-F:增强 MRI 显示其呈轻度强化,增强晚期消退;G:手术后病理诊断为转移性浆液性乳头状癌,结合病史考虑卵巢来源。

⑦ 诊断分析：该患者有卵巢癌病史，而脾脏是卵巢癌远处转移的靶器官之一，当脾脏占位表现出囊实性混合性的特征之后，应首先考虑卵巢来源。特别当超声造影显示实性部分增强时，能进一步增加诊断信心。

六、脾破裂

（一）概述

脾破裂（Splenic rupture）可分为外伤性、自发性和医源性三类。外伤性最常见，占所有脾破裂的85％以上。自发性脾破裂是指无明确外伤史而发生的脾脏突发性或隐匿性破裂，多见于白血病性巨脾。医源性脾破裂为医疗操作不当所致。脾破裂是常见的、危及生命的急腹症。临床表现主要为左上腹疼痛，呼吸时加剧，可扩展到全腹。疼痛多为持续性剧痛，亦可为绞痛、隐痛、割裂痛和胀痛等，并可放射到左腰部或左肩部，多有明确的外伤病史。病情继续发展，可迅速出现失血性休克症状。按照破裂部位，分型如下：

1. 包膜下破裂　脾包膜下脾实质破裂，致血液积聚于包膜下而形成血肿，脾包膜完整。如出血自止，血肿可逐渐被吸收，形成纤维化肿块或外伤性脾囊肿。如脾实质继续出血致血肿张力超过包膜承受力或由于患者活动及外力作用，可致包膜破裂而发生迟发性脾破裂。

2. 中央型破裂　脾实质的深部破裂并形成血肿，脾脏逐渐增大，而表浅实质及脾包膜完好。这类脾损伤转归有三种：①血肿持续增大，导致真性破裂。②血肿发生继发性感染。③血肿逐渐吸收或机化。

3. 真性破裂　占脾破裂最常见类型（85％以上），指脾包膜与实质同时破裂，发生腹腔内大出血。出血量一般与破裂程度成正比，大的撕裂伤及脾蒂血管者可由于出血凶猛而在短期内死亡。

（二）普通超声

1. 灰阶超声
① 包膜下脾破裂：脾脏体积常增大，形态失常。脾包膜与脾实质之间见无或低回声区，呈月牙形。较大血肿可压迫脾实质，使其表面成凹陷状。随时间延长，内部可见散在的细小、条索状回声。

② 中央型脾破裂：脾体积可正常或肿大，包膜光滑完整。脾内可见局限性低回声区，边界不清，内部回声不均匀。形成明显血肿时，脾内可见无回声区或内含絮状混合回声区。

③ 真性脾破裂：脾包膜连续性中断，常见于膈面或脾门处。脾实质内可见无回声或不规则中到高回声区，并延伸至脾包膜中断处。少量积血时，脾周可检出细带状无回声区。出血较多时，肝肾间隙、盆腔也可检出无回声区。

2. 彩色多普勒超声　早期破裂区周围血流信号增加，血流速度加快。但脾门大血管损伤时，脾实质内血流信号明显减少或消失。大量出血时脾动脉阻力指数降低，脾静脉血流量减少。

（三）超声造影

1. 包膜下脾破裂　包膜完整，包膜下可见新月形无增强区。活动性出血时，无增强区内有造影剂进入。

2. 中央型脾破裂　表现为脾内无增强区，形状不规则，与周围脾组织分界清晰，脾包膜完整。

3. **真性脾破裂**　包膜中断,脾实质中断处可见不规则无增强区。活动性出血时,表现为脾周或周边腹腔内造影剂迅速外溢,量大时呈喷泉状,增强范围可扩大至远处腹腔。

(四)鉴别诊断

1. **脾脓肿**　灰阶超声上表现为脾内低回声区,内部出现液化时,可见无回声区,脓肿壁较厚,彩色多普勒超声内部可检出血流信号。临床上患者多有发热,抗炎治疗后症状好转。

2. **脾肿瘤**　病灶一般呈圆形或椭圆形,一般边界清晰,超声造影可与脾破裂相鉴别。

(五)临床价值

早期诊断脾破裂对于抢救患者至关重要。普通超声可为脾破裂的诊断提供直接或间接证据,诊断时仍需结合病史及体征。超声造影主要用于确认是否存在活动性出血,特别是当腹腔远隔部位出现造影剂时,提示大量出血。

七、脾梗死

(一)概述

脾梗死(Splenic infarction)是由脾血管阻塞致相应部位的脾实质缺血坏死而引起。常见病因有血液系统疾病、出凝血障碍等。由脾门血管血栓形成、医源性及外伤性所致的脾梗死较少见。

脾梗死可无临床症状,或仅表现为低热,严重时可表现为奥斯勒三联征:左上腹疼痛、脾区压痛及脾脏轻度增大,有时可闻及腹膜摩擦音。大部分可以自愈,若梗死病灶中央组织坏死、液化、囊性变形成囊肿样病灶时,会引起梗死后囊肿;若坏死区内肉芽组织形成,出现纤维化,由于瘢痕组织收缩可引起脾脏缩小变形。

(二)普通超声

1. **灰阶超声**　脾梗死灶的超声特征性表现为基底位于脾包膜面、尖端指向脾门的楔形低回声区。梗死灶出现坏死液化时,其内部可见不规则的无回声区。脾梗死也可表现为脾脏周边不规则形、类圆形或片状低回声区,可能与脾内较大范围周边小分支血管梗塞有关。随时间延长,梗死区由于纤维化而表现为境界不清的高回声不均区,为陈旧性脾梗死超声表现。

2. **彩色多普勒超声**　病灶内无血流信号,周边可见脾血管在近病灶处出现血流信号中断或绕行。

(三)超声造影

表现为尖端朝向脾门的楔形,或不规则形状的无增强区,与明显增强的周边正常脾组织形成鲜明的对比,能较灰阶超声更直观、清晰地显示病变范围。在增强早期可见脾动脉分支在梗死区旁突然中断。

(四)鉴别诊断

1. **脾血肿**　常有外伤史,在脾实质内见低回声病灶,无楔形外形。

2. **脾肿瘤**　表现为高回声团块的脾梗死应与脾血管瘤相鉴别。表现为周边不规则片状低回声区的脾梗死应与脾淋巴瘤或转移瘤相鉴别。结合病史及定期随访有助于诊断。

（五）临床价值

典型脾梗死具备特征性的楔形低回声表现，一般诊断不难。对于表现为不规则低回声的陈旧性脾梗死，灰阶超声易与脾肿瘤混淆，超声造影的楔形无增强特征表现成为诊断的重要依据。

【病例分析】

① 简要病史：患者男性，66 岁，胰腺癌术后 2 个月余。脾脏肿大，患者血小板偏低，考虑系脾功能亢进所致，无法行静脉化疗，故拟行脾血管栓塞术。

② 重要实验室检查：AFP：3.11 ng/ml↑；CA125：83.70 U/ml↑。

③ 普通超声检查：见图 7 - 3 - 6A - B。

④ 超声造影检查：见图 7 - 3 - 6C - D。

⑤ 相关其他影像学检查：见图 7 - 3 - 6E - F。

⑥ 诊断思路分析：患者脾脏肿大，脾血管栓塞术后，超声造影及增强 CT 均显示脾脏内无增强区，尖端指向脾门，故诊断为脾脏梗死。

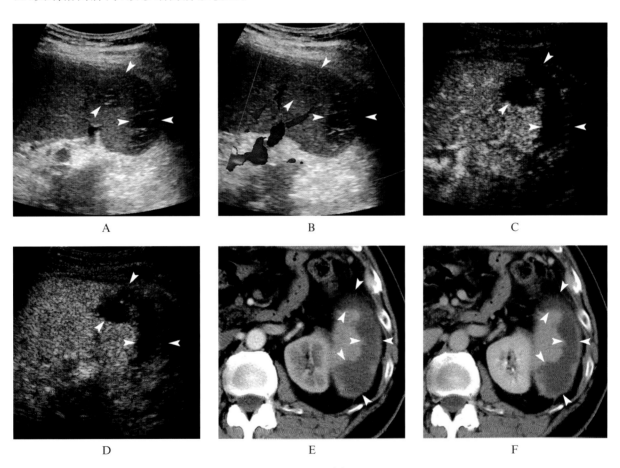

图 7 - 3 - 6 脾梗死

A：灰阶超声见脾脏肿大，下极见一个混合回声区，大小约 8.8 cm×4.2 cm，边界尚清晰，形态不规则，内部回声不均匀；B：彩色多普勒超声脾内混合回声区内未见明显血流信号；C：超声造影增强早期上述混合回声呈无增强；D：增强晚期仍呈无增强；E - F：增强 CT 显示脾脏增大，内可见多发片状低密度区，尖端指向脾门，边界欠清，增强早期及晚期区均呈无增强。

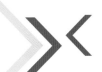

八、脾结核

（一）概述

脾结核(Splenic tuberculosis)可分为原发性和继发性脾结核。原发性在临床上非常罕见。继发性相对常见，常继发于肺结核、结核性腹膜炎或腹腔淋巴结核，多数通过血行播散引起，少数经由淋巴途径或邻近脏器的结核病灶直接感染引起。最基本病理特征是结核性肉芽肿形成，在不同时期可表现为干酪样坏死、液化坏死、纤维组织增生以及钙化。根据病理类型，大致可以分为三类：粟粒型（早期表现）、干酪-液化坏死型（进展期表现）、钙化型（愈合期表现）。临床表现和体征都不典型，缺乏特异性。常以长期不明原因的低热、消瘦、贫血和乏力等全身中毒症状为主，少数可出现左上腹不适或疼痛。

（二）普通超声

1. 灰阶超声　不同的病理改变阶段，超声声像图表现也不同。①粟粒型，脾脏轻至中度增大，脾实质回声可无特殊改变，或出现轻度弥漫性不均匀的稍高回声；②干酪-坏死型，常表现为单发或多发的低回声结节，多呈类圆形，也可不规则，边界较清楚，内部回声多不均匀。根据坏死程度的不同，内部可见大小不等的无回声区。③钙化型，脾脏实质内见散在分布的点状、弧状或短线状强回声，后方声影不明显。

2. 彩色多普勒超声　脾结核彩色多普勒的超声表现缺乏特异性，多数血流不丰富，病灶周边或内部可见少许星点状或短枝状的血流信号。如内部完全坏死，则检测不到血流信号。

（三）超声造影

病灶周边增强早期可见环状高增强，并迅速向内部填充，内部呈不均匀增强，可见不规则的无增强区。增强晚期，病灶内部的造影剂较周围正常脾脏组织提前消退。

（四）鉴别诊断

1. 脾脓肿　多数表现高热，可有寒战，左季肋区可有胀痛，脾结核一般无此表现。脓肿内部液化坏死时可见飘动的絮状或密集细点状的回声，必要时可穿刺抽液做细菌培养进行鉴别。

2. 脾血管瘤　多为类圆形的高回声结节，边界清晰，较大时可呈低回声，内部呈筛网状回声。超声造影表现为全程较均匀低等增强。

3. 脾转移瘤　多有明确的原发肿瘤病史，或同时伴有其他脏器的转移。超声声像图常表现为脾内多发的低回声，超声造影表现较为类似，诊断时需结合临床综合考虑。

4. 脾淋巴瘤　超声表现与脾结核的非常类似，表现为脾内单发或多发低回声或混合回声结节，边界清晰，可呈分叶状，超声造影表现也与脾结核相似，由病灶周边迅速向中央填充，中心部分出现不规则的无增强区，呈"虫蚀样"改变。单从影像学上很难鉴别两者，但脾结核的全身淋巴结多可见钙化，脾淋巴瘤则常伴有全身淋巴结的无痛性肿大，淋巴结内部多无钙化，有助于鉴别，实在难以分辨时可以结合穿刺活检进行病理诊断来鉴别。

（五）临床价值

脾结核在临床上并不多见，其临床症状，实验室检查以及声像图表现都不典型，极易发生误诊或漏诊，延误治疗时机，超声造影结合病史有助于提高诊断的信心，但单从超声造影表现上很难将病灶与炎性病灶或者恶性肿瘤进行鉴别,还需结合病史及临床表现明确诊断,必要时可以通过细针活检进行组织学病理检查或针吸涂片进行细胞学病理检查。

【病例分析】

① 简要病史:患者女,64岁,2个月前出现上腹部不适,饱胀,伴反酸恶心。无发热咳嗽、无胸闷腹痛、无盗汗、无体重下降。否认肝炎、结核等传染病史。

② 重要实验室检查:血红蛋白:100 g/L ↓。

③ 普通超声检查:见图 7-3-7A-B。

④ 超声造影检查:见图 7-3-7C-D。

⑤ 其他影像学检查:见图 7-3-7E-F。

⑥ 病理诊断:见图 7-3-7G。

⑦ 诊断思路分析:患者否认既往结核病史,临床症状和实验室检查均无特异性发现,超声造影考虑为淋巴瘤可能而增强CT考虑为炎性假瘤可能,两者均不能明确病灶性质,最终腹腔镜手术证实为脾结核。

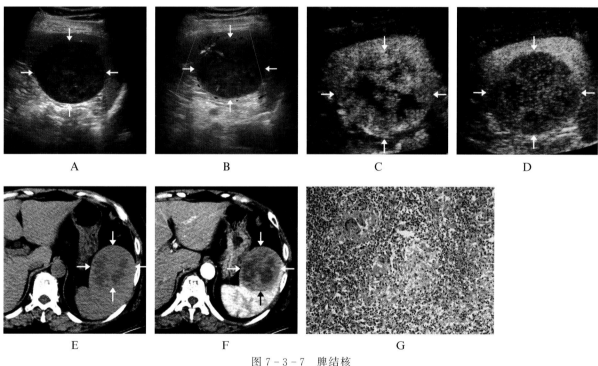

A B C D

E F G

图 7-3-7 脾结核

A:灰阶超声于脾脏中部见低回声区,范围 5.5 cm×5.0 cm,边界清晰,形态椭圆形,内部回声不均匀;B:彩色多普勒超声病灶内部及边缘均见血流信号;C:超声造影增强早期(36 s),病灶呈不均匀等增强,内可见不规则无增强区;D:增强晚期(83 s)病灶呈不均匀低增强,边界清晰;E:CT平扫检查显示脾内一混杂密度肿物;F:增强后呈不均匀轻度强化;G:手术后病理诊断为脾结核(此病例由温州医科大学附属第一人民医院许世豪提供)

九、脾动脉瘤

(一) 概述

脾动脉瘤(Splenic artery aneurysm,SAA)指脾动脉局部管腔的球形或囊状异常扩张。一般无明显临床症状,大多在体检时偶然发现,其潜在危险在于可突然破裂而引起致命后果。

脾动脉瘤在腹腔动脉瘤中仅次于肾下腹主动脉瘤和髂动脉瘤,居内脏动脉瘤之首,约占60%左右,且实际发病率比目前所知的要高。女性多见,部位多发生在脾动脉远1/3和近脾门区。以单发多见,呈囊状或球状扩张。病因多为动脉粥样硬化、肝硬化门静脉高压、胰腺炎、脾动脉先天发育异常、外伤和多次妊娠等。文献报道无选择性尸体解剖发病率为 $0.01\%\sim0.2\%$,门静脉高压症尸体解剖为 $1\%\sim18\%$,60岁以上患者尸体解剖发病率为 10.4% 。

脾动脉瘤未破裂者多数无自觉症状,少数可出现腹痛,左季肋部居多。瘤体稍大时有压迫症状,引起间歇性恶心、呕吐、嗳气、厌食等。脾动脉瘤破裂者表现为突发的急性腹痛,伴低血压或低血压休克表现。体检可见腹肌紧张、压痛明显,严重者呈弥漫性腹膜炎。

(二) 普通超声

1. 灰阶超声 脾动脉走行区域的囊性包块,与脾动脉相通。

2. 彩色多普勒超声 囊性包块内有彩色血流,并呈旋涡状,瘤体内见红蓝各半、边界分明的漩流。脉冲多普勒可检测到瘤体内动脉血流频谱,呈双向动脉频谱。

(三) 超声造影

瘤腔内增强早期及晚期均与脾动脉呈同步增强。仔细观察可见瘤腔与近端及远端脾动脉相通。

(四) 鉴别诊断

1. 胰尾部的假性囊肿 胰腺假性囊肿多有急性胰腺炎、外伤或腹腔手术等病史,且囊肿壁较厚,内部透声差,形态不规则,无彩色血流充填。

2. 左肾囊肿 肾囊肿透声良好,形态多呈圆形,包膜光整,也无彩色血流充填。对于脾动脉走行区域的囊性包块,一定要观察其彩色多普勒超声表现。

(五) 临床价值

临床表现缺乏特异性,影像学检查对于本病的确诊至关重要,能清晰显示脾动脉瘤的部位、数目、大小、是否伴有血栓和钙化,以及与邻近血管间关系,为临床决定下一步治疗措施提供信息。彩色多普勒超声对于本病的诊断具有较高特异性,检查方便、简捷,是早期确诊或初诊本病的首选检查方法,而超声造影具有确诊意义。

【病例分析】

① 简要病史:患者女,55岁,健康体检发现脾门处囊性病变,考虑脾动脉瘤。

② 重要实验室检查:未见无明显异常。

③ 普通超声检查:见图7-3-8A-C。

④ 超声造影检查:见图7-3-8D-E。

⑤ 相关其他影像学检查:见图7-3-8F-H。

⑥ 诊断思路分析:患者脾门处无症状囊性结构,边界清晰,形态规则,内部见动脉性血流信号。结合超声造影,发现其与迂曲的脾门血管相通,支持脾门处囊性病变为动脉瘤,与上腹部增强CT结论相同,证实为脾动脉远端(脾门旁)小动脉瘤形成。

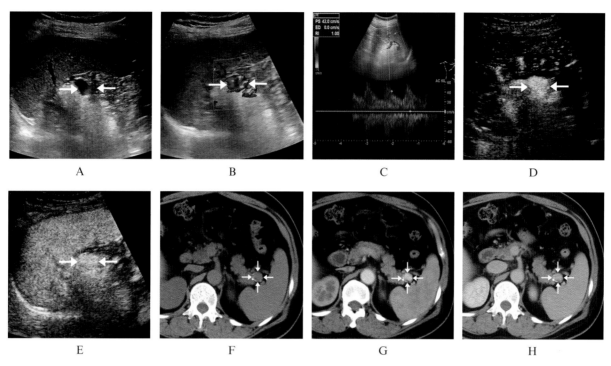

图 7 - 3 - 8　脾动脉瘤

A：脾脏厚 3.5 cm，厚度正常，肋下未探及，包膜光滑完整，内部回声均匀，脾门处见一个无回声区，大小 1.4 cm×1.2 cm，边界清晰，形态规则；B：彩色多普勒超声显示上述无回声区内充满血流信号；C：频谱多普勒超声显示其为动脉性血流；D：超声造影检查，增强早期（25 s）脾门处无回声区呈均匀高增强，与迂曲的脾门血管相通；E：增强晚期（82 s）持续表现为上述增强模式；F：上腹部 CT 平扫：脾脏大小形态如常，平扫密度均匀，脾动脉远端（脾门旁）见一个大小 1.7 cm×1.3 cm 等密度结节，其周围见点片状钙化影堆积；G - H：增强后，病灶与脾动脉同步强化。

第四节　脾脏超声造影报告书写

一、报告书写原则

第一部分：灰阶超声的检查描述，包括：①脾脏整体情况，如厚度、上下径、形态、回声、包膜、血管等情况等；②病变区域情况，如病变部位、数目、大小、回声、形态和血供等情况。

第二部分描写有关超声造影检查报告的内容，应包括：①造影剂名称、用量、推注方法；②标注所观察的病灶，若有多个目标病灶，每个病灶的增强特点应该分别描述；③目标病灶的具体增强表现：病灶和脾组织开始增强的相对时间（病灶比周围脾组织增强的早、晚，或相等）；病灶增强表现随着时间的变化情况：增强水平、血管构筑特征、造影剂分布特征以及增强模式等。

第三部分：基于描述，给出最终的超声造影诊断。

二、报告模板

见附录 8。

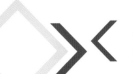
参 考 文 献

1. Görg C，Graef C，Bert T. Contrast-enhanced sonography for differential diagnosis of an inhomogeneous spleen of unknown cause in patients with pain in the left upper quadrant. J Ultrasound Med，2006,25(6)：729～734.

2. Görg C，Bert T. Contrast-enhanced sonography of focal splenic lesions with a second-generation contrast agent. Ultraschall Med，2005,26(6)：470～477.

3. Görg C，Bert T. Contrast enhanced sonography for differential diagnosis of perisplenic lesions with a second-generation contrast agent. AJR Am J Roentgenol，2005,186(3)：621～626.

4. Chou Y H，Chiou H J，Tiu C M，et al. Splenic hamartoma：presentation on contrast-enhanced sonography. J Clin Ultrasound，2004,32(8)：425～428.

5. Görg C，Görg K，Bert T，et al. Color Doppler sonographic patterns and clinical follow-up of incidentally found increased vascular hypoechoic splenic tumors：evidence for a benign tumor. Br J Radiol，2006,79(940)：319～325.

6. McGahan J P，Horton S，Gerscovich E O，et al. Appearance of solid organ injury with contrast-enhanced sonography in blunt abdominal trauma：preliminary experience. AJR Am J Roentgenol，2006,187(3)：658～666.

7. Valentino M，Serra C，Zironi G，et al. Blunt abdominal trauma：emergency for detection of solid organ injuries. AJR Am J Roentgenol，2005,186(5)：1361～1367.

8. Poletti P A，Kinkel K，Vermeulen B，et al. Blunt abdominal trauma：should US be used to detect both free fluid and organ injuries? Radiology，2003,227(1)：95～103.

9. Görg C，Cölle J，Wied M，et al. Spontaneous non-traumatic intrasplenic pseudoaneurysma：causes，sonographic diagnosis，and prognosis. J Clin Ultrasound，2003,31(3)：129～134.

10. Von Herbay A，Barreiros A P，Ignee A，et al. Contrast-enhanced ultrasonography with SonoVue：differentiation between benign and malignant lesions of the spleen. J Ultrasound Med，2009,28(4)：421～434.

11. Lin SF，Zheng L，Zhou L. Solitary splenic tuberculosis：a case report and review of the literature. World J Surg Oncol，2016,14(1)：154.

12. Yu X，Yu J，Liang P，et al. Real-time contrast-enhanced ultrasound in diagnosing of focal spleen lesions. Eur J Radiol. 2012 Mar;81(3)：430～436.

13. Taibbi A，Bartolotta T V，Matranga D，et al. Splenic hemangiomas：contrast-enhanced sonographic findings. J Ultrasound Med. 2012;31(4)：543～553.

14. Stang A，Keles H，Hentschke S，et al. Incidentally detected splenic lesions in ultrasound：does contrast-enhanced ultrasonography improve the differentiation of benign hemangioma/hamartoma from malignant lesions? Ultraschall Med. 2011;32(6)：582～592.

◇ 附 录

附录一：超声造影检查知情同意书

上海市第十人民医院　　SHANGHAI TENTH PEOPLE'S HOSPITAL
同济大学附属第十人民医院　TENTH PEOPLE'S HOSPITAL OF TONGJI UNIVERSITY

超声造影检查知情同意书

姓名：　　　　　性别：　　　　　年龄：　　　　　门诊/住院号：　　　　　造影号：

简要病史：

相关实验室影像检查结果：

过敏史：□有□无

临床诊断：　　　　　电话：

　　超声造影是一项成熟和安全的临床检查技术，主要用于提高疾病诊断和鉴别诊断能力，判断疾病治疗效果。它的方法是经外周静脉或管腔注射造影剂后进行超声检查。

　　1. 目前超声造影剂属医保药物，在医保报销的范围。

　　2. 超声造影检查是一项极为安全的检查技术，但在注射过程中或短时间内可能出现以下不适（发生率约 0.1%），如面部潮红、头痛、注射部位局部发热、红斑、皮疹、瘙痒、血压下降或其他不可预测的意外。

　　3. 以上不适绝大多数不需特殊处理可自行消失，如出现严重意外，医生会根据情况积极处理和观察。

　　为了您的健康，若您存在以下情况，我们建议您避免或者暂缓进行超声造影检查。

　　1. 妊娠期或哺乳期妇女。

　　2. 严重心律失常、心力衰竭、近期心绞痛、心梗或其他严重心脏疾患患者。

　　3. 过敏性体质或一月内有过过敏反应发生的患者。

　　4. 体外冲击波疗法前 24 小时。

　　现谈话医师已与下述有关人员详细谈及施行该项检查的费用、指征和可能发生的情况。下列签名者表示完全理解谈话的内容，无上述禁忌情况，同意接受超声造影检查，并愿意承担可能的风险。

　　谈话医生：＿＿＿＿＿＿　　　　　　代理人签名：＿＿＿＿＿＿

　　本人签名：＿＿＿＿＿＿　　　　　　与患者关系：＿＿＿＿＿＿

　　　　　　　　　　　　　　　　　　　　　　　年　　月　　日

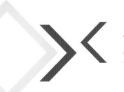
附录二：肝细胞性肝癌巴塞罗那分期

BCLC 分期	行为状态	肿瘤状态	肝功能状态	治疗方法
0（最早期）	0	单个≤2 cm	胆红素正常，无门静脉高压	肝切除术
A（早期）				
A1	0	单个≤5 cm	胆红素正常，无门静脉高压	肝切除术
A2	0	单个≤5 cm	胆红素正常，有门静脉高压	LT/PEI/RFA
A3	0	单个≤5 cm	胆红素不正常，有门静脉高压	LT/PEI/RFA
A4	0	三个肿瘤都≤3 cm	Child – Pugh A – B	LT/PEI/RFA
B（中期）	0	多个或单个>5 cm	Child – Pugh A – B	TACE
C（晚期）	1～2	血管侵犯或转移	Child – Pugh A – B	新药物治疗
D（终末期）	3～4	任何肿瘤	Child – Pugh C	对症治疗

BCLC（Barcelona Clinic Liver Cancer）巴塞罗那临床肝癌研究会；LT（Liver transplantation）肝移植；TACE（Transcatheter arterial chemoembolization）经导管动脉化学栓塞；PEI（Percutaneous ethanol injection）经皮注入无水乙醇疗法；RFA（Radiofrequency ablation）射频消融。

参 考 文 献

1. Llovet J M，Bru C，Bruix J. Prognosis of hepatocellular carcinoma：the BCLC staging classification. Semin Liver Dis，1999，19(3)：329～338.

2. Bruix J，Sherman M. Management of hepatocellular carcinoma：an update. Hepatology，2011，53(3)：1020～1022.

3. Forner A，Reig M E，de Lope C R，Bruix J. Current strategy for staging and treatment：the BCLC update and future prospects. Semin Liver Dis，2010，30：61～74.

附录三：超声造影 LI-RADS 分类

　　肝脏影像报告和数据系统(LI-RADS，Liver imaging report and data system)于 2011 年 3 月提出并已广泛用于临床实践。该系统主要适用于存在肝细胞癌(HCC)风险的患者，旨在完善肝脏 CT 和 MRI 检查的阅片、解读和报告标准以及共识意见。对于 HCC 高危人群，LI-RADS 将 CT 或 MRI 检查所发现的肝脏结节分为五类：良性、良性可能性大、怀疑 HCC、HCC 可能性大、HCC (分别对应为 LI-RADS 1~5 级)。在此基础上，也发展了超声造影的 LI-RADS 分类系统。

LR-1：

1) 肝囊肿

2) 典型血管瘤

3) 肝脏局限性脂肪沉积或脂肪缺失

LR-2：

1) 所有时相均为等增强：

　　小于 1.0 cm 的明确实性结节或任意大小的不明确实性结节

2) 既往为 LR-3 类病变，2 年或更长的时间内大小无明显变化

LR-3：怀疑 HCC

LR-4：HCC 可能性大

LR-5V：血管内出现增强的软组织样结构(无论肝内肿物/结节是否可见)

LR-M：

廓清特征：早期廓清(<60 s)和/或出现显著廓清表现(punched out 征象)

动脉期增强：边缘增强

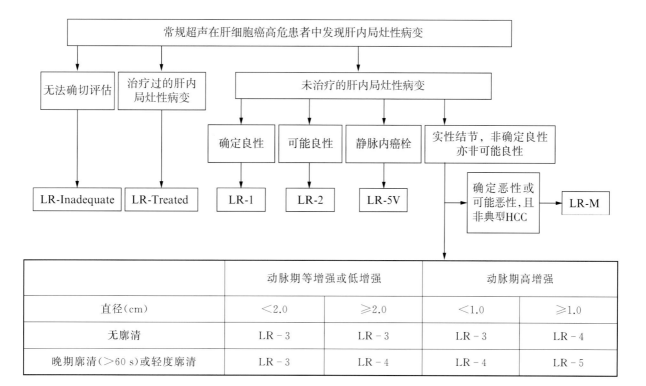

	动脉期等增强或低增强		动脉期高增强	
直径(cm)	<2.0	≥2.0	<1.0	≥1.0
无廓清	LR-3	LR-3	LR-3	LR-4
晚期廓清(>60 s)或轻度廓清	LR-3	LR-4	LR-4	LR-5

参 考 文 献

1. Kim T K，Noh S Y，Wilson S R，Kono Y，Piscaglia F，Jang H J，Lyshchik A，Dietrich C F，Willmann J K，Vezeridis A，Sirlin C B. Contrast-enhanced ultrasound（CEUS）liver imaging reporting and data system (LI-RADS) 2017 — a review of important differences compared to the CT/MRI system. Clin Mol Hepatol，2017，23(4)：280～289.

2. Kambadakone A R，Fung A，Gupta R T，Hope T A，Fowler K J，Lyshchik A，Ganesan K，Yaghmai V，Guimaraes A R，Sahani D V，Miller F H. LI-RADS technical requirements for CT，MRI，and contrast-enhanced ultrasound.Abdom Radiol (NY)，2018，43(1)：56～74.

3. Wilson S R，Lyshchik A，Piscaglia F，Cosgrove D，Jang H J，Sirlin C，Dietrich C F，Kim T K，Willmann J K，Kono Y. CEUS LI‑RADS：algorithm，implementation，and key differences from CT/MRI. Abdom Radiol (NY)，2018，43(1)：127～142.

附录四：肝脏超声造影报告模板

同济大学附属第十人民医院
TENTH PEOPLE'S HOSPITAL OF TONGJI UNIVERSITY

同济大学医学院超声医学研究所
Ultrasound Research and Education Institute

超声造影检查报告单

超声号：

姓名：	性别：	年龄：	门诊号/住院号：
科别：	病床：	图像等级：	送检日期：
检查项目：		临床诊断：	
仪器型号：	探头频率：	检查途径：	

普通超声及超声造影图像

普通超声描述：

　　肝脏体积正常，形态正常，表面光滑，支持结构或韧带正常，实质回声稍增粗，分布欠均匀。肝内血管走向清晰，肝内血流分布正常。门静脉宽 1.0 cm。

　　肝 S4 段见一低回声结节，大小 2.3 cm×2.7 cm，形态欠规则，边界欠清晰，内部回声不均匀，周边见低回声晕。CDFI：内部见较丰富血流信号，可检测到动脉性血流信号，RI＝0.78。

　　肝 S8 段另见一高回声结节，大小 1.9 cm×1.5 cm，形态规则，边界清晰，内部回声均匀，周边无声晕。CDFI：内部未见明显血流信号。

超声造影主要观察上述 S4 段及 S8 段病灶：

　　第一次主要观察 S4 段低回声病灶，经外周静脉团注声诺维造影剂 1.5 ml，注入造影剂后 10 秒肝动脉开始显影，13 秒肝实质开始显影，40 秒肝实质显影达高峰，75 秒开始消退，肝实质灌注欠均匀。动脉期：S4 段病灶 10 秒开始显影，呈整体快速高增强。20 秒时增强达高峰，增强强度高于周边肝实质。25 秒开始消退，增强强度高于周边肝实质，呈不均匀高增强。门静脉期：病灶内部造影剂逐渐廓清，43 秒开始增强强度低于周边肝实质，呈不均匀低增强。延迟期：病灶内部造影剂进一步消退，增强强度低于周边肝实质，呈不均匀低增强。

　　第二次主要观察 S8 段高回声病灶，经外周静脉团注声诺维造影剂 1.5 ml，动脉期：S8 段高回声病灶 10 秒开始显影，呈周边结节状高增强，内部为不均匀低增强。24 秒时增强达高峰，增强强度高于周边肝实质，增强范围逐渐扩大，内部仍为不均匀低增强。门静脉期：病灶周边结节状高增强减退为略高增强，病灶内部增强范围继续扩大至全瘤增强。延迟期：病灶呈不均匀略高增强。

超声造影诊断：

　　1. 肝 S4 段实性结节，考虑为肝细胞肝癌可能。

　　2. 肝 S8 段实性结节，考虑为肝血管瘤可能。

检查日期：	记录者：	报告医师：

　　注：本报告仅供临床医师参考。

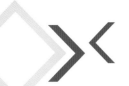

附录五：胆囊超声造影报告模板

同济大学附属第十人民医院　　　　　　　同济大学医学院超声医学研究所
TENTH PEOPLE'S HOSPITAL OF TONGJI UNIVERSITY　　Ultrasound Research and Education Institute

超声造影检查报告单

超声号：

姓名：	性别：	年龄：	门诊号/住院号：
科别：	病床：	图像等级：	送检日期：
检查项目：		临床诊断：	
仪器型号：	探头频率：	检查途径：	

普通超声及超声造影图像

普通超声描述：

　　胆囊大小 6.8 cm×2.5 cm，胆囊壁光滑，厚约 0.3 cm，胆囊体部可见一个附壁高回声结节，大小约 1.0 cm×0.9 cm，边界清晰，形态规则，内部回声均匀，后方无声影，改变体位不移动。CDFI：结节内未见明显血流信号。

超声造影：

　　主要观察胆囊体部附壁高回声结节。经外周静脉团注超声造影剂 1.5 ml。

　　增强早期：注射造影剂后 11 秒该结节开始增强，早于肝实质呈不均匀高增强。15 秒达到最大增强强度，并且高于周围肝实质，呈均匀高增强。

　　增强晚期：65 秒开始呈低增强，增强强度低于周围肝实质。可见细蒂附着于胆囊壁，附着处胆囊壁光滑、无增厚。

超声造影诊断：

　　胆囊体部实性隆起性病变，考虑胆囊息肉。

检查日期：　　　　　　记录者：　　　　　　报告医师：

注：本报告仅供临床医师参考。

附录六：胆管超声造影报告模板

同济大学附属第十人民医院　　　　　　　同济大学医学院超声医学研究所
TENTH PEOPLE'S HOSPITAL OF TONGJI UNIVERSITY　　Ultrasound Research and Education Institute

超声造影检查报告单
超声号：

姓名：	性别：	年龄：	门诊号/住院号：
科别：	病床：	图像等级：	送检日期：
检查项目：		临床诊断：	
仪器型号：	探头频率：	检查途径：	

普通超声及超声造影图像

普通超声描述：

　　胆总管下段管腔内可见稍低回声结构，大小约 2.0 cm×1.5 cm，边界尚清晰，形态规则，内部回声欠均匀。CDFI：病灶内未见明显血流信号。其以上肝内、外胆管、胰管扩张，胆总管内径约 1.6 cm，左肝管内径约 0.8 cm，右肝管内径约 0.8 cm，胰管内径约 0.4 cm。胆囊体积增大，大小约 11.8 cm×4.6 cm，形态饱满，壁光滑，壁厚约 0.2 cm，胆汁透声差，可见细密的点状回声悬浮于胆囊腔内。

超声造影：

　　主要观察胆总管下段管腔内低回声结构。经外周静脉团注超声造影剂 1.5 ml。

　　增强早期：注射造影剂后 16 秒该结节开始增强，呈不均匀低增强。19 秒达到最大增强强度，呈均匀等增强。

　　增强晚期：31 秒开始减低，呈不均匀低增强。

　　延迟期：扫查肝脏，肝内未见明显异常增强区。

超声造影诊断：

　　胆总管下段实性占位并肝内外胆管、胰管扩张、胆囊增大，考虑胆总管下段癌。

检查日期：	记录者：	报告医师：

注：本报告仅供临床医师参考。

附录七：胰腺超声造影报告模板

同济大学附属第十人民医院
TENTH PEOPLE'S HOSPITAL OF TONGJI UNIVERSITY

同济大学医学院超声医学研究所
Ultrasound Research and Education Institute

超声造影检查报告单

超声号：

姓名：	性别：	年龄：	门诊号/住院号：
科别：	病床：	图像等级：	送检日期：
检查项目：		临床诊断：	
仪器型号：	探头频率：	检查途径：	

普通超声及超声造影图像

普通超声描述：

胰腺头部厚 1.9 cm，胰腺体部厚 1.5 cm，胰腺尾部厚 1.4 cm，形态饱满，包膜完整，欠光滑，实质回声细密，分布欠均匀。

胰腺体部内见一低回声区，大小 1.6 cm×1.4 cm，形态欠规则，边界欠清，内部回声尚均匀。其远端主胰管扩张，宽约 5 mm。肝内外胆管未见明显扩张。CDFI：肿块内部未见明显血流信号。

超声造影主要观察上述胰腺体部病灶：

经外周静脉团注声诺维造影剂 1.5 ml，7 秒后腹主动脉开始显影，12 秒胰腺实质开始显影，23 秒胰腺实质显影达高峰，其后逐渐开始消退，胰腺实质灌注欠均匀。

增强早期：12 秒时低回声病灶与胰腺同步显影，呈整体低增强，边界尚清。

增强晚期：病灶内部造影剂消退明显，增强程度低于周边胰腺实质，呈不均匀低增强。

延迟期：扫查肝脏，未见明显异常增强区。

超声造影诊断：

胰腺体部实性占位，考虑为胰腺癌可能。

检查日期：	记录者：	报告医师：

注：本报告仅供临床医师参考。

附录八：脾脏超声造影报告模板

同济大学附属第十人民医院
TENTH PEOPLE'S HOSPITAL OF TONGJI UNIVERSITY

同济大学医学院超声医学研究所
Ultrasound Research and Education Institute

超声造影检查报告单

超声号：

姓名：	性别：	年龄：	门诊号/住院号：
科别：	病床：	图像等级：	送检日期：
检查项目：		临床诊断：	
仪器型号：	探头频率：	检查途径：	

普通超声及超声造影图像

普通超声描述：

　　脾脏体积增大，厚 4.5 cm 形态失常，表面凹凸不平，实质回声均匀，脾门血管宽 0.7 cm。脾下极见一高回声区，大小 4.5×5.0 cm，形态规则，边界清，内部回声不均匀。CDFI：高回声区内部见稀疏血流信号。

超声造影所见：

　　主要观察脾下极高回声区。经外周静脉团注声诺维造影剂 1.5 ml，注入造影剂后 12 秒脾动脉开始显影，15 秒脾实质开始显影，53 秒脾实质显影达高峰，88 秒开始消退，脾实质灌注均匀。

　　增强早期：脾下极高回声病灶 15 秒开始显影，呈均匀高增强。29 秒时增强达高峰，强度高于周边脾实质。

　　增强晚期：89 秒开始病灶内部造影剂开始消退，强度稍高于周边脾实质，呈均匀稍高增强。

超声造影诊断：

　　脾内实性肿物，符合血管瘤。

检查日期：	记录者：	报告医师：

注：本报告仅供临床医师参考。